R. Perneczky, M.H. Schoenberg

**Wege aus dem Demenz-Dilemma**

Robert Perneczky

Michael H. Schoenberg

# Wege aus dem Demenz-Dilemma

**Scheinbar ausweglose Situationen meistern für mehr Lebensqualität**

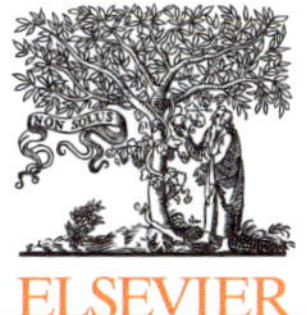


ELSEVIER

Elsevier GmbH, Hackerbrücke 6, 80335 München, Deutschland
Wir freuen uns über Ihr Feedback und Ihre Anregungen an kundendienst@elsevier.com

ISBN 978-3-437-23451-4
eISBN 978-3-437-05987-2



**Wichtiger Hinweis für den Benutzer**
Die medizinischen Wissenschaften unterliegen einem sehr schnellen Wissenszuwachs. Der stetige Wandel von Methoden, Wirkstoffen und Erkenntnissen ist allen an diesem Werk Beteiligten bewusst. Sowohl der Verlag als auch die Autorinnen und Autoren und alle, die an der Entstehung dieses Werkes beteiligt waren, haben große Sorgfalt darauf verwandt, dass die Angaben zu Methoden, Anweisungen, Produkten, Anwendungen oder Konzepten dem aktuellen Wissenstand zum Zeitpunkt der Fertigstellung des Werkes entsprechen.
Der Verlag kann jedoch keine Gewähr für Angaben zu Dosierung und Applikationsformen übernehmen. Es sollte stets eine unabhängige und sorgfältige Überprüfung von Diagnosen und Arzneimitteldosierungen sowie möglicher Kontraindikationen erfolgen. Jede Dosierung oder Applikation liegt in der Verantwortung der Anwenderin oder des Anwenders. Die Elsevier GmbH, die Autorinnen und Autoren und alle, die an der Entstehung des Werkes mitgewirkt haben, können keinerlei Haftung in Bezug auf jegliche Verletzung und/ oder Schäden an Personen oder Eigentum, im Rahmen von Produkthaftung, Fahrlässigkeit oder anderweitig übernehmen.

**Für die Vollständigkeit und Auswahl der aufgeführten Medikamente übernimmt der Verlag keine Gewähr.**
Geschützte Warennamen (Warenzeichen) werden in der Regel besonders kenntlich gemacht (®). Aus dem Fehlen eines solchen Hinweises kann jedoch nicht automatisch geschlossen werden, dass es sich um einen freien Warennamen handelt.

**Bibliografische Information der Deutschen Nationalbibliothek**
Die Deutsche Nationalbibliothek verzeichnet diese Publikation in der Deutschen Nationalbibliografie; detaillierte bibliografische Daten sind im Internet über https://www.dnb.de abrufbar.

21 22 23 24 25 5 4 3 2 1



In ihren Veröffentlichungen verfolgt die Elsevier GmbH das Ziel, genderneutrale Formulierungen für Personengruppen zu verwenden. Um jedoch den Textfluss nicht zu stören sowie die gestalterische Freiheit nicht einzuschränken, wurden bisweilen Kompromisse eingegangen. Selbstverständlich sind **immer alle Geschlechter** gemeint.

Planung: Uta Lux, München
Projektmanagement: Petra Laurer, München
Redaktion und Lektorat: Angelika Dietrich, Starnberg
Herstellung: Hildegard Graf, Germering
Satz: SPi Global, Puducherry, India
Layout Kapitelanfangsseiten: Nicola Kerber, Olching
Druck und Bindung: Drukarnia Dimograf Sp. z o. o., Bielsko-Biała/Polen
Umschlaggestaltung: Nicola Kerber, Olching; SpieszDesign, Neu-Ulm
Titelfotografie: Simon Schneider, Geretsried

Aktuelle Informationen finden Sie im Internet unter **www.elsevier.de**.

# Liebe Leserin, lieber Leser!

Bücher über das Älterwerden gibt es wie Sand am Meer. Die meisten konzentrieren sich auf Dinge, die ein älterer Mensch angeblich nicht mehr kann. Diese Ratgeber geben mehr oder weniger hilfreiche Tipps, wie man mit praktischen Alltagssituationen umgehen soll. Sie als Leser können dann besser Verbände wechseln, wissen, welcher Rollator der Beste ist und wie man mit Problemen beim Wasserlassen umgeht (zugegebenermaßen alles wichtig). Viele dieser Bücher richten sich an geschultes Fachpersonal, also Alten- und Krankenpfleger oder Ärzte. Die Themen sind entsprechend medizinisch und es geht vor allem um Krankheiten und wie man sie behandelt. Die Gefühlswelt der Betroffenen steht selten im Mittelpunkt. Es geht auch nicht darum, wie man im Alter trotz Krankheit immer noch gut leben kann.

Unser Buch soll mehr bieten als die üblichen Ratgeber. Als Ärzte und Wissenschaftler liegt uns viel daran, gut belegtes Wissen zum Thema Demenz zu vermitteln. Mit unserem Buch wenden wir uns gezielt an Angehörige von älteren Menschen mit Demenz.

In den einzelnen Kapiteln konzentrieren wir uns auf die wichtigsten Problemfelder und bieten konkrete Lösungen an. Uns liegt viel daran, ehrlich mit diesem wichtigen Thema Demenz umzugehen und nicht zu verschweigen, dass es für viele Probleme keine angemessene Lösung gibt und häufig ein Dilemma übrigbleibt. Das Buch soll daher auch trösten und das Gefühl vermitteln, dass Sie nicht allein sind mit Ihren Schwierigkeiten.

Wir möchten Wege aufzeigen, wie man seine Lebensqualität bis ins hohe Alter erhält und zunehmende Demenz und Gebrechlichkeit möglichst vermeidet. Sie sollen besser verstehen, was die Lebensqualität der Betroffenen ausmacht und warum sie im Alter eingeschränkt sein kann. Vor allem möchten wir vermitteln, warum man den Konsequenzen des Älterwerdens nicht hilflos ausgeliefert ist und wie man sich wehren kann. Außerdem erklären wir, warum Lebensqualität sehr individuell ist und warum die Betroffenen erstaunlich häufig noch recht glücklich sind, auch wenn ihre Umwelt einen schlechten Eindruck von ihrer Lebensqualität hat.

Des Weiteren soll unser Buch einen Beitrag dazu leisten, dass Sie als Angehörige eines älteren, gebrechlichen Menschen Änderungen des Verhaltens und der Persönlichkeit besser einschätzen und mit Herausforderungen besser umgehen können. Wichtig ist uns, dass trotz gewisser altersbedingter Einschränkungen ein möglichst autonomes Leben möglich sein soll. Eine Abnahme der körperlichen und geistigen Fähigkeiten kann die Autonomie im Alter einschränken. Wir zeigen, wie man aktiv dagegen ankämpfen und Autonomie und Teilhabe an einem normalen Leben möglichst lange aufrechterhalten kann.

Wir erklären nicht nur, warum sich bestimmte Verhaltensweisen im Alter verändern. Wir möchten vielmehr erreichen, dass Sie Ihren von Demenz betroffenen Angehörigen zu einer gesünderen Lebensweise bewegen können. Daher widmen wir uns auch Themen wie gesunde Ernährung, Aufbau sozialer Kontakte und körperliche Aktivität. Ihnen geben wir hilfreiche Techniken an die Hand, mit denen Sie gesundheitsfördernde Aktivitäten stärken und Motivation erhöhen können. Dazu gehört zum Beispiel, den Alltag klar zu strukturieren, stressige Situationen zu vermeiden und für ausreichend geistige Anregung zu sorgen.

Da wir überzeugt davon sind, dass Sie bessere Entscheidungen für Ihren betroffenen Angehörigen fällen können, wenn Sie gut informiert sind, gehen wir auch ein wenig in die Tiefe und beleuchten den medizinischen Aspekt dieser Krankheit: Wir erklären laienverständlich die wichtigsten medizinisch-biologischen Grundlagen der Demenz. Auch der Frage nach dem Unterschied zwischen Demenz und Alzheimer gehen wir nach. Sie erfahren, wie Demenz festgestellt und behandelt wird. Ist Demenz ansteckend oder vererbbar, und hilft Gentherapie? Diese und andere spannende Fragen beleuchten wir gründlich.

Unser Buch soll dazu beitragen, dass Betroffene besser an einem normalen Leben teilnehmen können. Dabei vergessen wir auch nicht, dass Sie als Angehörige viel Stress ertragen müssen. Das Buch gibt daher viele praktische Tipps, die Ihnen den Alltag in der Betreuung eines Menschen mit Demenz erleichtern sollen. Wir erklären, was eigentlich eine Vorsorgevollmacht ist, warum man eine Patientenverfügung haben sollte und wann eine gesetzliche Betreuung erforderlich ist. Mit Weblinks kommen Sie leicht an die nötigen Unterlagen und können das Gelesene gleich in die Tat umsetzen. Wir hoffen, dass die Informationen in diesem Buch dazu beitragen, positive Veränderungen anzustoßen, die in mehr Lebensqualität münden, trotz Demenz.

Fürsorge hat viele positive Aspekte, die Sie nach der Lektüre unseres Buches hoffentlich besser wahrnehmen werden. Die Zeit, die Sie mit einem hilfsbedürftigen älteren Angehörigen verbringen, soll wertvoll sein und nicht nur eine Belastung.

Dieses Buch ist auch deshalb etwas Besonderes, weil es zusammen von einem Psychiater und einem Chirurgen geschrieben wurde. Glauben Sie uns, das ist mehr als ungewöhnlich! Wenn Sie nur halb so viel bei der Lektüre unseres Werkes lernen, wie wir voneinander beim Schreiben gelernt haben, haben wir unser Ziel erreicht. Jedes Kapitel beginnt mit einer kleinen Geschichte, die in das jeweilige Thema einführt und das Lesen kurzweiliger machen soll. Diese Geschichten stammen alle aus unserem persönlichen Erfahrungsschatz und unserer Tätigkeit als Ärzte. Es sind Geschichten „aus dem richtigen Leben“; die Namen der Personen haben wir geändert.

Viele Gedanken haben wir uns darüber gemacht, wie wir Sie, lieber Leser, und Sie, liebe Leserin, ansprechen möchten. Da wir den Lesefluss nicht mit Gendersternchen oder einer „er/sie“-Konstruktion behindern möchten, haben wir uns entschlossen, durchgehend die männliche Form zu verwenden. Gemeint ist alles geschlechtsneutral.

Zu guter Letzt möchten wir noch Ricarda Stratz, Diplomsozialpädagogin, für ihre wertvolle Beratung bei der Erstellung von Kapitel 8 danken. Außerdem gebührt unser Dank Dr. Dorottya Ruisz für die formale und inhaltliche Prüfung und Verbesserung unseres Buches.

Aber nun genug der einführenden Worte.

Viel Freude beim Lesen!

München, März 2021

*Prof. Dr. med. Robert Perneczky*

*Prof. Dr. med. Michael H. Schoenberg*

# Wenn der Kopf voller Sorgen und Fragen ist

Es gibt Momente im Leben, da fühlt man sich nur überfordert und hilflos. Wenn ein naher Angehöriger die Diagnose Demenz erhält, ist das für viele Menschen solch eine Situation. Ich kenne das aus eigener Erfahrung. Als meine Mutter die Diagnose Alzheimer-Demenz bekam, war das ein Schock-Moment. Mein Herz weinte und mein Kopf war voller Sorgen und Fragen. „Wie soll es weitergehen?", wollte ich wissen. Auch meine Eltern stellten immer wieder diese eine Frage. Wir hatten durch die Diagnose zwar Gewissheit erlangt, aber blieben doch im Ungewissen. „Wie geht es weiter?", hatten wir den Arzt gefragt. Man könne mit Medikamenten den Verlauf verzögern, erklärte er und verschrieb meiner Mutter ein Mittel. Wie lange und wie meine Mutter damit gut leben würde, konnte er nicht sagen. Wie auch? Denn jede Demenz ist individuell verschieden, schon allein, weil die Menschen unterschiedlich sind. Das allerdings habe ich erst im Verlauf der Krankheit gelernt. Damals war ich frustriert, dass der Arzt uns keine genaue Auskunft geben konnte.

Ich beschäftigte mich damit, was man tun könnte, um den Prozess zu verlangsamen und war sehr fixiert auf medizinische Therapien: Wäre ein anderes Medikament nicht besser? Oder eine höhere Dosierung? Dass wir als Angehörige aber den größten Einfluss darauf haben, wie es meiner Mutter geht, das war mir anfangs nicht bewusst.

Damit man mit der Demenz gut leben kann, ist es wichtig, dass Angehörige sich mit der Krankheit auseinandersetzen und sich darüber informieren. Dann können sie bestimmte Verhaltensweisen viel besser einordnen und auf die Bedürfnisse, die sich immer wieder ändern werden, eingehen. Dazu braucht es ÄrztInnen und ExpertInnen, die wissenschaftlich basierte Informationen verständlich weitergeben und dabei emotional unterstützen. In „Wege aus dem Demenz-Dilemma" nehmen Robert Perneczky und Michael Schoenberg Angehörige an die Hand. Sie beantworten kompetent die Fragen, die im Umgang mit der Demenz aufkommen und erläutern aktuelle Studien. Aber nicht nur das, sie geben weiter, worauf es im Alltag mit der Demenz ankommt: auf ein verlässliches Netzwerk, gute Kommunikation und ein achtsames Miteinander.

*Peggy Elfmann*

Die Journalistin schreibt auf ihrem Blog „Alzheimer und wir“ über die Alzheimer-Erkrankung ihrer Mutter und wie sie und ihre Familie damit umgehen.

www.alzheimerundwir.com

# Abkürzungen

| | |
|---|---|
| **ADAC** | Allgemeiner deutscher Automobil-Club |
| **BMI** | Body Mass Index |
| **DGE** | Deutsche Gesellschaft für Ernährung e. V. |
| **EEE** | einrichtungseinheitlicher Eigenanteil |
| **FeV** | Fahrerlaubnisverordnung |
| **GdB** | Grad der Behinderung |
| **GPS** | Global Positioning System |
| **HNO** | Hals-Nasen-Ohren |
| **IQ** | Intelligenzquotient |
| **kiss** | keep it simple, stupid |
| **MBSR** | Mindfulness based Stress Reduction |
| **MMST** | Mini-Mental-Status-Test |
| **MRT** | Magnetresonanztomografie |
| **NCD** | Non-communicable Diseases |
| **NGF** | Nerve Growth Factor |
| **PEG** | perkutane endoskopische Gastrostomie |
| **PME** | progressive Muskelentspannung |
| **SARS-CoV-2** | Severe Acute Respiratory Syndrome Coronavirus 2 |
| **SGB** | Sozialgesetzbuch |
| **WG** | Wohngemeinschaft |
| **WHO** | Weltgesundheitsorganisation |

# Abbildungsnachweis

Der Verweis auf die jeweilige Abbildungsquelle befindet sich bei allen Abbildungen am Ende des Legendentextes in eckigen Klammern.

| | |
|---|---|
| L231 | Stefan Dangl, München |
| F210-030 | Livingston G, Huntley J, Sommerlad A et al. Dementia prevention, intervention, and care: 2020 report of the Lancet Commission. Lancet. 2020 Aug 8;396(10248):413-446. doi: 10.1016/S0140-6736(20)30367-6. |
| F755-008 | Perneczky, R., Alexopoulos, P., Schmid, G. et al. Kognitive Reservekapazität und ihre Bedeutung für Auftreten und Verlauf der Demenz. Nervenarzt 82, 325–335 (2011). https://doi.org/10.1007/s00115-010-3165-7 |
| X314 | Folstein, M.; Folstein, S.: Mini-Mental-Status-Examination (MMST/MMSE) |

# Fehler gefunden?

An unsere Inhalte haben wir sehr hohe Ansprüche. Trotz aller Sorgfalt kann es jedoch passieren, dass sich ein Fehler einschleicht oder fachlich-inhaltliche Aktualisierungen notwendig geworden sind.

Sobald ein relevanter Fehler entdeckt wird, stellen wir eine Korrektur zur Verfügung. Mit diesem QR-Code gelingt der schnelle Zugriff.
https://else4.de/978-3-437-23451-4

Wir sind dankbar für jeden Hinweis, der uns hilft, dieses Werk zu verbessern. Bitte richten Sie Ihre Anregungen, Lob und Kritik an folgende E-Mail-Adresse: kundendienst@elsevier.com

# Inhaltsverzeichnis

# EIN GUTES LEBEN IM ALTER

*Wie man seine Lebensqualität erhält*

# 1

# 1.1 Was ist Lebensqualität?

1

**Beispiel**

*Ich kenne Frau Moser* schon einige Jahre und habe sie einst an einem Darmverschluss operiert. Sie ist eine betagte Grande Dame, wohnt in meiner Nachbarschaft in einem schönen großen Haus zusammen mit ihrem Sohn und ihrer Schwiegertochter. Wann immer sie einen medizinischen Rat benötigt, werde ich kurzerhand gerufen, gehe die paar Schritte zu ihr hinüber, untersuche sie und kann sie eigentlich schnell beruhigen.*

*An diesem Tag stellt sie sich in meiner Sprechstunde vor, was an sich ungewöhnlich ist. Sie erscheint wie immer sehr gepflegt, berichtet mir über Unpässlichkeiten wie eine leichte Übelkeit, die eigentlich unbedeutend und mir als ihrem Arzt sehr bekannt sind. Eine ungemein rüstige Dame, die sich trotz ihres Alters ausreichend bewegt, vernünftig ernährt und, so mein Eindruck, eine sehr gute Lebensqualität besitzt.*

*Doch dann scheint Frau Moser zum eigentlichen Thema des Arztbesuches zu kommen. „Meine Schwiegertochter möchte mich ins Altersheim stecken, und da will ich auf keinen Fall hin", empört sich die alte Dame. „Ich weiß gar nicht, warum mir meine Schwiegertochter ständig sagt, dass ich dort besser aufgehoben bin. Ich bin fit und versorge mich selbst. Nur ab und zu kommt eine Haushaltshilfe. Im Übrigen sagt man doch immer ‚einen alten Baum verpflanzt man nicht'! Ich gehe nicht in so ein Heim."*

*Ich kann Frau Moser anhand meines Eindrucks und der klinischen Ergebnisse eigentlich nur zustimmen, formuliere aber vorsichtiger und sage: „Frau Moser, medizinisch und vom allgemeinen Eindruck her ist meines Erachtens ein Umzug in ein Altersheim oder eine Seniorenresidenz nicht notwendig. Und wenn Sie sich zu Hause und mit Ihren Kindern wohl und geborgen fühlen, sollten Sie nichts ändern." Zufrieden verlässt Frau Moser die Sprechstunde.*

*Am nächsten Tag erhalte ich einen Anruf von Frau Mosers Schwiegertochter, die ziemlich aufgeregt und verzweifelt ist. Sie schildert mir ihre*

---

* Name geändert

1

*Sicht der Verhältnisse. Sie erzählt, Frau Moser sei inzwischen weitgehend unselbstständig, das Zimmer sei unordentlich und schlecht gelüftet, sie müsse ständig betreut werden und die Haushaltshilfe müsse ihr permanent hinterherräumen. Zudem sei die tägliche Körperhygiene sehr schwierig, und nur wenn Frau Moser andere Personen treffe, werfe sie sich „in Schale", korrigiert die Schwiegertochter mein Bild von der alten Dame. „Alles ist eine Fassade." Nachts geistert Frau Moser durch das Haus und die Schwiegertochter kann aus Sorge um ihre Schwiegermutter seit Tagen nicht mehr schlafen. Die Schwiegertochter versichert mir, dass sie die Schwiegermutter sehr liebt und schätzt, es aber so nicht weitergehen könne und Frau Mosers Sohn (ihr Ehemann) sich aus Verzweiflung aus allem heraushalte.*

---

Solche Gespräche kennen und führen viele Kollegen in fast allen Hausarztpraxen: Auf der einen Seite die alten Menschen, die versuchen, ihre „Lebensqualität" mit allen Mitteln zu verteidigen, und auf der anderen Seite die Kinder oder Enkel, die aus Vernunftgründen die „lieben Alten" in eine sichere und gute Pflegesituation bringen wollen, häufig eben das Altersheim. Sie kennen das sicherlich auch, entweder aus eigener Erfahrung oder aus dem Freundes- oder Bekanntenkreis. Die (Schwieger-)Kinder klagen häufig über die Sturheit und Unvernunft der Alten, obwohl man es doch wirklich nur gut meint. Lebensqualität heißt das Stichwort.

Lebensqualität ist ein Sammelbegriff für all jene Faktoren, die die Lebensumstände **des Einzelnen individuell und in der Gruppe** bestimmen. Üblicherweise versteht man unter Lebensqualität eines Individuums zunächst das subjektive Lebensgefühl und das allgemeine Befinden.

**Info** Nach einer Definition der Weltgesundheitsorganisation (WHO) umfasst Lebensqualität das körperliche, psychische und soziale Befinden eines Individuums.

Das heißt also, eine hohe Lebensqualität geht einher mit körperlicher und seelischer Gesundheit und Zufriedenheit, mit sozialer Einbindung und sozialem Status, mit einem Gefühl materieller Sicherheit im Rahmen eines angestrebten Lebensstandards. Mit dieser Definition können sich sicherlich die meisten Menschen grundsätzlich einverstanden erklären.

Aber: Natürlich sind in jeder Lebensphase andere Elemente der Lebensqualität wichtig. Welche das sind, hängt von der jeweiligen Lebenssituation ab. Für die Zufriedenheit und das Glück junger Menschen spielen Faktoren wie beispielsweise Bildung, Berufschancen, Aufstiegsmöglichkeiten und sozialer Status eine große Rolle. Da junge Menschen in der Regel gesund sind (und häufig auch ungebunden), treten Faktoren wie körperliches Wohlbefinden und Sicherheit in den Hintergrund. In späteren Jahren aber werden Gesundheit und finanzielle Absicherung immer wichtiger.

Dies bedeutet, dass sich im Laufe des Lebens die Faktoren, die das Gefühl der Lebensqualität bestimmen, verändern können. Und diese Faktoren bleiben immer sehr individuell und subjektiv.

Diese Tatsache wurde von dem irischen Psychologen Ciaran O'Boyle sehr treffend und simpel beschrieben[1]. Er definiert Lebensqualität mit einem einzigen Satz: „*Quality of life is whatever the patient says it is.*" Sinngemäß: Lebensqualität ist, was der einzelne Patient darunter versteht. Ciaran O'Boyle bezog sich in seiner Definition auf „Patienten". Aber die Beschreibung trifft sowohl auf kranke wie auch gesunde Menschen in allen Lebenslagen zu.

Solche schwammigen Aussagen wie von Ciaran O'Boyle sind zunächst zwar interessant und bieten eine wichtige, gleichwohl allgemeine Definition des Begriffs Lebensqualität an. Der Einzelne kann aber nur wenig mit dieser Definition anfangen, denn es bleiben die Fragen: Welche Veränderungen der Lebensumstände können die persönliche Lebensqualität steigern? Was kann der Einzelne selbst (auch als kranker oder alter Mensch) ändern, um seine subjektiv wahrgenommene Lebensqualität zu steigern? Was kann ich als Pflegender ändern, um die Lebensqualität des kranken Angehörigen zu verbessern?

Um dies zu erreichen, ist es wichtig, dass zunächst jeder Einzelne (auch der von Demenz betroffene Angehörige) versteht, was genau seine Lebensqualität beeinflusst und in welchem Ausmaß.

**Fazit** Jeder Mensch definiert Lebensqualität unterschiedlich. Und diese Definition verändert sich nicht nur im Laufe des Lebens, sondern auch im Verlauf einer Krankheit oder Behinderung.

## 1.2 Lebensqualität – eine Frage des Alters?

Gesunde Menschen stellen tendenziell große Ansprüche an ihre Lebensqualität, jammern manchmal „auf hohem Niveau", klagen auch eher über Schmerzen, da sie diese nicht gewohnt sind. Kranke Menschen versuchen oft eher, mit ihrer Situation zurechtzukommen, indem sie die Einschränkungen kompensieren. Sie akzeptieren beispielsweise eine Krücke, um trotz Gehschwierigkeiten einigermaßen mobil zu bleiben. So erreichen sie subjektiv eine relativ hohe Lebensqualität, die für Außenstehende häufig nur schwer nachvollziehbar ist. Ein Schwerkranker sieht für sich kleine Lichtblicke, die ein Gesunder gar nicht wahrnehmen würde.

Von Krebspatienten kennen wir beispielsweise das Phänomen des „Lebensqualitätsparadoxons": Das heißt, trotz der belastenden Krankheit verbessert sich im Verlauf der Erkrankung und Therapie die Lebensqualität auf fast gleiche Werte wie bei Gesunden[2]. Das bedeutet, dass die individuelle Lebensqualität nicht nur subjektiv ist, sondern auch sehr schwankend: Sie ändert sich und gleicht sich abhängig von Therapiefortschritten und seelischer Befindlichkeit an die Lebensbedingungen an[3].

Im Gegensatz zu anderen Altersstufen messen Forscher der Lebensqualität im Alter bereits seit Jahrzehnten eine besondere Bedeutung bei: Über Befragungen versuchen sie festzustellen, inwiefern sich die Lebensqualität im Alter verändert. Senioren von heute unterscheiden sich zum Teil deutlich von Senioren vor 20 oder 30 Jahren. Heute streben ältere Menschen aktiv ein glückliches und befriedigendes Älterwerden an. Die Perspektive, ihre letzten Jahre in einem Altersheim zu verbringen, empfinden sie als sehr negativ. Das Altern wird heute im Gegensatz zu früher nicht als eine Phase der Abhängigkeit und als Autonomieverlust verstanden, sondern als ein neuer Lebensabschnitt gesehen: als eine weitere Gelegenheit, die Herausforderungen des Lebens weiterhin erfolgreich zu meistern, und zwar durch psychologische Stärke und kluge Entscheidungen bezüglich der eigenen Gesundheit[4]. Denn die heute 65-Jährigen können in den industrialisierten westlichen Gesellschaften bei guter ärztlicher Versorgung mit einer durchschnittlichen verbleibenden Lebenserwartung von 15 bis 20 Jahren rechnen[5]. Und diese Lebensphase wollen sie aktiv nutzen.

Was aber bestimmt die Lebensqualität des älteren Menschen? In den letzten Jahrzehnten wurden dazu verschiedene Studien durchgeführt, die sich mit einzelnen Aspekten wie Gesundheit, Mobilität, Tagesaktivitäten oder sozialem Umfeld des älter werdenden Menschen beschäftigten. In einer dieser Studien wurde erstmals auch gefragt, welche der verschiedenen Aspekte für ältere Menschen am wichtigsten und welche nicht so entscheidend sind. So konnten die Forscher schließlich eine Rangfolge der wichtigen Aspekte ausmachen.

Dazu wurden in verschiedenen Altersgruppen von 68 bis über 77 Jahre die Angaben zur Lebensqualität auf dem Land und im städtischen Umfeld erhoben und ausgewertet. Von den sieben wichtigsten Kriterien der Lebensqualität nannten die Teilnehmer an erster Stelle vor allem das Gefühl der **Sicherheit im häuslichen Umfeld und in der Gesundheitsversorgung**. Am zweitwichtigsten war den Älteren **Mobilität** (zum Beispiel Reisemöglichkeiten) und **Selbstversorgung:** also Autonomie und die Möglichkeit, das Leben nach den individuellen Vorstellungen einzurichten. Interessanterweise war der körperliche und geistige Gesundheitszustand nicht so dominant wie vermutet. Der Gesundheitszustand war für die Befragten erst dann ein wichtiger Aspekt, wenn er direkte Auswirkungen auf Autonomie und Mobilität hatte. Das heißt also: Nicht die Erkrankungen und/oder Behinderungen an sich, sondern die damit verbundenen Einschränkungen an Selbstbestimmung waren für die Befragten relevant. Erst danach folgten die Aspekte Familienbeziehungen, materielle Sicherheit, Selbstwertgefühl und soziales wie spirituelles Leben in der Gemeinschaft.

Die Unterschiede zwischen den Altersstufen, zwischen Männern und Frauen sowie zwischen einer ländlichen und städtischen Bevölkerung waren nicht sehr ausgeprägt. Was dagegen auffiel, war, dass die Reihenfolge der einzelnen Aspekte von der jeweiligen sozialen und wirtschaftlichen Lebenssituation und dem individuellen Bildungsstand abhängig war. Älteren Menschen, denen ihre wirtschaftliche Sicherheit besonders wichtig erschien, waren selbst finanziell gut abgesichert. Ebenso wurde der Aspekt Familienbeziehung höher gewertet, wenn die Befragten enge familiäre Bindungen hatten, und besonders gebildete Menschen schätzten ein lebendiges, soziales und kulturelles Leben als besonders wichtig für ihre Lebensqualität[6].

Was aber können wir aus der Studie lernen, welche Aussage könnte auch auf uns persönlich zutreffen? Zunächst dies:

Ältere Menschen sind bereit, Ziele und Vorstellungen, die sie für verzichtbar halten, zugunsten wichtigerer Ziele aufzugeben, um somit ihre Lebenssituation zu optimieren. Dieser Vorgang wird als „selektive Optimierung durch Anpassung“ bezeichnet[7].

Indem ältere Menschen also realistische Lebensziele auswählen und ihre individuellen Möglichkeiten bündeln, um diesen Zielen näher zu kommen, können sie ihre Lebensqualität erhalten oder sogar verbessern[8]. Da ältere Menschen durchaus ein Gefühl für ihre Schwächen und Stärken auch im Hinblick auf das Älterwerden entwickeln, verhalten sie sich in Entscheidungssituationen aber nicht nur entsprechend der objektiven Tatsachen, sondern auch entsprechend ihrer subjektiven Wahrnehmung. Wer also beispielweise ein sehr kulturelles Leben geführt hat, wird die Tatsache, dass er keine Konzerte mehr besuchen kann, als sehr einschränkend empfinden. In diesem Falle bedeuten ihm Übertragungen von Konzerten im Fernsehen sehr viel. Der Konzertbesuch wird also durch ein Fernseh-Konzert ersetzt. Dieses Vorgehen wird auch als „produktive Anpassung" bezeichnet[9]. Das bisherige Leben prägt Überzeugungen und Einstellungen, die auch im Alter weiterbestehen und gelebt werden wollen. Ein erfülltes Leben in der Natur findet mit zunehmendem Alter vielleicht nicht mehr in den Bergen, sondern im Botanischen Garten statt.

1

Da Autonomie eine wichtige Rolle spielt[6], möchte ein Großteil der älteren Mitbürger am liebsten zu Hause alt werden – denken Sie an Frau Moser aus unserem Beispiel am Anfang des Kapitels. Zu einer hohen Lebensqualität im Alter gehört für die Befragten aber nicht nur die gewohnte häusliche Umgebung, sondern auch die Nähe von Familie und Freunden: also die familiäre und soziale Umgebung[10]. Dies wurde auch in einer aktuellen deutschen Untersuchung bestätigt: Die meisten älteren Mitbürger bevorzugen das Leben in den gewohnten vier Wänden, auch wenn die Lebensumstände, nämlich die Versorgung mit Essen und Körperpflege, in einer anderen Wohnmöglichkeit besser wären[11]. Die Forscher sprechen von einem sogenannten „Zufriedenheitsparadoxon". Damit bezeichnet man eine Einstellung und ein Verhalten, welches bei Betagten besonders ausgeprägt ist: Alte Mitmenschen versuchen, ihre Probleme und unbefriedigende häusliche Umstände lange zu kompensieren, und arrangieren sich mit den Umständen, um Veränderungen in ihrem gewohnten Leben auf ein Minimum zu beschränken[7]. Sie essen beispielsweise täglich nur ein Brot anstatt zu kochen; sie meiden es, nach draußen zu gehen, weil sie nicht Treppensteigen wollen; sie duschen nicht, wenn sie nicht mehr über den Rand der Wanne steigen können. Das bedeutet, sie vermeiden alles, was sie gefährden könnte, und versuchen dennoch, die gewohnte „Fassade" aufrechtzuerhalten. Dies macht sich besonders in der Haushaltsführung und Körperpflege bemerkbar. Der Haushalt wirkt ungepflegt und die akkurate Mutter duscht nicht mehr. Es werden in diesem Bereich Schritt für Schritt Kompromisse eingegangen, um am gewohnten Umfeld und Leben festhalten zu können. **Der Volksmund hat es bereits lange erkannt: „Einen alten Baum verpflanzt man nicht!"**

Aber hat der Volksmund auch immer Recht? Welche Auswirkungen hat die Entscheidung, so lange wie möglich in den eigenen vier Wänden zu wohnen, auf die Angehörigen? Sehr häufig sind ältere Menschen, die zu Hause alt werden (wollen), in Gefahr, unzureichend versorgt zu werden – besonders dann, wenn geistige und körperliche Gebrechen sie beeinträchtigen. In dieser Situation sind Sie als Angehörige besonders gefordert und befinden sich schnell in einem Dilemma zwischen dem Anspruch und der Selbstbestimmung des älteren Menschen und der Fürsorge für sie (➤ Kap. 6 Selbstbestimmt trotz Demenz – Wie Pflegende die Wünsche von Menschen mit Demenz respektieren und wo die Grenzen sind). Für Angehörige, die weiter entfernt wohnen, kann es oft sehr schwierig sein, die Bedürfnisse der Senioren zu erkennen und ihnen nachzukommen.

Aber nicht nur Autonomie und (finanzielle) Sicherheit sind für die Lebensqualität aller Altersgruppen entscheidend, sondern auch das Gefühl, seinem Leben einen Sinn gegeben zu haben. In einer Studie wurden dazu über tausend Deutsche aller Altersgruppen befragt. Das Ergebnis: Wie hoch die über 60-Jährigen und mehr noch die über 70-Jährigen ihre Lebensqualität bewerten, hängt stark mit dem Gefühl zusammen, dass ihr Leben einen Sinn hat. Als besonders sinnstiftend empfand es die Mehrheit der Befragten, wenn sie sich um die jüngere Generation kümmerte und diese unterstützte. Aber auch die Spiritualität bereichert das Leben vieler Senioren[12].

Und noch eine letzte Studie zum Thema: Britische Wissenschaftler befragten tausend Bürger zunächst im Alter von 65 Jahren und wiederholten die gleiche Befragung mit den gleichen Teilnehmern sieben Jahre später. Die Untersuchung zeigte, dass die Lebensqualität im Alter nicht einfach nur vom körperlichen und geistigen Zustand der Befragten abhängig ist, sondern von der seelischen Stärke des Einzelnen. Teilnehmer, die ein hohes Maß an Selbstvertrauen (Selbstwirksamkeit = Self Efficiency) und psychischer Widerstandskraft aufwiesen und so die Fähigkeit hatten, schwierige Lebenssituationen ohne anhaltende Beeinträchtigung zu überstehen, bewerteten ihre Lebensqualität bei der zweiten Befragung nach sieben Jahren als deutlich besser als Teilnehmer mit weniger starkem Selbstvertrauen[13].

**Fazit** Gibt es ein Rezept, um auch noch im Alter eine hohe Lebensqualität zu haben? Ohne Zweifel spielen in diesem Zusammenhang die materielle Absicherung und Gesundheit eine wichtige Rolle – aber nicht nur. Denn gute Lebensqualität im Alter ist mehr als das Fehlen einer schlechten Lebensqualität. Es geht, wie so oft formuliert, nicht nur darum, durch eine befriedigende Versorgung dem Leben Jahre zu geben, sondern vielmehr den Jahren Leben bei guter Lebensqualität zu ermöglichen. Wenn ältere Menschen Selbstvertrauen und Selbstwertgefühl haben, wenn sie optimistisch sind und das Gefühl haben, ihrem Leben einen Sinn zu geben, dann kommen sie mit auftretenden Schwierigkeiten besser zurecht. Und dann bewerten sie ihre Lebensqualität als hoch.

## 1.3 Die Persönlichkeitsentwicklung endet nie

*„At sunt morosi et anxii et iracundi et difficiles senes. Si quaerimus, etiam avari; sed haec morum vitia sunt, non senectutis.[…]"*

Marcus Tullius Cicero: Cato maior, de senectute, 45/44 v.Chr.

*„Das Alter aber ist mürrisch, ängstlich, jähzornig, ungefällig und, wenn wir weiterforschen, habgierig. Obgleich sind dies Fehler des Charakters, nicht des Greisenalters. Das mürrische Wesen hat doch übrigens neben den anderen genannten Fehlern eine Entschuldigung für sich, obschon keine ganz befriedigende, gleichwohl eine solche, die nicht gänzlich verwerflich ist. Greise glauben, man schätze sie gering, man sehe auf sie herab, man verspotte sie. Außerdem ist bei einem gebrechlichen Körper alles Anstößige empfindlich. Doch diese Fehler können alle durch gute Sitten und wissenschaftliche Bildung abgemildert werden. Denn wie nicht jeder Wein mit dem Alter sauer wird, so wird auch nicht bei jedem Menschen das Alter sauer."*

Schon vor zweitausend Jahren machten sich die Menschen Gedanken über das Alter. Der römische Schriftsteller, Philosoph und Politiker Marcus Tullius Cicero beschreibt in seinem Text „Über das Alter“ bestimmte Charakterzüge, die bei älteren Menschen häufig vorkommen. Zwar gibt es diese Züge bereits bei jüngeren Menschen, sie treten bei manchen nur mit dem Älterwerden stärker in den Vordergrund. Ciceros Text erwähnt auch, dass „gute Sitten“ eine ungünstige Veränderung des Charakters im Laufe des Lebens positiv beeinflussen können. Etwas moderner ausgedrückt, könnte man sagen, dass gute Lebenserfahrungen dazu beitragen, auch im fortgeschrittenen Alter noch ein freundlicher Zeitgenosse zu sein. Bei Weitem nicht alle älteren Menschen sind mürrisch (und es gibt genügend Junge, die diese Eigenschaft aufweisen). Ciceros Text ist durchaus noch aktuell: Er beschreibt die Voraussetzungen für ein modernes gesellschaftliches Verständnis des Alterns. Bereits Cicero ahnt, dass durch „wissenschaftliche Bildung“ positive Eigenschaften besser bewahrt werden können. Damit betont er die Selbstverantwortung des älteren Menschen. Obwohl auch wir der Meinung sind, dass die Verantwortung für sich selbst auch im Alter sehr wichtig ist, denken wir zugleich, dass Cicero mit älteren Menschen etwas zu streng umgeht.

Im deutschen Sprachraum taucht der Begriff der Persönlichkeit erst im 14. Jahrhundert auf, obwohl seit der Antike Person, Charakter und Temperament eines Menschen als zusammengehörig gesehen werden. Nach heutigem Verständnis entsteht die Persönlichkeit durch ein komplexes Zusammenspiel aus Genen und Erfahrungen (sowohl frühkindlich als auch lebenslang). Hervorstechende Lebensereignisse, psychische Traumata und schwere Erkrankungen formen die Persönlichkeit mit. So werden alte Menschen einerseits durch ihre langen Biografien in ihren Persönlichkeitszügen individuell noch unterschiedlicher. Andererseits werden sich größere Gruppen alter Menschen auch ähnlicher, und zwar wegen ihrer körperlichen und psychischen Leiden und ihrer sozialen Situation (wie Wohnen im Heim, Vereinsamung, Verlust wichtiger Bezugspersonen und ähnliches).

In den vergangenen Jahren hat die Forschung einige von Ciceros Beobachtungen und Meinungen über die Persönlichkeit des älteren Menschen bestätigt. Es wurden wiederholt Versuche unternommen, dem Älterwerden eine positive Wende zu geben. Statt das Älterwerden zu kritisieren, werden Probleme und Gebrechen konstruktiv angegangen, um die Lebensqualität unserer älteren Mitmenschen zu verbessern. Das Selbstbild eines Menschen kann unter der Gebrechlichkeit des Alters stark leiden. Doch dieses angeknackste Selbstbild kann man selbst aktiv wiederaufbauen: beispielsweise durch körperliche Aktivität und Stärkung der Muskulatur. Wer sich körperlich fit hält, kann so auch seine Stressresistenz und geistige Leistungsfähigkeit wieder verbessern.

Wohlbefinden und Selbstwert sind umso höher, je besser sich ein älterer Mensch selbst versorgen kann und je mehr er selbst zu einer Gemeinschaft beitragen kann; dieser Kontakt zu einer sozialen Gruppe wird auch als soziale Reziprozität bezeichnet. Allein die Tatsache, dass sich die Senioren zu einer sozialen Gemeinschaft zugehörig und gebraucht fühlen, wirkt dabei stärker gesundheitsfördernd als der tatsächliche Beitrag, den die älteren Menschen in dieser Gruppe leisten. Das kennen Sie vermutlich aus eigener Erfahrung: dieses Gefühl, wie gut wir uns fühlen, wenn wir einen gesellschaftlich wertvollen Beitrag geleistet haben. Das kann im Rahmen eines Ehrenamts oder einer anderen sozialen Aufgabe sein. Viele ältere Menschen, die sozial gut verwurzelt sind, scheinen dabei gegen schwerwiegende Persönlichkeitsänderungen tatsächlich recht gut geschützt zu sein. Obwohl die Unzufriedenheit mit dem eigenen Alter stetig zunimmt („Jetzt werde ich schon 50!"), bleibt das gefühlte Alter mit dem Älterwerden immer mehr hinter dem realen Alter in Jahren zurück. Irgendwann steckt ein gefühlt junger Mensch in einem alten Körper und wundert sich darüber, dass die Zeit so schnell vergangen ist. Für das Selbstwertgefühl ist es nicht unbedingt förderlich, wenn der alte Körper weder den Erwartungen eines gefühlt jungen Menschen entspricht noch die gewohnte Leistung bringt. Ältere Menschen trösten sich dann oft mit dem Gedanken, dass andere weniger erreicht haben als sie. Und das wiederum stärkt das Selbstwertgefühl.

Im fortgeschrittenen Alter steht die psychische Stabilität auf etwas unsichereren Füßen als in jüngeren Jahren. Es kann passieren, dass eine bis dato unauffällige psychische Entwicklung durch ein nichtiges Ereignis vorübergehend aus der Bahn geworfen wird (die grundlegende Persönlichkeit wird dadurch allerdings nicht verändert). Ein kleines Missgeschick – etwa das Verlieren der Geldbörse, eine verpasste Bahn oder ein vergessener Geburtstag – führt dann zu einem unverhältnismäßig großen Stimmungseinbruch. Von diesen situationsabhängigen Beeinträchtigungen abgesehen, bleibt die grundlegende Persönlichkeit im Alter allerdings recht stabil. Lediglich bestimmte Merkmale der Persönlichkeit können im Alter stärker in den Vordergrund rücken. Dazu gehören beispielsweise zwanghafte Charakterzüge, die dann stärker werden, wenn sich jemand an veränderte Lebensumstände oder eingeschränkte geistige und körperliche Fähigkeiten anpassen muss. Ein Beispiel: Wenn im Alter der finanzielle Spielraum geringer wird, verstärkt das den Charakterzug, besonders genau auf das Geld zu achten – sodass aus einem Sparfuchs oder Schnäppchenjäger im Alter ein Geizhals wird[14].

**Info** Auch aus medizinischer Sicht lässt sich erklären, warum manche Menschen im Alter Teile ihrer Persönlichkeit verändern: So werden in späteren Lebensjahren bestimmte Botenstoffe wie Dopamin weniger[15] oder das Gehirn wird wegen verengter Gefäße schlechter durchblutet[16]. Weniger Dopamin oder schlecht durchblutete Gefäße können zu einer Schädigung der Hirnsubstanz führen. Die normale Hirnfunktion wird dadurch beeinträchtigt und alltägliche Situationen werden anders wahrgenommen, was zu veränderten Reaktionen führt und als Änderung der Persönlichkeit auffällt. Das Gehirn kann aber auch durch kleine Hirninfarkte geschädigt werden, die bei chronisch hohem Blutdruck entstehen. Solche Infarkte lassen sich vermeiden, wenn der Blutdruck gut eingestellt ist. Allerdings kann ein hoher Blutdruck viele Jahre unbemerkt bleiben, da er häufig keine Beschwerden verursacht. Regelmäßige Vorsorgeuntersuchungen beim Hausarzt können daher Wunder wirken.

## 1.4 Welchen Einfluss hat die Persönlichkeit auf das Demenzrisiko?



Alter, Dopaminmangel oder ein Hirninfarkt können dazu führen, dass sich bestimmte Aspekte der Persönlichkeit im Laufe des Lebens ändern. Diese sind aber nicht die einzigen wesentlichen Faktoren. Auch eine Demenzerkrankung kann die Persönlichkeitsmerkmale eines Menschen verändern. Außerdem wird seit ein paar Jahren auch das gegenteilige Argument diskutiert: nämlich, ob nicht auch bestimmte Charaktereigenschaften eine Demenz begünstigen können und demnach als Risikofaktoren gelten müssten. So ist beispielsweise bei Personen, die später eine Demenz entwickeln, das Gefühl, einsam zu sein, häufiger und stärker ausgeprägt[17]. Außerdem nehmen Personen mit erhöhtem Demenzrisiko auch seltener an geselligen Aktivitäten teil[18] oder ziehen sich vollkommen zurück[19]. Sehr wichtig sind auch Art und Qualität der Partnerschaft im Laufe des Lebens: Singles weisen ein deutlich höheres Demenzrisiko auf[20] als Menschen, die in einer Partnerschaft leb(t)en. Daher sollten wir alle sozial so aktiv wie möglich sein – nicht nur die Singles unter uns (➤ Kap. 3 Demenz vorbeugen – Was man tun kann, um geistig fit zu bleiben, ➤ Kap. 3.4.4 Soziales Engagement und soziale Kontakte). Aber es gibt auch Charakterzüge, die vor einer Demenz schützen: nämlich eine ausgeprägte Gewissenhaftigkeit, Zielstrebigkeit, Willensstärke und Zuverlässigkeit[21]; Eigenschaften, die auch im menschlichen Miteinander wertgeschätzt werden.

Wenn Sie Veränderungen der Persönlichkeit bei Ihrem Angehörigen feststellen, dann gilt: „Nicht verzagen, sondern den Doktor fragen!"

Denn es lohnt sich, die Ursache der Veränderungen zu verstehen. Ist zum Beispiel eine Depression der Grund dafür, so kann diese mit Medikamenten und Gesprächstherapie behandelt werden. Diese lindern nicht nur die Depression, sondern auch einige Aspekte, die damit einhergehen: etwa eine schlechte soziale Integration, unter der Depressive häufig auch leiden. Gibt es Hinweise auf eine Demenz, ist eine weiterführende ärztliche Abklärung nötig, um zu entscheiden, welche therapeutischen Schritte möglich und erforderlich sind. Ihr betroffener

Angehöriger wird unter Umständen Schwierigkeiten damit haben, den Ärzten alle Details zu erzählen. Dadurch wird eine wirksame Therapie häufig verschleppt oder erst gar nicht angewandt. Es kann daher hilfreich sein, wenn Sie sich als Angehöriger aktiv in die Therapie einbringen. Sprechen Sie mit dem Arzt und lassen Sie den Demenzkranken, falls erforderlich, an einen Psychiater zur weiteren Abklärung der Beschwerden überweisen.

Der Besuch beim Psychiater oder Psychotherapeuten ist leider weiterhin stigmatisierend und für viele eine große Hürde. Greifen Sie Ihrem Angehörigen daher unter die Arme, verstehen Sie seine Bedenken und Ängste und gehen Sie, falls nötig, mit zum Termin. Es gibt keinen Grund, mit psychischen Beschwerden anders umzugehen als mit körperlichen. Trauen Sie sich. Versuchen Sie das, was Ihr betroffener Angehöriger in der Therapie gelernt hat, zusammen zu Hause umzusetzen. Jede Situation erfordert ein anderes Vorgehen. Zum Beispiel macht es wenig Sinn, eine trauernde, depressive ältere Dame immer wieder darauf hinzuweisen, dass sie den Tod des Ehemannes endlich akzeptieren soll. Daraus entstehen nur unnötige Konflikte: Durch einen Wechsel auf angenehmere Themen lässt sich die Situation häufig effektiver entschärfen.

Ältere Menschen stehen einer Psychotherapie meist aufgeschlossen gegenüber und ziehen diese einer medikamentösen Behandlung vor. Und das, obwohl sie anfangs weniger motiviert sind, von ihren psychischen Problemen zu erzählen, als jüngere Menschen. Wegen Altersdiskriminierung (im englischen Sprachgebrauch als „Ageism“ bezeichnet) wird aber häufig keine Therapie angeboten. Dieser Barriere müssen Sie als Betroffener und Angehöriger versuchen, aktiv entgegenzutreten und eine Therapie einzufordern. Denn nur dann werden vorhandene wirksame Therapien tatsächlich angewendet.

# DEMENZ & ALZHEIMER

*Was Sie über Entstehung und Diagnose wissen sollten*

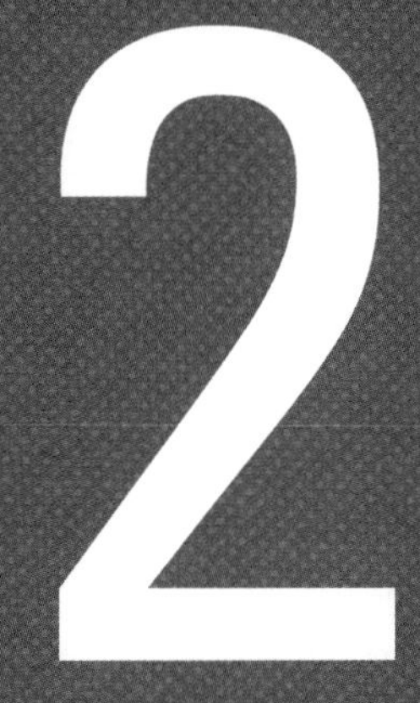

## 2.1 Herr Doktor, wie erkennt man eigentlich eine Demenz?

2

**Beispiel**

*Frau Lehmann* kommt eigentlich selten zu mir in die Sprechstunde. Immer wenn sie um einen Termin bittet, hat sie wirkliche gesundheitliche Probleme. Wegen banaler Unpässlichkeiten kommt sie nie.*

*Frau Lehmann ist Ende vierzig, geschieden und hat zwei nette, aber zunehmend pubertierende Kinder – eine 16-jährige Tochter und einen 14-jährigen Sohn. Sie arbeitet in einer Sparkasse, um den Unterhalt für die Familie zu verdienen, denn die Zahlungen des Vaters reichen bei Weitem nicht aus. Noch dazu muss sie ihre 82-jährige Mutter versorgen, die zunehmend vergesslicher wird. Die Doppelbelastung zehrt an Frau Lehmann und die Kinder wollen auch mit den Mitschülern mithalten, was Mode, Smartphone, Klassenfahrten und Ähnliches betrifft.*

*Heute kommt Frau Lehmann nicht wie sonst wegen Kopf- und Nackenschmerzen, sondern ich spüre, es geht um etwas anderes. Sie berichtet, dass sie selbst immer vergesslicher wird. Sie verlegt die Schlüssel, erinnert sich nicht, ob sie den Herd ausgestellt oder die Fenster geschlossen hat. Vor Kurzem wusste sie nicht mehr, wo sie das Auto geparkt hatte. Sie fragt mich ganz direkt: „Herr Doktor, bin ich auch dement?" Ich versuche sie zu beruhigen, erkläre ihr, dass dies vermutlich eine Folge des Stresses ist. Doch Frau Lehmann lässt nicht locker, schließlich hat sie erlebt, wie sich die Demenz ihrer Mutter schleichend verschlechtert hat.*

*Frau Lehmanns Mutter lebt allein, wird immer pflegebedürftiger und hat sich in ihrem Wesen stark verändert. Während sie noch vor zwei Jahren fast unmerklich vergesslicher wurde, ist sie heute besonders abends regelrecht verwirrt und auch aggressiv. Ihre Zeitvorstellung hat sich geändert, sie weiß häufig nicht, ob es gerade Tag oder Nacht ist. Sie findet sich kaum mehr in der eigenen Wohnung zurecht, außerhalb der eigenen vier Wände wäre sie alleine verloren. An die immer gleichen Geschichten, die immer gleichen Vorwürfe der Mutter („ich habe Dir immer gesagt, dass Dein Mann ein Tunichtgut ist") hat sich Frau Lehmann gewöhnt. Jetzt aber*

* Name geändert

2

*schimpft die Mutter beispielsweise auch über Ausländer und Menschen anderer Hautfarbe in einer Weise, die Frau Lehmann aus Scham nicht beschreiben möchte. Sie erkennt ihre Mutter, die eine kluge, empathische und von ihren Schülern geradezu verehrte Grundschullehrerin war und sich besonders um Kinder aus zugewanderten Familien kümmerte, nicht mehr wieder. Manchmal ist Frau Lehmann geradezu verzweifelt.*

*Da Frau Lehmann allein für die Familie verantwortlich ist, möchte sie sichergehen, dass es ihr nicht ähnlich ergehen wird wie ihrer Mutter. Wir vereinbaren einen neuen Termin und ich führe bei ihr zwei einfache Tests durch (Uhrentest und Mini-Mental-Status Test – Näheres dazu unten), die sie ohne Einschränkungen „besteht". Kein Anlass zur Sorge also. Dennoch will Frau Lehmann Gewissheit haben, umso mehr, da sie bei einem Gespräch mit ihrem älteren Bruder erfahren hat, dass eine Großtante ihrer Mutter wahrscheinlich auch an Demenz litt und früh starb. Es geht Frau Lehmann also um eine Früherkennung der Erkrankung, denn sie hat gelesen, dass Alzheimer vererblich sein kann. In einem längeren Gespräch erkläre ich ihr, dass über 99 Prozent aller Alzheimer-Fälle zwar auch teils vererblich, aber vor allem altersbedingt sind. Nur weniger als ein Prozent der Alzheimer-Fälle kommen von Genmutationen. Zudem ist in diesen Familien jeder Zweite von einer Demenz betroffen, meist schon im Alter von 40–60 Jahren.*

*Dennoch verstehe ich Frau Lehmann: Sie will das Risiko, ob sie selbst an Alzheimer erkranken kann, zu einem möglichst frühen Zeitpunkt feststellen. Denn so könne sie erstens ein weiteres Fortschreiten verhindern oder zumindest verzögern und zweitens habe sie Zeit, um Vorkehrungen für sich und ihre Familie zu treffen, solang sie noch in der Lage sei, Entscheidungen zu treffen, meint Frau Lehmann.*

*Ich erkläre ihr, dass die therapeutischen Konsequenzen einer frühen Diagnose jedoch gering sind: Denn mit den Medikamenten, die uns derzeit zur Verfügung stehen, lässt sich Alzheimer nicht hinauszögern oder verhindern. Die vorhandenen Medikamente verzögern lediglich die Verschlechterung der Demenz für ein paar Monate. Wenn noch gar keine Demenz vorliegt, bewirken diese Medikamente nichts. Auch die Diagnose bei Menschen mit keinen oder minimalen Beschwerden ist aktuell nicht zuverlässig und hat letztlich keine medizinischen Konsequenzen. Den Krankheitsbeginn hinauszögern können lediglich Veränderungen im*

*Lebensstil: Ich empfehle Frau Lehmann regelmäßig Sport zu machen, sich an schönen Dingen zu erfreuen, Konzerte zu besuchen, Freunde zu treffen, einen geistigen Austausch zu pflegen, Bücher zu lesen, sich gesund zu ernähren und möglichst wenig Alkohol zu trinken. Mit diesem Lebensstil kann sie eine ganze Reihe von wichtigen Krankheitsgruppen verhindern. Und was Depressionen, Bluthochdruck und Blutzuckererkrankung angeht, empfehle ich Frau Lehmann, auf sich zu achten und sich in regelmäßigen Abständen von mir untersuchen zu lassen.*

2

---

Wie ist das nun mit Frau Lehmanns Mutter und ihrer Demenz? Ist eine Demenz das gleiche wie Alzheimer? Auf diese Antwort gibt es ein klares „Jein". Alzheimer ist eine Krankheit, die zu einer zunehmenden Zerstörung des Gehirns führt (man spricht von Neurodegeneration). Und das führt zu einer Abnahme der geistigen Leistungsfähigkeit (also des Gedächtnisses, der Orientierungsfähigkeit, Sprache etc.), die man im fortgeschrittenen Stadium Demenz nennt.

Alzheimer ist somit der Auslöser, die Demenz das Ergebnis.

Doch nicht nur Alzheimer kann zu einer Demenz führen, sondern auch etliche andere Erkrankungen: So können etwa auch ein Schlaganfall, eine Depression oder eine schwere Schilddrüsenunterfunktion mit einer Demenz einhergehen. Die häufigste Ursache für Demenz ist allerdings die Alzheimer-Krankheit: nämlich in rund zwei Drittel aller Fälle[1].

Die Demenz hat sich zu einem der bedeutendsten Gesundheitsprobleme unserer alternden Gesellschaft entwickelt. Bei den unter 65-Jährigen ist nur etwa ein Prozent an Demenz erkrankt, doch mit fortschreitendem Alter steigt die Zahl der Betroffenen beinahe exponentiell an. Von den 85-Jährigen ist etwa ein Drittel von Demenz betroffen. Das ist zwar ein nicht unwesentlicher Teil der hochbetagten Senioren – aber umgekehrt heißt dies auch: Von den 90-Jährigen ist eben mindestens jeder Zweite nicht von Demenz betroffen.

Auch wenn die Alzheimer-Krankheit zwar die häufigste Ursache für Demenz ist, können viele körperliche und seelische Erkrankungen dazu führen, dass unsere geistigen Fähigkeiten im Alter eingeschränkt sind, wir unseren Alltag nur noch schwer bewältigen können und beispielsweise Probleme mit der zeitlichen und räumlichen Orientierung und finanziellen Angelegenheiten haben. Diese anderen Ursachen, die häufig behandel- oder sogar heilbar sind, müssen auch bedacht und im Rahmen der ärztlichen Abklärung berücksichtigt werden. Wie bei jeder fundierten medizinischen Untersuchung ist auch bei der Diagnostik von Demenz das Gespräch mit dem Betroffenen entscheidend – die sogenannte Eigenanamnese: Wie schildert dieser seine Beschwerden? Hier ist das Feingefühl des Arztes gefragt: Denn Menschen mit fortschreitender Demenz sind wenig einsichtig und nicht mehr in der Lage, ihr Befinden objektiv zu schildern. Sie halten häufig eine gute Fassade aufrecht, hinter der sich die Demenz versteckt. Zudem klagen auch Patienten mit Depression sehr häufig über Gedächtnis- und Konzentrationsstörungen. Deshalb ist es wichtig, die Krankengeschichte des Betroffenen sowohl von ihm selbst als auch von einem nahen Angehörigen oder guten Bekannten zu erfragen; Mediziner sprechen hier von einer Eigenanamnese und einer Fremdanamnese. Der Fokus sollte dabei vor allem auf etwaigen Vorerkrankungen und Einschränkungen normaler Alltagsaktivitäten liegen. Falls Sie den Betroffenen nicht direkt mit seinen Defiziten konfrontieren möchten, können Sie mit dem Arzt auch einen gesonderten Termin vereinbaren und ein Gespräch unter vier Augen führen. Der Arzt muss dabei seine Schweigepflicht beachten und darf Ihnen ohne Einverständnis des Betroffenen keine Informationen weitergeben. Sie selbst unterliegen jedoch keiner Pflicht zur Verschwiegenheit und können frei reden. Und das ist auch wichtig, denn Ihre persönlichen Beobachtungen zeigen dem Arzt möglicherweise ein ganz anderes Bild des Patienten.

Nach dem ärztlichen Gespräch wird zur weiteren Abklärung der Beschwerden üblicherweise eine objektive Messung der geistigen Leitungsfähigkeit erfolgen. Es gibt dafür kurze, aussagekräftige Verfahren wie den Mini-Mental-Status-Test (MMST; ➤ Abb. 2.1)[2] oder den Uhrentest (➤ Abb. 2.2) – jene Tests, die auch Frau Lehmann aus unserem Beispiel oben gemacht hat. Diese Tests dauern in der Regel nur ein paar Minuten und werden häufig schon vom Hausarzt durchgeführt. Eine Überweisung zum Facharzt wird meist erst dann erforderlich, wenn diese einfachen Tests auffällig sind.

| **Mini-Mental-Status-Test** | | **MMST** |
|---|---|---|
| Name ______________________ | Alter ____ Jahre<br>Geschlecht männlich ☐ weiblich ☐ | |
| Testdatum ______________________ | | |
| Schulbildung ______________________ | Beruf ______________________ | |
| | | Score |
| **Zeitliche Orientierung** | Welches Datum haben wir? | |
| **Sprachliche Benennung** | Was ist das?<br>(Auf einen Bleistift oder Kugelschreiber deuten.) | |
| **Lesen** | Bitte lesen Sie dies durch und tun Sie, wozu Sie aufgefordert werden. (Dem Patienten/der Patientin die Worte auf dem Stimulusvordruck zeigen.)<br>Schließen Sie Ihre Augen! | |

**Abb. 2.1** Ausschnitt Mini-Mental-Status-Test. [L231/X314]

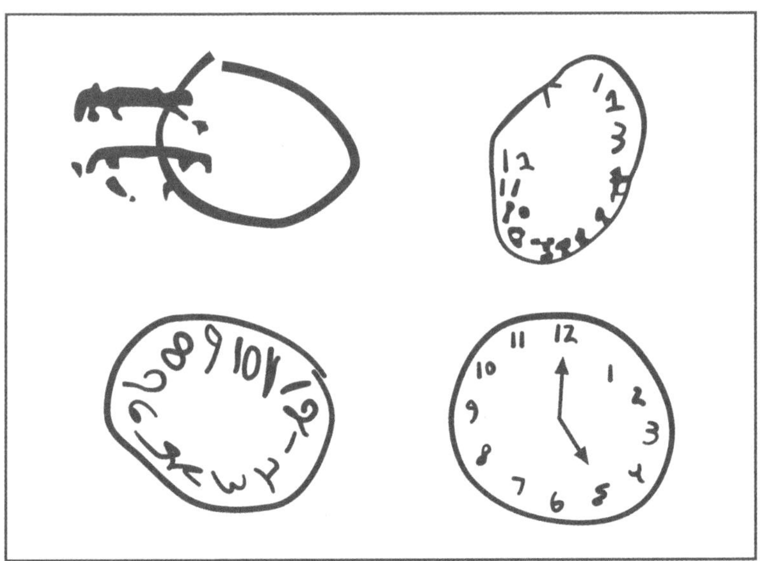

**Abb. 2.2** Beispiele für Patienten-Lösungen beim Uhrentest. [L231]

Sie als Laie sollten diese Tests nicht selbstständig durchführen. Denn die Ergebnisse können nur im Zusammenhang mit den übrigen medizinischen Befunden angemessen beurteilt werden.



Aus diesem Grund raten wir auch von den meisten Selbsttests ab, die Sie häufig im Internet oder in Büchern finden.

Haben Gespräche und Tests den Verdacht auf eine Demenz erhärtet, wird im nächsten Schritt die Ursache geklärt. Also: Alzheimer oder doch etwas anderes? Ihr Hausarzt wird dem Betroffenen Blut abnehmen und im Labor untersuchen lassen, ob beispielsweise eine Blutarmut (eine sogenannte Anämie), eine Schilddrüsenunterfunktion oder ein Vitaminmangelzustand vorliegt, der die geistige Leistung beeinträchtigen könnte. Ist dies nicht der Fall, wird Ihr Hausarzt den Betroffenen wahrscheinlich zu einem Psychiater, Neurologen oder Nervenarzt überweisen. Dieser Facharzt führt dann weitere Untersuchungen durch und wird dabei vor allem auf Symptome eines Schlaganfalls oder Parkinson achten. Er sollte unbedingt auch eine Aufnahme des Kopfes machen, damit man sehen kann, ob der Betroffene beispielsweise eine Hirnblutung hat oder ob bestimmte Hirngebiete geschrumpft sind. Üblicherweise reicht eine Computertomografie des Schädels, wegen der besseren Auflösung ist aber eine Kernspintomografie (auch Magnetresonanztomografie oder MRT genannt) aussagekräftiger.

Die Klärung der Ursachen erfolgt auch heute noch im Wesentlichen nach dem Ausschlussprinzip. Und am Ende dieses Prozesses wird der Arzt eine Diagnose stellen. Falls sich kein Hinweis auf eine andere Erkrankung findet, ist es recht wahrscheinlich, dass Alzheimer die Ursache ist.

Für eine Alzheimer-Krankheit sprechen die folgenden Merkmale:

- Schleichender Beginn der Demenz über Monate oder manchmal wenige Jahre
- Allmähliches Fortschreiten der Symptome (Vergesslichkeit, Orientierungsprobleme, Sprachschwierigkeiten etc.) ohne nennenswerte Verbesserung (aber möglichem vorübergehendem Stillstand für kurze Zeit)
- Gedächtnisstörung als typisches Symptom, die das Krankheitsbild dominiert

- Aufnahme des Schädels zeigt eine Schrumpfung der Hirnsubstanz (sogenannte Atrophie; aber auch normale Befunde möglich)
- Ausschluss anderer Ursachen wie Schlaganfall, Parkinson, Depression etc.



Mit Sonderuntersuchungen ist es möglich, die Diagnose zu erhärten. Allerdings werden diese meist nur in spezialisierten Zentren oder großen Kliniken angeboten und meist nur bei eher unklaren oder untypischen Fällen durchgeführt.

**Info** Bei über 70-Jährigen kommt die Alzheimer-Krankheit selten isoliert vor. Meist sind auch gefäßbedingte Veränderungen des Gehirns vorhanden (ausgelöst beispielsweise durch kleine Schlaganfälle, wie man sie häufig bei hohem Blutdruck findet). Entdeckt der Arzt bei seinen Untersuchungen also auch andere Auffälligkeiten, spricht dies nicht unbedingt gegen die Diagnose Alzheimer. Entscheidend ist letztlich die Beurteilung aller Befunde zusammen durch einen erfahrenen Arzt.

Wie bei den meisten chronischen Krankheiten ist es auch bei der Alzheimer-Krankheit schwierig, die einzelnen Stadien genau abzugrenzen. Aus rein pragmatischen Gründen ist es dennoch sinnvoll, da beispielsweise die derzeit zugelassenen Medikamente nur in bestimmten Krankheitsstadien verwendet werden dürfen. So sind beispielsweise die sogenannten Cholinesterasehemmer nur für das leichte und mittelschwere Stadium verfügbar, bei schwerer Demenz oder nur minimalen Auffälligkeiten sollen diese Medikamente nicht eingesetzt werden. Auch die Kranken- und Rentenkassen benötigen diese Information, da sie etwa bei der Bestimmung des Pflegegrades wichtig ist und Einfluss auf die finanzielle Unterstützung hat (➢ Kap. 8.5 Leistungen der Pflegeversicherung). Auch für Sie als Angehöriger ist es gut, wenn Sie wissen, in welchem Schweregrad sich der Betroffene befindet. Denn wenn Sie darüber informiert sind, dass Verhaltensstörungen und Charakterveränderungen eher in fortgeschrittenen Stadien zu erwarten sind, können Sie besser mit der Krankheit umgehen.

2

Mit dem Mini-Mental-Status-Test (MMST) lässt sich eine grobe Einschätzung des Schweregrades der Demenz vornehmen. Der Test sollte aber nur von geschultem Personal durchgeführt werden, beispielsweise in der Hausarztpraxis.

Ein Wert von 30 oder 29 Punkten entspricht einer gesunden Leistung, 28 bis einschließlich 26 Punkte weisen auf eine leichte kognitive Störung (also ein Vorstadium der Demenz) hin und 25 bis einschließlich 21 Punkte bedeuten eine leichtgradige Demenz. Von einer mittelgradigen Demenz spricht man, wenn der Betroffene 20 bis einschließlich 11 Punkte erreicht. Und 10 bis 0 Punkte bedeuten eine schwergradige Demenz. Im Durchschnitt verschlechtert sich die Leistung auf dem MMST jedes Jahr um etwa drei Punkte. Etwas weniger mathematisch ausgedrückt könnte man sagen: Im leichten Stadium leiden Menschen vor allem an Gedächtnisproblemen und bemerken Einschränkungen in alltäglichen Situationen, etwa beim Autofahren oder Bezahlen von Rechnungen. Im mittleren Stadium nimmt die geistige Einschränkung zu und die Erkrankten können viele Aufgaben nicht mehr ohne Hilfe durch Dritte durchführen. Sie benötigen dann Hilfe beim An- und Ausziehen, beim Waschen, Rasieren und vielen anderen Tätigkeiten. Außerdem treten häufig Symptome wie aggressives Verhalten oder Wahn und Halluzinationen auf. Im schweren Stadium wird der Betroffene zunehmend pflegebedürftig und eine Kommunikation wird unmöglich. Die genannten Punktwerte sollten aber nur zur Orientierung dienen. Vor allem im sehr frühen Stadium sind die Ergebnisse mit Vorsicht zu genießen. Auch mit nur 26 Punkten kann ein Mensch geistig noch voll funktionsfähig sein, je nach Ausgangsniveau und Tagesform. Eine schlechte Nacht kann zu einer niedrigen Testleistung führen, die besser ausfallen kann, wenn man den Schlaf nachgeholt hat. Die Wiederholung des Tests nach einigen Wochen führt manchmal zu mehr Klarheit.

Frau Lehmann aus unserem Beispiel oben hat bereits dieses aggressive Verhalten bei ihrer Mutter erfahren. Sie weiß also, dass diese sich wahrscheinlich schon mindestens im mittleren Stadium der Krankheit befindet. Wie lange dieses dauert, kann aber niemand vorhersagen. Diese Frage, wie rasch die Krankheit fortschreitet und wie viele Jahre ein Mensch mit Demenz noch leben wird, beschäftigt viele

Angehörige und Betroffene. Grundsätzlich gilt, dass eine Demenz zwar meist langsam, über viele Jahre hinweg, fortschreitet. Die Lebenserwartung wird dadurch trotzdem verkürzt. Allerdings kann der Zeitraum zwischen Diagnose und Tod sehr unterschiedlich sein, eine Vorhersage des Verlaufs für den Einzelnen ist aktuell leider nicht möglich. In Studien wird der Zeitraum häufig mit etwa acht Jahren angegeben, wenn die Diagnose im Alter von 65 bis 70 Jahren gestellt wird[3]. Für den einzelnen Menschen bedeutet diese Zahl jedoch wenig und die tatsächliche Lebenserwartung kann im Vergleich dazu stark abweichen. Denn Faktoren wie das Alter, andere Erkrankungen und die Lebensumstände spielen eine wesentliche Rolle. Mit einigermaßen hoher Sicherheit kann man daher nur sagen, dass sich Angehörige und Betroffene auf eine anhaltende kontinuierliche Abnahme der geistigen Fähigkeiten und Alltagsbewältigung einstellen müssen. Allerdings können Betroffene diesen Prozess in der Regel hinauszögern, wenn sie Risikofaktoren ausschalten und positive Lebenseinflüsse verstärken (➢ Kap. 3 Demenz vorbeugen – Was man tun kann, um geistig fit zu bleiben).

## 2.2 Ist Alzheimer ansteckend?

In den vergangenen Jahren wurden einige Studien veröffentlicht, die für großen Wirbel gesorgt haben, da die Ergebnisse darauf hindeuteten, dass Alzheimer ansteckend ist – zumindest auf den ersten Blick[4]. Die Forscher zeigten, dass sich die Erkrankung direkt von Maus zu Maus übertragen lässt, und man fragt sich natürlich, ob das, was für Mäuse gilt, auch auf den Menschen zutrifft. Bei dem Versuch spritzten die Forscher Eiweiße aus dem Gehirn kranker Mäuse in die Bauchhöhlen von gesunden Tieren. Dies hatte zur Folge, dass sich in den Gehirnen der Mäuse Eiweißablagerungen bildeten, wie sie typischerweise bei Menschen mit Alzheimer zu finden sind. Das Problem dabei ist: Diese Studien werfen mehr Fragen auf, als sie beantworten. Ist Alzheimer tatsächlich ansteckend? Welchen Einfluss hat das auf den Umgang mit den Betroffenen? Wird dadurch die Entwicklung neuartiger Medikamente ermöglicht?

2

Bislang gilt: Es gibt keinerlei belastbare Belege dafür, dass sich Alzheimer beim Menschen wie eine Infektionskrankheit verbreitet. Daran ändern auch die Ergebnisse einer Beobachtungsstudie aus Utah nichts, bei der die Lebenswege von über 1.200 Ehepaaren über einen Zeitraum von 15 Jahren verfolgt wurden[5]. Das erstaunlichste Ergebnis dieser Untersuchung war, dass Partner von Menschen mit Alzheimer ein sechsfach erhöhtes Risiko hatten, selbst an Alzheimer zu erkranken. Viele Medien sahen dies teilweise als Beleg dafür, dass eine Übertragung der Krankheit von Mensch zu Mensch möglich ist. Viel wahrscheinlicher ist aber, dass die erhöhte psychosoziale Belastung der Pflegenden der Grund war: Schließlich hatten sie jahrelang einen kranken Lebenspartner betreut. Ein weiterer Grund ist, dass Ehepartner häufig ähnliche Risikofaktoren haben, wie beispielsweise eine zu fettreiche Ernährung. Nach heutigem Stand der Forschung gilt es insgesamt als äußerst unwahrscheinlich, dass man sich bei einem Menschen mit Alzheimer anstecken kann; auch Ergebnisse von Tierversuchen ändern an dieser Tatsache nichts. Daher erscheint es vollkommen absurd, wenn man sich den Betroffenen nur noch mit Mundschutz und Gummihandschuhen nähert. Wir sollten dabei auch keinesfalls vergessen, dass die persönliche Nähe oft ein ebenso wichtiger therapeutischer Baustein ist wie die Medikamente. Diese Nähe sollte nicht durch unsinnige Schutzmaßnahmen beeinträchtigt werden.

Obwohl wir heute mittlerweile viel mehr über das Leiden wissen als noch Alois Alzheimer vor über hundert Jahren, bleiben viele Fragen weiterhin unbeantwortet. Falls sich bestätigen sollte, dass Alzheimer tatsächlich gewisse Merkmale einer Infektionskrankheit aufweist, könnte das einen entscheidenden Einfluss auf die Entwicklung neuartiger Medikamente haben. Außerdem müsste darüber nachgedacht werden, ob Menschen mit Alzheimer als Spender von Organen und Blut infrage kommen. Denn auch wenn sich die Krankheit in alltäglichen Situationen nicht von Mensch zu Mensch überträgt, wäre eine Übertragung durch Bluttransfusionen oder nicht ausreichend sterilisiertes Operationsbesteck schon eher denkbar. Aber bisher ist kein einziger solcher Fall bekannt.

**Fazit** *Sie brauchen also keine Angst vor einer OP oder gar vor Ihrem an Demenz erkrankten Angehörigen zu haben. Sie werden sich nicht anstecken.*

2

## 2.3 Ist Alzheimer vererblich?

Wie bei vielen anderen chronischen Erkrankungen ist auch die Entstehung von Alzheimer komplex und von vielen unterschiedlichen Bedingungen und Einflüssen abhängig. Eine wichtige Rolle spielen der individuelle Lebensstil sowie eine Reihe von Umweltfaktoren. In den vergangenen 25 Jahren haben Wissenschaftler viel über die Genetik von Alzheimer herausgefunden: Wir kennen mittlerweile über zwei Dutzend Gene, die das Krankheitsrisiko beeinflussen. Die Wissenschaft lernt zunehmend dazu, wie die sogenannte Epigenetik funktioniert: das Zusammenspiel von genetischen Einflüssen, Umwelteinflüssen und die Veränderung unsers Erbguts während des Lebens. Forscher weltweit setzen große Hoffnungen auf die genetische Forschung, da sie daraus Schlüsse ziehen, wie zentrale Krankheitsmechanismen ablaufen und wie man bessere Behandlungsansätze entwickeln kann.

Ende der 1980er-Jahre erkannte man, dass Mutationen in drei unterschiedlichen Genen (nämlich den Genen *APP, PSEN1* und *PSEN2*) zu einer ungewöhnlich früh beginnenden Form von Alzheimer führen[6]. Von dieser äußerst seltenen Krankheitsvariante sind einzelne Familien betroffen, in der die jeweilige Mutation von Generation zu Generation weitervererbt wird. Bei ihnen tritt eine Demenz bereits vor dem 65. Lebensjahr auf, teilweise schon deutlich früher. Alle drei Gene haben eine Funktion im Stoffwechsel eines Eiweißes namens Amyloid, das sich auch in den für Alzheimer typischen Eiweißablagerungen im Gehirn findet. Seither ist man der Auffassung, dass besagtes Eiweiß eine wesentliche Aufgabe bei der Entstehung von Alzheimer hat; in Fachkreisen spricht man von der sogenannten Amyloid-Hypothese. Die meisten Anstrengungen, neue Medikamente gegen Alzheimer zu entwickeln, konzentrieren sich daher auf Amyloid und beruhen letztlich auf den bahnbrechenden genetischen Befunden aus den 1980er-Jahren[6].

2

Neben dieser frühen, familiären Form von Alzheimer gibt es aber auch die weitaus häufigere Variante, die im höheren Alter auftritt und an der wahrscheinlich auch die Mutter von Frau Lehmann aus dem Beispiel oben erkrankt ist. Für diese Variante sind keine Genmutationen bekannt, die diese Krankheit auslösen. Forscher fanden allerdings Anfang der 1990er-Jahre eine genetische Variante des *APOE*-Gens, die relativ häufig ist und mit einem 3- bis 12-fach erhöhten Krankheitsrisiko einhergeht: je nachdem, ob man eine oder zwei Kopien der Risikovariante geerbt hat (in der Regel finden sich Gene jeweils einmal auf jedem der beiden Chromosomen, man kann also maximal zwei Kopien des Gens erben).

Das *APOE*-Gen verursacht also nicht Alzheimer (im Gegensatz zu den familiären Genen), es trägt nur zum Risiko bei.

*APOE* ist an einer Vielzahl unterschiedlicher Funktionen des Körpers beteiligt und viele davon spielen auch bei Alzheimer eine bedeutende Rolle. Dazu gehört wieder die Steuerung des Amyloid-Stoffwechsels, aber auch der Abbau von Cholesterin. Ein gestörter Cholesterinstoffwechsel wiederum führt zu einer Schädigung der Gefäße, auch im Gehirn. Und diese Schädigung trägt dazu bei, dass man eher Alzheimer entwickelt.

Die genaue Erforschung von Alzheimer lässt den Wissenschaftlern keine Ruhe. Deshalb gingen sie seit Anfang der 2000er-Jahre zunehmend zu methodisch aufwendigeren genetischen Ansätzen über. Bei diesen wird das menschliche Erbgut Punkt für Punkt verglichen, und zwar zwischen Menschen mit einer bestimmten Krankheit und solchen ohne. Da man hierbei auch seltenere genetische Einflussfaktoren erkennen möchte, wachsen die Stichproben immer weiter und erreichen mittlerweile mehrere zehntausend, manchmal sogar hunderttausend Menschen. Auch bei diesem Ansatz werden Gene identifiziert, die für sich genommen keine Krankheit verursachen, aber mit einem erhöhten (oder manchmal erniedrigten) Krankheitsrisiko einhergehen. In diesen sogenannten „genomweiten Assoziationsstudien“ wurde beispielsweise bestätigt, dass das Gen *APOE* ein Risikogen ist. Wer also die Risikovariante des Gens in sich trägt, hat ein vielfach höheres Risiko, an Alzheimer zu erkranken. Derzeit sind etwa zwei Dutzend Risikogene bekannt. Sie beeinflussen nicht nur das Eiweiß Amyloid, sondern beispielsweise auch das Immunsystem und den Fettstoffwechsel[7,8].

2

Forschung schön und gut. Aber was bringen diese Erkenntnisse Ihnen und Ihren Angehörigen konkret? Wie immer in der Genforschung geht es auch hier darum, ob man sein persönliches Risiko, eine Krankheit zu bekommen, durch genetische Tests feststellen und früh etwas dagegen unternehmen kann. Am besten präventiv, also bevor die Krankheit überhaupt entsteht. Diese Frage stellt sich vor allem dann, wenn es andere Krankheitsfälle in der Familie gibt und folglich eine gewisse erbliche Vorbelastung vorliegen könnte. Mittlerweile sind die Kosten für eine Analyse des gesamten menschlichen Erbguts akzeptabel: Zahlte der rumänische Millionär und Technologieunternehmer Dan Stoicescu im Jahr 2008 noch 350 000 US-Dollar für eine Sequenzanalyse seines gesamten Erbguts[9], gab es dieselbe Auswertung ein Jahr später bereits für knapp 100 000 US-Dollar. Heute kann man sein Erbgut bereits für unter 1.000 US-Dollar komplett analysieren lassen.

Sollte sich dieser Trend fortsetzen, werden Kosten bald keine wesentliche Barriere für breit angelegte genetische Analysen der Bevölkerung mehr sein. Es stellt sich daher eher die Frage, wie sinnvoll solche Tests sind. Auch ethische Aspekte rücken zunehmend in den Vordergrund, vor allem bei einer Krankheit wie Alzheimer: Denn die Frage ist doch, ob Sie mit dem Wissen darüber leben möchten, wie hoch Ihr persönliches Krankheitsrisiko ist. Zumal es derzeit keine entsprechenden Medikamente gibt, die Sie präventiv nehmen und damit einem Ausbrechen der Krankheit vorbeugen oder es zumindest verzögern könnten. Außerdem ist von Interesse, was Versicherungen und andere Institutionen mit den Gesundheitsdaten anstellen würden.

Mit diesem Thema beschäftigte sich auch der Vorstand der Bundesärztekammer Anfang 2018[10]. Die Ärztekammer kann es nachvollziehen, dass Menschen das Bedürfnis haben, sich Klarheit über das eigene Alzheimer-Risiko zu verschaffen. Sie weist jedoch gleichzeitig auch klar darauf hin, dass genetische Tests nur mit fachärztlicher

Begleitung durchgeführt werden sollten. Sie sollten also nicht einfach eine Erbgutanalyse via Internet bestellen und das Ergebnis dann per E-Mail beim Frühstück erfahren – überspitzt gesagt. Denn nur ein Facharzt kann das Ergebnis richtig einordnen und die Konsequenzen angemessen beurteilen. Solche Tests zum Schutz der Betroffenen grundsätzlich verbieten möchte und kann die Ärztekammer nicht: Das wäre bevormundend. Denn jeder von uns hat grundsätzlich ein Recht darauf, sein persönliches Krankheitsrisiko besser einschätzen zu können. Ganz besonders dann, wenn von so einer Diagnose weitere Entscheidungen im Leben abhängen, sollten solche Tests allen Interessierten zur Verfügung stehen. Bei Verdacht auf eine familiäre Genmutation kann das Wissen darüber beispielsweise entscheidend für die Familienplanung sein.

Wenn Sie allerdings keine Genmutation haben, bei so einem Test aber erfahren, dass Sie Risikovarianten von Genen in sich tragen, die möglicherweise irgendwann irgendeine Krankheit auslösen könnten, nutzt Ihnen dieses Wissen nur beschränkt etwas für Ihre individuelle Lebensplanung. Sie sehen schon an der vagen Formulierung, wie unsicher diese Informationen sind. Und wie schwierig es für Laien ist, die Ergebnisse richtig einzuordnen. Deshalb brauchen Sie in solchen Fällen unbedingt einen Spezialisten, der Ihnen zur Seite steht; im Falle von familiären Mutationen sind das Spezialisten für Humangenetik.

Wenn Sie sich Sorgen machen, dass bei Ihnen eine familiäre Genmutation vorliegen könnte, so schicken Sie Ihr Erbgut bitte nicht an irgendeine Firma, die mit Genanalysen wirbt, sondern lassen Sie sich zunächst von ihrem Hausarzt beraten.

Weil jede Nachricht auch eine Kehrseite hat, noch ein Letztes: Nun gibt es nicht nur Gene, die das Entstehen von Alzheimer begünstigen können. Im Gegenteil: Es gibt auch Gene, die vor Alzheimer schützen, im Extremfall sogar vor der aggressiven, familiären (vererbbaren) Form. Ende 2019 wurden Berichte über eine ältere Dame aus dem kolumbianischen Medellin bekannt, die eine Alzheimer-Mutation geerbt hatte, wegen der schon seit Generationen tausende (!) ihrer Vorfahren im gleichen Dorf mit etwa 40 Jahren erste Zeichen einer Demenz entwickelt hatten und mit spätestens 60 Jahren gestorben waren. Besagte Dame war aber trotz ihres ungünstigen Erbguts (und deutlichen Amyloidablagerungen im Gehirn) noch mit 70 Jahren geistig topfit und hatte keinerlei Abnahme ihrer geistigen Leistungsfähigkeit erlitten, also etwa 30 Jahre später als jeder andere in ihrer Familie bislang. Forscher fanden heraus, dass sie noch eine zweite Mutation geerbt hatte: Und zwar eine, die anscheinend vor Alzheimer schützt, indem sie das Andocken eines bestimmten Zuckermoleküls an ein anderes relevantes Gen verhindert. Diese Erkenntnis ermöglicht nun einen ganz neuen Ansatz, um neue Medikamente gegen Alzheimer zu entwickeln. Nämlich einen, der sich den Wirkmechanismus des schützenden Gens zunutze machen möchte.

2

**Fazit** Es gibt nicht nur Gene, die eine Alzheimer-Krankheit begünstigen, sondern im Gegenteil: Die Forscher fanden auch Gene, die vor Alzheimer schützen. Diese Erkenntnis ermöglicht nun einen ganz neuen Ansatz, um neue Medikamente gegen Alzheimer zu entwickeln. Nämlich einen, der sich den Wirkmechanismus des schützenden Gens zunutze machen möchte.

## 2.4 Hilft Gentherapie bei Alzheimer?

Wenn Sie sich schon etwas mit dem Thema Alzheimer beschäftigt haben, haben Sie vermutlich bereits von der Gentherapie gehört, die bei Alzheimer-Patienten angewendet wurde. Berichte über diese Gentherapie sorgen immer wieder für Aufsehen. Folgendes war passiert: Im Jahr 2005 veröffentlichte eine Gruppe von Forschern von der University of San Diego in Kalifornien in der renommierten wissenschaftlichen Zeitschrift Nature Medicine[11] die erste vermeintlich erfolgreiche Therapiestudie. Die Forscher hatten Menschen mit Alzheimer-Krankheit Hautzellen entnommen und anschließend außerhalb des Körpers verändert, damit sie einen Wachstumsfaktor namens Nerve Growth Factor (NGF) bilden. Dann schleusten sie diesen Wachstumsfaktor NGF in das Gehirn derselben Menschen ein. Die Gene der Betroffenen wurden nicht verändert. Die Forscher stellten fest, dass nach ihrem Eingriff die Ausläufer absterbender Nervenzellen nachwuchsen. Außerdem funktionierten die Zellen wieder besser, gemessen an ihrem Zuckerstoffwechsel. Das Bemerkenswerte: Die geistigen Fähigkeiten der Studienteilnehmer nahmen deutlich langsamer ab als vor Beginn der gentherapeutischen Behandlung. Die Medien berichteten euphorisch von einem Durchbruch in der Alzheimer-Therapie und die Ergebnisse der Studien wurden als großer Erfolg gefeiert. Zum Beispiel titelte die *Los Angeles Times* „Nervenzellschützer: Gentherapie verlangsamt die Alzheimer-Krankheit" und das Online-Magazin *Sciencegarden* sprach sogar von einem „Faktor gegen das Vergessen". Im Folgenden müssen wir leider die großen Erwartungen dämpfen und Sie werden lesen, dass nicht alles Gold ist, was glänzt.

Dazu steigen wir ein bisschen tiefer in die Genetik und das Nervenwachstum ein. Bereits in den 1950er-Jahren erkannte man, dass NGF eine von etwa 50 körpereigenen Substanzen ist, die die Regeneration und das Wachstum von Nervensubstanz ankurbeln. Unbekannt war jedoch lange, dass NGF nicht nur bei der Entwicklung des Gehirns eine wichtige Rolle spielt (also bei Kindern), sondern auch bereits ausgereiftes erwachsenes Nervengewebe positiv beeinflusst. In den 1980er-Jahren fand dann am Münchner Max-Planck-Institut eine Gruppe von Forschern heraus, dass NGF eine besonders günstige (unter Umständen sogar schützende) Wirkung auf Nervenzellen in einer Struktur des Vorderhirns, dem Meynert-Basalkern, hat[12]. Diese Zellen produzieren den Überträgerstoff Acetylcholin. Dieser Stoff spielt eine entscheidende Rolle bei der Verarbeitung von Informationen. Er wird über ein weit verzweigtes Fasernetz in die gesamte Hirnrinde weitergeleitet. Wegen dieser Erkenntnisse begann man bei Erkrankungen, die zu Nervenzellverlust und Störungen der Informationsverarbeitung im Gehirn führen (also etwa Alzheimer oder Parkinson), Nervenwachstumsfaktoren einzusetzen. Die Logik dahinter schien damals eindeutig: NGF schützt Nervenzellen; genau diese Nervenzellen sterben bei der Alzheimer-Krankheit; also lasst uns NGF geben, um die Nervenzellen zu schützen. So weit, so logisch.

Angebote von sogenannten Stammzell- und genetischen Therapien außerhalb von klinischen Studien sind daher mit viel Vorsicht zu genießen. Sie sind zum Teil sehr teuer und es handelt sich dabei eigentlich immer um betrügerische Versuche, die Verzweiflung der betroffenen Familien auszunutzen.



## 2.5 Auswirkungen des neuen Coronavirus auf das Gehirn

SARS-CoV-2 (Severe Acute Respiratory Syndrome Coronavirus 2) ist der korrekte Name des neuartigen Coronavirus, das Ende 2019 erstmals in Wuhan entdeckt wurde und sich seither global verbreitet hat (so etwas nennt man Pandemie). Covid-19 (Coronavirus Disease 2019) ist dagegen der Name der Erkrankung, die durch das Virus SARS-CoV-2 ausgelöst werden kann. Anfangs war man der Meinung, dass es sich dabei um eine Erkrankung ausschließlich der Atemwege handelt, vergleichbar mit der auch bei uns häufigen Influenza. Deshalb behandelten die Ärzte zunächst Fieber, Husten und Atemnot. Mittlerweile wissen wir jedoch, dass auch das Nervensystem betroffen ist. Dadurch erklären sich Beschwerden wie ein ausgeprägter Verlust des Geschmacks- und Geruchssinns, der für eine herkömmliche Wintergrippe unüblich ist. Auch schwerwiegende neurologische Auffälligkeiten kommen regelmäßig vor, wie Schlaganfälle, Verwirrtheitszustände und Hirnentzündungen bis hin zur vollständigen Lähmung aller Gliedmaßen und Koma[14].

Es ist nicht auszuschließen, dass sich durch eine überstandene Covid-19-Erkrankung das Risiko für Erkrankungen wie Depression und Demenz erhöht, vor allem bei schweren Verläufen mit neurologischen Symptomen. Betroffene sollten wachsam sein und darauf achten, ob sich ihr psychischer und geistiger Zustand möglicherweise verschlechtert. Erfahrungen mit früheren Coronavirus-Epidemien (verursacht durch die Viren SARS-CoV-1 und MERS-CoV) deuten allerdings eher darauf hin, dass die Betroffenen für Verschlechterungen ihres psychologischen Zustandes nicht anfälliger sind als die übrige Bevölkerung[15].

2

Menschen, die an einer Demenz leiden, sind unter Umständen einem höheren Risiko ausgesetzt, sich mit dem Virus SARS-CoV-2 zu infizieren und an Covid-19 zu erkranken. Sie können Anweisungen zum Infektionsschutz oft nicht mehr richtig befolgen, wie beispielsweise das Einhalten des Sicherheitsabstandes zu anderen Personen oder regelmäßiges Händewaschen. Für die betreuenden Personen kann es schwierig sein, den Betroffenen zu seiner eigenen Sicherheit von anderen Personen fernzuhalten, wenn er die Anweisungen nicht mehr versteht oder vergisst. Dabei ist die Vermeidung einer Infektion bei dieser besonders verletzlichen Gruppe älterer Menschen äußerst wichtig, da sich eine Covid-19-Erkrankung sehr ungünstig auf den psychischen und körperlichen Gesundheitszustand auswirken kann. Die infektionsbedingte Quarantäne kann zur Vereinsamung führen, mit allen negativen Konsequenzen wie Depression, Verzweiflung und Verlust des Lebensmutes (➤ Kap. 5.1.4 Ausnahmesituation: die Covid-19-Pandemie).

Im Vergleich zu jüngeren Personen sind die Krankheitsverläufe bei älteren Menschen im Durchschnitt schwerer. Ältere Menschen, die zusätzlich an einer Demenz erkrankt sind, haben ein höheres Risiko, an Covid-19 zu sterben. Eine Erhebung des nationalen Büros für Statistik in England zum Beispiel ergab, dass etwa die Hälfte aller verstorbenen Covid-19-Betroffenen in den untersuchten über 9.000 Pflegeheimen auch an einer Demenz erkrankt gewesen war[16]. Diese Zahlen verdeutlichen eindrücklich, dass Menschen mit Demenz in so einer weltweiten medizinischen und sozialen Ausnahmesituation besonders zu schützen sind.

Ausgehend von den bisherigen Erfahrungen mit dem Virus SARS-CoV-2 raten wir Ihnen, besonders darauf zu achten, dass Sie bei Ihrem älteren Angehörigen eine Infektion mit diesem Virus vermeiden. Legen Sie also einen medizinischen Mund-Nasen-Schutz (sogenannte „OP-Maske“) oder eine FFP2-Maske an, wenn Sie Kontakt mit Ihren älteren Familienangehörigen haben. Diese Masken schützen vor allem Ihr Gegenüber vor einer Ansteckung. Unter Umständen müssen Sie öfter einmal erklären, weshalb Sie Mund und Nase bedecken. Der Aufwand lohnt sich aber, wenn sich dadurch eine schwerwiegende Erkrankung wirksam vermeiden lässt.



## 2.6 Die innere Uhr richtig stellen

Nun kommen wir noch einmal zu Frau Lehmanns Mutter zurück, aus dem Beispiel zu Beginn des Kapitels. Wir erzählten, dass sich die Zeitvorstellung der Mutter geändert hat und sie häufig nicht mehr weiß, ob es gerade Tag oder Nacht ist. Für Menschen mit Demenz nicht ungewöhnlich, denn sie haben eine ganz eigene Vorstellung von Zeit.

Damit unser Alltag und unsere täglichen Abläufe reibungslos funktionieren, ist es wichtig, dass wir die Zeit richtig einschätzen können. Nur so können wir unsere Ziele und Pläne erfolgreich umsetzen. Daher sind beim Menschen die Wahrnehmung der Zeit und höhere geistige Funktionen wie vorausschauendes Planen und Handeln eng miteinander verknüpft. Die Zeitwahrnehmung findet auf mehreren Ebenen statt. Dazu gehören die korrekte Einordnung der Abfolge von Ereignissen und die Zeitperspektive (also die Unterscheidung von Vergangenheit, Gegenwart und Zukunft) sowie die physiologische Zeit. Diese physiologische Zeit nennen wir auch „innere Uhr". Sie arbeitet ungefähr in einem 24-Stunden-Rhythmus und steuert zentrale Prozesse des Körpers wie den Blutdruck, die Regulierung der Temperatur und wichtige Stoffwechselprozesse. Unsere innere Uhr ist entwicklungsgeschichtlich sehr alt und läuft synchron zum Licht der Sonne. Nicht nur Menschen, sondern auch einfache Lebewesen wie Pilze und Insekten und sogar manche Einzeller besitzen einen Tag-Nacht-Rhythmus, an dem sich der Stoffwechsel und das Verhalten ausrichten.

Die innere Uhr spielt für allem für Kinder und Jugendliche eine große Rolle: Denn in den frühen Jahren müssen die verschiedenen biologischen Prozesse des Körpers gut zusammenarbeiten, damit eine gesunde körperliche, psychische und intellektuelle Entwicklung möglich ist. Doch der technische Fortschritt, die Anforderungen der

Arbeitswelt und persönliche Umstände bringen unsere innere Uhr aus dem gesunden Rhythmus. Künstliches Licht bei viel Bildschirmarbeit oder Lärm und Schichtarbeit zum Beispiel stören das Gleichgewicht zwischen Tag und Nacht, Hell und Dunkel. Dadurch steigt das Risiko für Herz-Kreislauf-Erkrankungen, Übergewicht und Schlafstörungen. Auch psychiatrische Erkrankungen häufen sich bei Menschen mit gestörter innerer Uhr, darunter Depressionen und manisch-depressive Erkrankungen. Und auch das Risiko für eine Demenz steigt: Denn bei Menschen, deren geistige Leistungsfähigkeit bereits beeinträchtig ist, beschleunigt ein gestörter Tag-Nacht-Rhythmus den geistigen Abbau.

Im Gegensatz zu unseren inneren Zeitgebern ist die physikalische Zeit keine natürliche Einheit. Die Aufteilung der Zeit in Sekunden, Minuten und Stunden beruht auf gesellschaftlichen Normen und Übereinkünften. Diese Einteilung entstand erst mit der Erfindung der Uhr. Zuvor richteten sich die Menschen nach dem Sonnenaufgang und -untergang und nach der Abfolge der Jahreszeiten. Die Einteilung in Minuten und Stunden hatte noch keine Bedeutung.

Im Laufe unseres Lebens lernen wir, die Abfolge von unterschiedlichen Ereignissen richtig einzuordnen. Dabei entsteht auch ein Gefühl für Vergangenheit, Gegenwart und Zukunft. Kleine Kinder leben zeitlos, für sie haben diese Konventionen noch keine Bedeutung. Sie verbinden die vergehende Zeit viel stärker mit bestimmten Handlungen als Erwachsene. Daher leben sie stärker im Hier und Jetzt. Der Tag wird durch Phasen zum Essen, Spielen und Schlafen unterteilt. Früher-Später-Beziehungen können Kinder erst etwa ab einem Alter von zehn bis zwölf Jahren herstellen. Davor schildern Kinder Erlebnisse meist in Abhängigkeit von ihrer emotionalen Bedeutung.

Es gibt also einen großen Unterschied zwischen subjektiv erlebter Zeit und der objektiven, physikalischen Zeit. Letztere fließt unbeirrbar weiter, Stunde um Stunde, Tag um Tag, Jahr um Jahr, ohne dass wir Einfluss darauf hätten.

Die subjektiv erlebte Zeit aber vergeht gefühlt mal schneller und mal langsamer. Dabei spielen persönliche Faktoren wie die Emotionalität und Neuartigkeit der Ereignisse und Erlebnisse eine wichtige Rolle.

Außerdem ist der Grad der geistigen Entwicklung wichtig (ist man ein Kleinkind oder ein Erwachsener?) und auch, wie aufmerksam jemand das Verstreichen der Zeit beobachtet.

2

Bei der Beurteilung von Zeit schätzt der Mensch die Abweichung von der externen Zeit von der inneren Uhr ab. Und diese Einschätzung hängt von den Erfahrungen ab, die wir in der frühen Kindheit gemacht haben. Erst im Alter zwischen drei und sechs Jahren beginnen Kinder zu erahnen, dass es so etwas wie Zeit gibt, und müssen lernen, wie sich eine bestimmte Zeit anfühlt, bevor sie ein Verständnis für deren Dauer bekommen. Die populäre Ansicht, dass die Zeit schneller vergeht, je älter man wird, hängt vor allem davon ab, wie jeder die erlebte Zeit beurteilt. Dabei gibt es ein Zeitparadoxon, da die Menge an neuen Informationen und die Intensität der Erlebnisse uns beeinflussen, wie wir die verstrichene Zeit beurteilen. Je mehr neue Informationen und Eindrücke auf uns einwirken, desto länger kommt uns ein Ereignis vor. So erscheinen uns rückblickend Phasen relativer Ruhe, in denen nichts Neues passiert und wir nur unseren durchgetakteten Alltag mit vielen Routinetätigkeiten leben, kurz. Aktive Phasen dagegen mit vielen neuen Ereignissen lassen unser Gehirn schlussfolgern, dass das Erlebte lange gedauert hat. Ein dreitägiger Städtetrip mit Museums- und Cafébesuchen, Konzertabenden und Einkaufsbummel erscheint daher deutlich länger als ein gemütliches Wochenende daheim. Im durchgetakteten Alltag mit vielen Routinetätigkeiten geschieht wenig Neues. Dadurch entsteht das Gefühl der dahinfliegenden Zeit. Im Rückblick meinen wir, dass Jahre und Jahrzehnte rasch vergangen sind.

Was das mit Demenz zu tun hat? Interessanterweise trugen ausgerechnet Demenzerkrankungen dazu bei, die Frage zu klären, wo genau im Gehirn Zeitwahrnehmung und -verarbeitung erfolgen: nämlich im Stirnlappen des Gehirns. In einem weitverzweigten Netzwerk von Nervenzellen, das sich vom Stirn- über den Schläfen- und Scheitellappen des menschlichen Gehirns erstreckt, findet die Bewertung und Beurteilung von Zeit statt. Wir wissen mittlerweile recht sicher, dass dieser Gehirnteil eine wesentliche Rolle bei der rückblickenden Einschätzung der Zeit spielt und auch bei der Handlungsplanung wichtig ist.

2

Menschen mit geschädigtem Stirnlappen fehlt diese Fähigkeit, so zum Beispiel bei der sogenannten frontotemporalen Demenz. Bei diesen Menschen ist der Stirn- und Schläfenlappen des Gehirns zerstört. Das betrifft auch Alzheimer-Patienten. Sie haben Probleme, kurz- und langzeitige Erinnerungen richtig einzuordnen und zeitliche Abfolgen richtig zuzuordnen. Sie unterschätzen die Dauer von Ereignissen und die Zeit vergeht schneller. So wissen Menschen mit Demenz zum Beispiel oft nicht mehr, welches Ereignis bereits lange zurückliegt und welches erst vor Kurzem passiert ist. Durch diese Störung des Zeitgitters kann es leicht zu Meinungsverschiedenheiten kommen, wenn Angehörige dem Betroffen gegenüber darauf beharren, dass unsere Sicht der zeitlichen Zusammenhänge die Richtige ist. Entspannen Sie daher in solchen Situationen einfach, denn ein Streit wird wahrscheinlich nicht zielführend sein und nur zu einer unangenehmen Atmosphäre führen. Denn ein Mensch mit Demenz kann wegen des geschädigten Stirnlappens gar nicht einsehen, dass er falsch liegt.

**Fazit** Im Stirnlappen des Gehirns erfolgen die Zeitwahrnehmung und Zeitbewertung. Bei Menschen mit Demenz ist dieser Stirnlappen oft geschädigt. Deshalb können sie zeitliche Ereignisse und Abfolgen nicht mehr richtig zuordnen.

# DEMENZ VORBEUGEN

*Was man tun kann, um geistig fit zu bleiben*

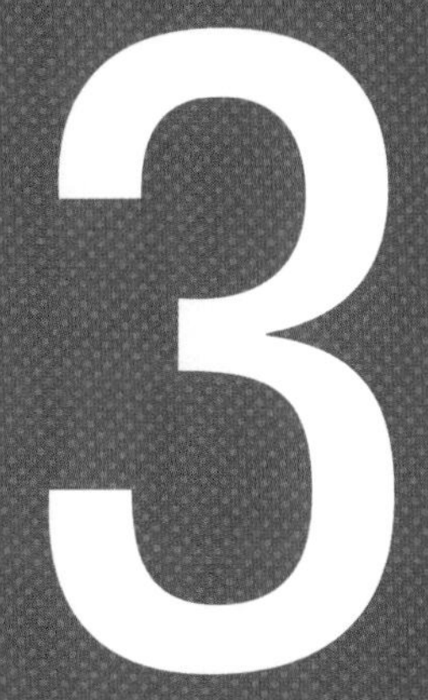

## 3.1 Die Bedeutung des Lebensstils

**Beispiel**

*Bei einer Einladung zu einem Abendessen berichtet mir meine Tischnachbarin von ihren Sorgen. Ihre Eltern sind bereits sehr betagt und leider ist ihre Mutter zunehmend dement. Ihr Vater versucht, ihr gemeinsames Leben im häuslichen Umfeld noch einigermaßen zu bewältigen, doch immer öfter braucht er Hilfe. Die Verhältnisse werden immer schwieriger, der Vater kommt mit der Versorgung nicht mehr zurecht und die Mutter wird zunehmend depressiv. Letztlich ist die Situation unverantwortlich, denn der Vater leidet inzwischen an Schwindelzuständen, und die Tochter befürchtet, dass er stürzt und die Mutter niemanden zu Hilfe rufen kann. Ihr Onkel ist leider auch an Demenz erkrankt und meine Tischnachbarin macht sich nunmehr Sorgen, dass auch sie im Alter dement werden könne. Schließlich sei das ja bei so vielen alten Leuten so. Ihr Hausarzt konnte ihr keine definitive Auskunft und keinen Rat geben. Das Thema treibt sie um und so möchte sie nun von mir wissen, was sie selbst tun kann, um eine Demenz zu vermeiden oder zumindest deren Auftreten hinauszuzögern.*

Diese Frage stellen viele Menschen – und das ist gut so. Und sehr vorausschauend. Denn Demenz und das Nachlassen der geistigen Fähigkeiten machen das tägliche Leben zunehmend zu einer Herausforderung. Bei einer leichtgradigen geistigen Einschränkung können zwar Probleme spürbar werden, etwa das Vergessen, dass man Brot kaufen wollte, oder ein häufigeres Verschusseln der Brille. Aber alltägliche Aufgaben, wie die Einnahme von Medikamenten, das Bezahlen von Rechnungen oder das selbstständige Busfahren zu bekannten Adressen oder der Weg zum Hausarzt können noch gelingen. Sind die Menschen dagegen nachweislich an einer Demenz erkrankt (wobei hier jedoch die Grenzen fließend sind, wie wir in ➤ Kap. 2 gesehen haben), ist bei ihnen das geistige Vermögen so eingeschränkt, dass die täglichen Verrichtungen und das soziale Leben deutlich beeinträchtigt sind.

3

Info Es gibt verschiedene Formen der Demenz, wobei die Alzheimer-Krankheit die häufigste Ursache eines geistigen Abbaus im Alter ist. Bei der Alzheimer-Krankheit verändern sich bestimmte Strukturen im Gehirn, sodass es zu geistigen Einschränkungen kommt (➢ Kap. 2 Demenz und Alzheimer – Was Sie über Entstehung und Diagnose wissen sollten). Auch andere Krankheiten können zu einer Demenz führen, ein Schlaganfall zum Beispiel oder eine sehr schwere Depression.

Nicht alle Demenzen führen zu einem bleibenden Verlust der Eigenständigkeit, eine Depression zum Beispiel kann behandelt und damit auch die Demenz „geheilt" werden. Eine Alzheimer-Demenz allerdings ist eine chronisch fortschreitende Erkrankung, die zwar nicht aufgehalten oder geheilt, deren Auswirkungen auf die Teilhabe an einem normalen Leben jedoch gelindert werden können. Darauf sind wir an anderer Stelle genauer eingegangen (➢ Kap. 2.1 Herr Doktor, wie erkennt man eigentlich eine Demenz?).

Die Demenz gehört zu der Gruppe der sogenannten **nichtübertragbaren Erkrankungen** (engl. Non-communicable Diseases, NCD). Dazu gehören Herz-Kreislauf-, Krebs- und Stoffwechselerkrankungen sowie erhöhter Blutzucker als Folge von deutlichem Übergewicht und die Alzheimer-Krankheit. All diese Krankheiten sind zwar völlig unterschiedlich, haben aber besonders in industrialisierten Ländern eine enorme Bedeutung. Denn 71 Prozent der vorzeitigen Todesfälle in Industrienationen beruhen laut Angaben der WHO auf diesen nicht übertragbaren Erkrankungen. In früheren Zeiten, als es noch keine effektive Antibiotikatherapie gab, führten häufig Infektionserkrankungen oder Unfälle zu einem frühen Tod.

Eines haben alle nichtübertragbaren Krankheiten gemeinsam: Sie hängen zum Teil erheblich vom Lebensstil der betroffenen Menschen ab.

Der Zusammenhang zwischen Übergewicht, Diabetes sowie Herz-Kreislauf-Erkrankungen und dem Lebensstil mit zu vielem und falschem Essen, Bewegungsmangel und Rauchen ist unbestritten und eindeutig. In den letzten Jahren konnte zudem nachgewiesen werden, dass häufige Krebserkrankungen wie Brust-, Dickdarm- und Prostatakrebs etwa zu 20 bis 40 Prozent auch vom Lebensstil abhängen. Und mit Lebensstil ist nichts anderes gemeint als die tägliche Ernährung, die tägliche Bewegung oder der Genuss von Zigaretten oder übermäßig viel Alkohol.

Bei Krankheiten, die den Körper und seine Organe betreffen, mag dies schnell einleuchten. Aber was ist mit Krankheiten, die das Gehirn und die geistige Leistungsfähigkeit betreffen? Wie die Alzheimer-Krankheit? Tatsächlich hängt auch diese Erkrankung zu etwa einem Drittel der Fälle vom Lebensstil und dessen Folgen für die allgemeine Gesundheit ab:



**Info** Das heißt, durch einen gesunden Lebensstil kann das Auftreten von Alzheimer in 30 bis 40 Prozent der Fälle vermieden werden[1].

Und das ist doch mal eine gute Nachricht. Eine, mit der sich auch die Tischnachbarin bei eingangs erwähntem Abendessen beruhigen ließ.

## 3.2 Gleiche Schädigung, ungleiche Folge

**Beispiel**

*In den frühen 1930er-Jahren arbeitete Nils Gellerstedt, ein Pathologe aus Uppsala, an der Königlich Psychiatrischen Klinik in München (heute Psychiatrische Klinik der Ludwig-Maximilians-Universität München). Er untersuchte die Gehirne kürzlich verstorbener, älterer Menschen – darunter auch die Gehirne von zwei Forschern. Dabei machte er eine bemerkenswerte Beobachtung[2], die jedoch erst ein halbes Jahrhundert später wieder von der wissenschaftlichen Welt aufgegriffen werden sollte. Er notierte: „Unsre beiden Elitehirne zeigten sowohl die Alzheimersche Fibrillenänderung wie die Drusen […].“ Also die für Alzheimer-Patienten typische Veränderung (heute würde man von Tangles und Plaques sprechen; früher bezeichnete man die senilen*

*Hirnplaques als Drusen). Und das ist verwunderlich. Denn Gellerstedt ergänzt: „Niemand wird jedoch wohl behaupten wollen, dass diese notorisch bis zuletzt wissenschaftlich interessierten und psychisch hochstehenden Forscher auch nur an einer physiologischen senilen Demenz litten." Da hatte Gellerstedt also zwei medizinisch gesehen demente Gehirne vor sich liegen, aber wer die beiden Forscher kannte, wäre nie und nimmer auf die Idee gekommen, dass beide an Demenz litten. Wie war dieses Phänomen zu erklären?*



### 3.2.1 Das Prinzip der kognitiven Reserve

Abgesehen davon, dass heute niemand mehr von einer „physiologischen Demenz" sprechen würde (Demenz ist eine Krankheit und kein normaler, also physiologischer Vorgang), wird in diesem Beispiel ein Phänomen beschrieben, das weitreichende Konsequenzen für die Vermeidung von Demenz hat. In Nils Gellerstedts Untersuchung gab es anscheinend Menschen mit Auffälligkeiten des Gehirns, wie sie für Alzheimer-Patienten typisch sind (also eben jener Krankheit, die am häufigsten für eine Demenz verantwortlich ist). Gellerstedt beschreibt diese Auffälligkeiten als „Drusen" und „Fibrillen". Gemeint sind damit zwei krankhafte Eiweiße (nämlich Amyloid und Tau), die nach heutigem Verständnis eine zentrale Rolle bei der Entstehung von Alzheimer einnehmen[3] (➤ Kap. 2.3 Ist Alzheimer vererblich?). Und trotz dieser Veränderungen zeigten seine „Elitehirne" keine Anzeichen von Demenz und waren bis zuletzt geistig leistungsfähig. Es scheint also Menschen zu geben, die sich der Demenz besser widersetzen können.

Dieser von Gellerstedt beschriebene Widerspruch zwischen gefühltem Wohlbefinden und belegter Hirnschädigung wurde in späteren Studien bestätigt und erweitert[4–6]. So gab es auch gegenteilige Fälle: nämlich solche, bei denen der Betroffene schwer dement verstorben war, das Gehirn jedoch keine ausgeprägten krankhaften Auffälligkeiten zeigte[7, 8].

Diese höhere Widerstandsfähigkeit des Gehirns bezeichnete der Pathologe Robert Katzman aus Kalifornien in den 1980er-Jahren mit dem Begriff **kognitive Reserve (oder Reservekapazität)**[9]. Der Begriff

**kognitiv** beschreibt die geistigen Fähigkeiten eines Menschen: also etwa Lernen, Erinnern, logisches Denken, Sprache und Aufmerksamkeit. Mit **Reserve** ist gemeint, dass eine Schädigung des Gehirns (wie bei Alzheimer oder nach einem Schlaganfall) nicht unbedingt zu Beschwerden führen muss (also zum Beispiel zu Vergesslichkeit). Man könnte auch sagen, es ist genug „Reserve" da, um diese geistigen Fähigkeiten zu erhalten.

3

Das bedeutet also, dass sich das Ausmaß der Beschwerden zwischen zwei Menschen stark unterscheiden kann: Der eine leidet nach einem Schlaganfall an einer ausgeprägten Vergesslichkeit, beim anderen führt dasselbe Ausmaß an Gehirnschädigung kaum zu sichtbaren und spürbaren Beschwerden. In diesem Beispiel hätte die zweite Person eine **höhere kognitive Reserve** als der erste. Bildlich ausgedrückt wirkt die Reserve wie ein Gegengewicht: Weil jede Reserve bei jedem Menschen ein unterschiedliches Gewicht hat, hat jeder Mensch auch unterschiedliche Beschwerden (➢ Abb. 3.1).

Diese kognitive Reserve haben sich die Forscher nun etwas genauer angeschaut und noch einmal unterteilt: nämlich in die **passive Reserve** und die **aktive Reserve.** Diese beiden Konzepte schließen sich keinesfalls gegenseitig aus. Es handelt sich vielmehr um zwei unterschiedliche Facetten des Phänomens. Wir erläutern Ihnen diese Phänomene hier nicht nur, weil sie wissenschaftlich spannend sind, sondern weil sich daraus auch konkrete Handlungsansätze und Tipps für jeden Einzelnen ableiten lassen.

Sehen wir uns diese Konzepte einmal genauer an: Das Konstrukt der **passiven Reserve** sieht das Gehirn als eine Anhäufung von Nervenzellen, die eine gewisse Schädigung tolerieren kann. Erst wenn ausreichend Nervenzellen abgestorben und die Reserve aufgebraucht ist, treten erste Beschwerden auf. Stellen Sie sich ein Bankkonto vor, von dem Sie nur so lange abheben können, bis das Guthaben aufgebraucht ist (das Leben gewährt leider keinen Kredit).

Bei der **aktiven Reserve** hingegen ist das Gehirn ein dynamisches Netzwerk, das auf Veränderungen reagieren und sich anpassen kann. Es versucht, Schädigungen zu kompensieren und trotz eingeschränkter

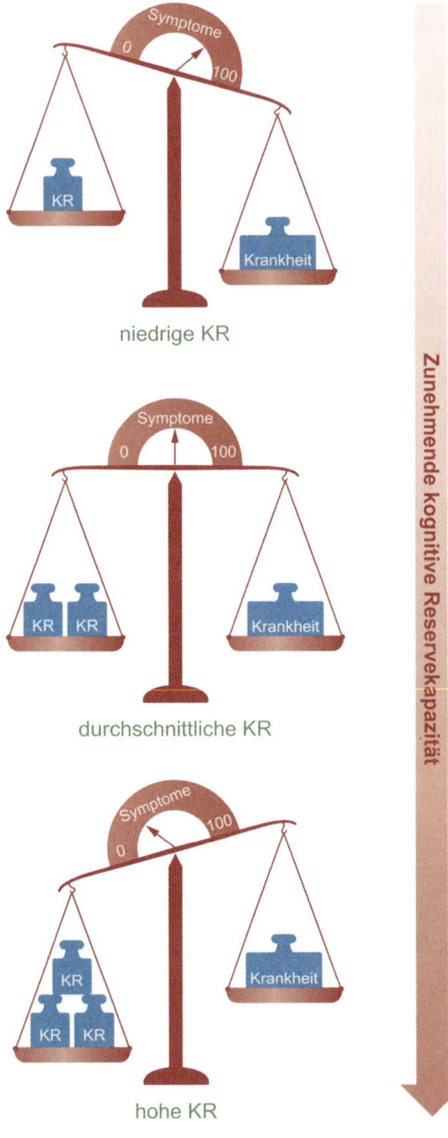


**Abb. 3.1** Zunehmende kognitive Reservekapazität (KR = kognitive Reserve). [L231/F755-008]

Leistungsfähigkeit gute Arbeit zu leisten. Im Beispiel des Bankkontos wäre es so, dass Sie zwar Geld abheben, aber ein unbekannter Gönner wieder Geld auffüllt beziehungsweise auch Überziehungen möglich sind. Der Geldautomat spuckt weiter Geld aus.

Passive und aktive und Reserve sind so etwas wie sich ergänzende Abwehrmechanismen des Gehirns: das Sparkonto, auf dem das Geld fest angelegt ist und nur abgehoben werden kann (passive Reserve), und das flexible Girokonto, auf das man jederzeit auch neues Geld einzahlen kann (aktive Reserve).

Verglichen mit einem Computer kann man sich die aktive Reserve, stark vereinfacht, als Software des Gehirns vorstellen, die auch noch im fortgeschrittenen Alter beeinflusst und gestärkt werden kann. Die passive Reserve ist eher die Hardware, die nicht ohne Weiteres verändert werden kann – wenn überhaupt, dann nur früh im Leben.

## Passive Reserve

Die passive Reserve ist also so etwas wie die Hardware des Gehirns. Die Forschung geht daher davon aus, dass es an der Struktur des Gehirns liegt, warum die Widerstandsfähigkeit gegenüber Hirnschädigungen bei jedem Menschen so unterschiedlich ist, also an der Größe des Gehirns oder der Anzahl an Nervenzellen oder Nervenzellverbindungen (sogenannte Synapsen).

Aber die Struktur des Gehirns allein reicht noch nicht als Erklärung. Jetzt kommt noch das Schwellenkonzept dazu. Dieses besagt, dass erst eine gewisse Menge von Nervenzellen und Synapsen verloren gegangen sein muss, also eine bestimmte Schwelle überschritten sein muss, bevor erste Anzeichen der Krankheit erkennbar werden[10]. Wenn wir auf unser Beispiel mit dem Bankkonto zurückgreifen: Die Schwelle ist dann überschritten, wenn das Konto leergeräumt ist. Dann wird es im Leben kritisch. Und das gilt auch für die Alzheimer-Krankheit.

Wir wissen heute, dass die Krankheit viele Jahre (oder sogar Jahrzehnte) vor den ersten sichtbaren Beschwerden beginnt, sich im Gehirn auszubreiten. Den Zeitpunkt, ab wann erste Krankheitszeichen auftreten, bestimmt die Höhe der persönlichen Schwelle. Vorher ist die

Krankheit stumm und beeinflusst unser Leben nicht. Bei dem einen wird die Schwelle bereits bei geringfügigem Hirnschaden überschritten und es treten entsprechend früh erste Beschwerden auf. Der andere hingegen spürt trotz ausgeprägtem Schaden lebenslang keinerlei merkbare Anzeichen von Alzheimer[7].

3

## Aktive Reserve

Die **aktive Reserve** ist dagegen die Software unseres Gehirns. Wie oben erwähnt, ist das Gehirn hier ein dynamisches Netzwerk, das auf Veränderungen reagieren und sich anpassen kann. Je schwieriger eine Aufgabe ist, desto mehr Nervenzellnetzwerke aktiviert das Gehirn. Ein bisschen so, wie ein Chef umso mehr Mitarbeiter einsetzt, je komplexer das Projekt ist, das bearbeitet werden muss. Wenn Sie also eine Aufgabe nicht mehr in der gewohnten Weise lösen können, aktiviert Ihr Gehirn sozusagen weitere Mitarbeiter. Es stößt Mechanismen an, damit Sie diese Aufgabe gut bewältigen können. Erforderlich wird das beispielsweise, wenn sich Alzheimer im Gehirn ausbreitet und die normale Funktion des Gehirns beeinträchtigt. Aber auch ein Schlaganfall oder normale Alterungsprozesse haben einen vergleichbaren Effekt. In diesen Fällen muss sich das Gehirn stärker anstrengen, um zum Beispiel eine Rechenaufgabe genauso gut zu lösen wie in jüngeren Jahren. Es muss auch verstärkt arbeiten, um sich Namen zu merken oder sich in einer neuen Umgebung den Weg zurück zum Auto zu merken. Wenn sich das Gehirn gegen eine Einschränkung der normalen Funktion wehrt, spricht man von **Kompensation**[11]. Im Rahmen der Kompensation versucht das Gehirn, weniger störanfällige Denkmuster und Hirnnetzwerke zu aktivieren. Also ein paar besonders bewährte und robuste Mitarbeiter zu engagieren. Außerdem werden Gehirngebiete zusätzlich aktiviert, die beim gesunden beziehungsweise jungen Menschen nicht für die Lösung der Aufgabe benötigt werden.

**Fazit** *Die aktive Reserve ist also so etwas wie die Software des Gehirns.*

Entscheidend ist, wie effektiv die vorhandene Reserve genutzt wird. Welche Bereiche aktiviert das Gehirn, um den Verlust auszugleichen?

Aktive Reserve = *qualitatives* Maß

Die passive Reserve ist eher die Hardware.

Hier gilt: Wieviel Verlust der Reserve verträgt jeder einzelne Mensch?

Passive Reserve = *quantitatives* Maß



Was aber nutzt Ihnen dieses Wissen konkret? Kehren wir noch einmal zurück zu unseren „Elitehirnen" aus dem Beispiel oben: Wenn Sie wissen, welche Faktoren zu einer höheren Reserve führen, können Sie die Widerstandsfähigkeit Ihres Gehirns aktiv stärken und der Demenz vorbeugen. Daher beschäftigt sich die Forschung ausgiebig mit diesem Thema und versucht, folgende Fragen zu beantworten:

- Warum gibt es Unterschiede im Ausmaß der Reserve? Was sind die wesentlichen Einflussgrößen?
- Können diese Faktoren auch noch im höheren Alter gestärkt werden und die Reserve des Gehirns somit lebenslang gesteigert werden?

### 3.2.2 Die kognitive Reserve kann man aktiv stärken

Die entscheidende Frage bei diesen Überlegungen ist: Kann ich meine passive Reserve erhöhen und damit einer demenziellen Erkrankung vorbeugen beziehungsweise deren Fortschreiten verlangsamen?

Auch hier hat die Wissenschaft schon einiges vorzuweisen: Es gibt prominente Beispiele, wie die passive Reserve möglicherweise beeinflusst werden kann. Dafür hat man Menschen mit speziellen beruflichen Anforderungen untersucht, wie beispielsweise Musiker oder Taxifahrer.

In der berühmten Taxifahrer-Studie wurden bei 16 Londoner Taxifahrern Aufnahmen ihres Gehirns gemacht und miteinander verglichen. Dabei fiel auf, dass die Fahrer im Vergleich zu anderen Personen einen größeren Hippocampus hatten[12]. Diesen Anteil des Gehirns im

3

Schläfenlappen benötigen wir unter anderem dazu, um uns im Raum zu orientieren. Besonders groß war dieser Hippocampus bei Taxifahrern, die schon lange im Geschäft waren (und nebenbei bemerkt: Natürlich fuhr man damals ohne Navigationsgerät). Die Taxifahrer hatten auch im Vergleich zu Busfahrern einen größeren Hippocampus[13]. Nun könnte man vermuten, dass alle Personen mit einer guten räumlichen Orientierung einen vergrößerten Hippocampus haben – dass also diese anatomische Besonderheit mit dieser Fähigkeit zusammenhängt. Aber: Bei Personen, die nie als Taxifahrer gearbeitet hatten, konnten die Wissenschaftler keinen Zusammenhang zwischen der Fähigkeit zur räumlichen Orientierung und der Größe des Hippocampus feststellen[14]. Dieser Teil des Gehirns war nicht größer als bei Personen mit durchschnittlichem Orientierungssinn. Deshalb interpretierten die Forscher das Ergebnis der Taxifahrerstudie so: Ein größerer Hippocampus steht tatsächlich mit der Länge der Zeit in Zusammenhang, in der die Studienteilnehmer als Taxifahrer gearbeitet hatten. Und es ist nicht einfach so, dass Menschen, die von Geburt an einen größeren Hippocampus und damit eine bessere räumliche Orientierung haben, eher den Beruf des Taxifahrers wählen.

Das lässt uns zu folgendem Schluss kommen: Wer ständig gefordert ist, sich in einer Großstadt wie London zu orientieren, bei dem wächst eben jenes Hirngebiet, das eine zentrale Rolle bei der Abspeicherung räumlicher Informationen spielt. Wer also eine gute räumliche Orientierung benötigt, der kann diese Gehirnregion trainieren und stärken, fast wie einen Muskel.

Was bei Taxifahrern der Hippocampus ist, ist bei Musikern das Broca-Areal: Auch hier haben Forscher die Gehirne von 82 Musikern eines britischen Symphonieorchesters verglichen. Diejenigen, die schon lange im Geschäft waren, hatten ein größeres Broca-Areal als die jüngeren Kollegen[15]. Dieses Broca-Areal spielt nicht nur eine wichtige Rolle bei der Sprachproduktion, sondern man braucht es auch, um Töne räumlich einzuordnen. Also eine Fähigkeit die wichtig ist, um auf hohem Niveau Musik zu machen.

Auch diese Studie belegt, dass besondere Anforderungen zu einem Größenwachstum relevanter Hirngebiete führen. Das führt uns zu folgender wichtiger Erkenntnis: **Das Hirn wächst mit seinen Aufgaben.** Wie gesagt: Wer eine gute räumliche Orientierung benötigt, der kann die entsprechende Gehirnregion trainieren und stärken. Oder allgemeiner ausgedrückt:

Das menschliche Gehirn ist auch beim Erwachsenen noch plastisch und flexibel. Es passt sich den jeweiligen Anforderungen an, und wir können durch unseren Lebensstil unser Gehirn aktiv verändern und seine Leistungsfähigkeit und Widerstandskraft steigern.

Doch eine so extreme Beanspruchung bestimmter Hirngebiete, wie das bei Taxifahrern oder Profimusikern der Fall ist, werden wir normalerweise in unserem Leben nicht erreichen können oder wollen. Außerdem ist das Gehirn eben doch ein etwas komplizierteres Organ als die Muskeln. Wir können also nicht erwarten, dass durch einfache Beanspruchung, wie Kreuzworträtsel oder Sudoku lösen, unser Gedächtnis besser wird. Wir können dann vielleicht geübte Aufgabentypen besser lösen. Das Lösen von Rätseln fällt uns also leichter. Eine bedeutende Auswirkung auf unseren Alltag wird das aber nicht haben. Viel wichtiger ist es daher, sein Gehirn mit komplexen Aufgaben auf Trab zu halten. Am besten eigenen sich dabei alltagsrelevante Beschäftigungen und soziale Aktivitäten. Denn der aktive Austausch mit anderen Menschen fordert viele geistige Bereiche auf einmal. Man muss sich konzentrieren, gut zuhören, sich Gesprächsinhalte merken und angemessen auf das Gegenüber reagieren und dabei dessen Reaktionen und Gefühlsregungen im Auge haben. Dieses Zusammenspiel unterschiedlicher mentaler Funktionsbereiche ist eines der besten Trainings, die wir uns für das Gehirn vorstellen können. Die Fähigkeit zur effektiven Kommunikation ist außerdem hochrelevant für unser alltägliches Leben. Außerdem werden wir durch gute Bekannte und Freunde eher zu Verhalten ermuntert, das förderlich für unsere Gesundheit ist (beispielsweise die regelmäßige Einnahme unserer Medikamente, oder durch gemeinsame Ausflüge in Bewegung bleiben). Gespräche mit Freunden helfen auch dabei, Stress zu reduzieren. Üben Sie also, so oft Sie nur können.

**Info** Wer geistig aktiv ist, baut wichtige Reserven auf, die uns vor Demenz und geistigem Abbau später im Leben schützen. Dass Bildung und geistige Aktivität vor Demenz schützen, gilt nicht nur für die Alzheimer-Krankheit, sondern auch für Demenz bei Parkinson[16] und nach einem Schlaganfall[17].

3

Die Frage ist nun: Wie kann ich möglichst viel kognitive Reserve anhäufen? Am besten schon als Kind in der Schule? Schließlich schrieb schon Wilhelm Busch seinen Lausbuben Max und Moritz hinter die Ohren: „Also lautet der Beschluss: dass der Mensch was lernen muss." Hängt die Bildung also auch vom besuchten Schultyp ab? Je klüger und intelligenter ein Kind, desto höher die Schulbildung und desto geringer das Demenzrisiko? Studien belegen, dass das Demenzrisiko bei Personen mit höherem Intelligenzquotienten (IQ) niedriger ist[18]. Somit wäre ein höherer IQ Ausdruck einer höheren kognitiven Reserve.

Aber Schulbildung und IQ allein sind nicht ausschlaggebend für eine höhere kognitive Reserve: Auch ein anspruchsvoller Beruf (denken Sie an die Taxifahrer und Musiker)[19] und anregende Freizeitaktivitäten fördern eine höhere Reserve. Folglich erklären angeborene Fähigkeiten nur einen Teil der persönlichen Reserve. Einen wichtigen Beitrag leistet auch ein gesunder Lebensstil (➤ Kap. 3.4 Wie vermeidet man eine Demenz?). Wie wichtig ein geistig fordernder Lebenswandel für die Vorbeugung gegen Demenz ist, belegt eine andere Studie[20]: Sie zeigt, dass geistig fordernde Berufe mit einer besser erhaltenen geistigen Leistung im fortgeschrittenen Alter zusammenhängen. Versuchsteilnehmer, die während ihres Berufslebens stark geistig beansprucht waren, hatten ein besseres Gedächtnis als ihre Altersgenossen mit langweiligeren Berufen. Dieser Zusammenhang wurde nicht wesentlich vom IQ in jüngeren Jahren beeinflusst. Der IQ, der auch die Berufswahl beeinflusst, spielte hier also nur eine untergeordnete Rolle. Besonders positiv fielen Berufe mit hoher geistiger Beanspruchung auf sowie Berufe mit einer längeren Ausbildungsdauer. Wer in seinem Job stark körperlich beansprucht wurde, der schnitt in diesen Tests eher schlechter ab.

## 3.3 Risikofaktoren im Lauf des Lebens

Die zunehmende Lebenserwartung ist eine der größten Errungenschaften der modernen Zivilisation. Allerdings stellt diese veränderte Altersstruktur die globalen Gesundheits- und Sozialsysteme vor neue Herausforderungen: Es gibt immer mehr ältere Menschen und immer weniger junge. Und damit werden auch Krankheiten, die typischerweise im höheren Alter auftreten, häufiger und führen zu Leid für die Betroffenen und ihre Angehörigen sowie zu höheren Kosten für die Gemeinschaft. Demenzerkrankungen gehören zu den häufigsten und daher wichtigsten Krankheiten, die im Alter auftreten; meist handelt es sich hier um die Alzheimer-Krankheit[21]. Im Jahr 2015 litten nach einer Schätzung von Alzheimer Disease International[22] knapp 47 Million Menschen weltweit an einer Demenz. Und diese Zahl wird sich alle 20 Jahre verdoppeln, falls sich an den aktuellen Umständen nichts verändern sollte. Die Zahl der Betroffenen würde damit im Jahr 2030 bei über 74 Millionen und im Jahr 2050 bei über 131 Millionen liegen. Statistiker rechnen damit, dass Demenzerkrankungen alleine in den USA im Jahr 2018 Kosten von über einer Billion US-Dollar verursacht haben[23]. In Deutschland gibt es nach Schätzungen aktuell etwa anderthalb Millionen Menschen mit Demenz. Auch hier ist die Tendenz steigend.

Wenn man betrachtet, wie häufig Demenz weltweit verbreitet ist, fallen deutliche Unterschiede zwischen reicheren und ärmeren Gebieten auf. Derzeit leben etwa 58 Prozent der Menschen mit Demenz in Ländern, die von der Weltbank als Länder mit niedrigem oder mittlerem Einkommen eingestuft werden. Dieses Verhältnis wird sich bis 2030 auf 63 Prozent und bis 2050 auf 68 Prozent erhöhen. Das regionale Auftreten neuer Demenzfälle zeigt auch, dass das Risiko in Zentral- und Mittelamerika, Asien und Afrika zunimmt, in Europa hingegen abnimmt. Vergleichbare Trendwenden sind aus anderen Bereichen der Medizin bekannt, wie beispielsweise bei Herz-Kreislauf-Erkrankungen, Krebserkrankungen und Diabetes. Der Grund dafür sind unter anderem Fortschritte in der Prävention und Behandlung der Krankheiten. Dass die Zahl der Neuerkrankungen sinkt, heißt jedoch nicht, dass auch die Demenzfälle insgesamt weniger werden. Denn wegen des steigenden Durchschnittsalters (Alter ist der wichtigste Risikofaktor!) wird es weiterhin zu einer Zunahme der Zahlen kommen, aber das Ausmaß wird geringer sein als bisher erwartet.

3

Die Beobachtung, dass das Demenzrisiko in Europa und anderen Ländern mit hohem Einkommen im letzten Jahrzehnt etwas gesunken ist, war unerwartet und deutet darauf hin, dass wir der Demenz nicht völlig schutzlos ausgeliefert sind. Und das ist doch eine bemerkenswerte Entdeckung und für unsere alternde Gesellschaft nicht unerheblich. Wie bei vielen anderen komplexen Krankheiten (wie Krebs oder Diabetes) sind auch die Ursachen der Demenz meist vielschichtig und durch Gen-Umwelt-Interaktionen bestimmt: Das heißt, die genetische Anfälligkeit ist angeboren und unveränderbar, das mit bestimmten äußeren Einflüssen verbundene Risiko ist hingegen beeinflussbar. Und das ist die gute Nachricht.

**Fazit** Wir sind der Demenz nicht schutzlos ausgeliefert. Wer seine Lebensgewohnheiten verändert und Risikofaktoren minimiert, der kann Demenzerkrankungen vermeiden oder zumindest den Verlauf verlangsamen.

Wie genau können Sie nun eine Demenzerkrankung vermeiden? Prävention ist immer besser als jede Therapie: Bei der Alzheimer-Krankheit, die zu der Gruppe der nichtübertragenbaren Erkrankungen gehört, können ein moderater Lebensstil, gesunde Ernährung und regelmäßige Bewegung die Zahl der Erkrankungen reduzieren. Ja, das sind allgemeine Gesundheitsratschläge, die für viele Erkrankungen gelten. Dazu kommen jedoch weitere Maßnahmen. In den letzten Jahrzehnten wurden große Studien durchgeführt, um weitere Faktoren festzustellen, die die Entstehung und den Verlauf einer Alzheimer-Krankheit begünstigen. Tatsächlich haben die Wissenschaftler verschiedene beeinflussbare Faktoren festgestellt, die für sich allein wenig Einfluss auf die Entstehung der Erkrankung nehmen, aber in der Summe für etwa 40 Prozent der Demenzerkrankungen verantwortlich sind.

Diese Faktoren, die eine Demenz begünstigen, betrachten wir jetzt genauer: Man kann sie grob gesagt drei Lebensabschnitten zuordnen. Diese drei Lebensabschnitte sind erstens das Schulkindesalter, also etwa die Jahre zwischen sechstem und achtzehntem Geburtstag, zweitens der „mittlere" Lebensabschnitt (damit ist die Altersspanne von 45 bis 65 Jahren gemeint) und die dritte „späte" Lebensperiode, die bei 65 Jahren beginnt. In den jeweiligen Lebensabschnitten gibt es Risikofaktoren, die vermieden werden können. Und wer sich dieser Risikofaktoren bewusst ist, kann vorbeugend bei sich oder seinen Kindern die Wahrscheinlichkeit, an Demenz zu erkranken, um bis zu 40 Prozent reduzieren. Zudem kann man mit statistischen Modellen berechnen, welchen Anteil die verschiedenen Risikofaktoren an der Demenzerkrankung haben, beziehungsweise inwiefern sie die Entwicklung der Erkrankung begünstigen.



### 3.3.1 Kindheit und Jugend

Wenn Sie Schulkinder haben, mag Ihnen der Gedanke, dass diese einmal an Demenz erkranken könnten, vermutlich sehr weit weg erscheinen. Dennoch werden schon in den jungen Jahren Weichen für das Alter gestellt: Denn je länger Kinder eine Schule besuchen, desto geringer ist das Risiko, dass sie später an Demenz erkranken. In den Untersuchungen zeigt sich, dass in ärmeren Ländern mit einem niedrigeren Bildungsniveau der Anteil der Demenzkranken ansteigt, während in den reichen Ländern mit hohem Bildungsniveau weniger Menschen im Alter an Demenz erkranken, als man von Altersstruktur dieser Länder her erwarten würde.

Nun könnten Sie argumentieren, dass in diesen reichen Ländern insgesamt unter anderem auch die medizinische Versorgung deutlich besser ist. Das ist richtig, aber dennoch stellten zwei Untersuchungen aus den USA fest, dass Demenzerkrankungen und Schulbildung eng zusammenhängen. Im Rahmen der berühmten Framingham-Studie wurden seit 1975 über mehrere Jahrzehnte Menschen regelmäßig auf ihre intellektuellen Fähigkeiten untersucht und es zeigte sich, dass ehemalige Schüler, die einen weiterführenden Schulabschluss erreicht hatten (High School Diploma), 50 bis 60 Jahre später deutlich seltener an

Demenz erkrankten. Dabei spielt sicher auch eine Rolle, dass die höher gebildeten Personen bessere Berufe, mehr Einkommen und damit eine insgesamt eher vor Demenz schützende Lebensweise hatten.

3

**Info** Ausreichende Schulbildung ist einer der wichtigsten Faktoren zur Verhinderung einer tatsächlichen Demenz Jahrzehnte später.

Dies wäre im Umkehrschluss auch eine Erklärung, warum in ärmeren Ländern mit einem nicht so gut strukturierten Schulsystem und einer eher kurzen Schulpflicht verhältnismäßig mehr Demenzkranke zu finden sind. Offensichtlich wird bereits in jungen Jahren die sogenannte „kognitive Reserve" angelegt, die Sie oben bereits kennengelernt haben[24–26].

### 3.3.2 Mittlerer Lebensabschnitt

Da die Schulzeit üblicherweise mit dem Eintritt ins Erwachsenenalter endet, könnte der Eindruck entstehen, dass die Reserve, also ein gewisser Schutz gegen Demenz, früh im Leben aufgebaut wird und anschließend nicht mehr zu beeinflussen ist. Diese stark vereinfachte Vorstellung wäre allerdings fatal und würde dazu führen, dass sich viele einfach ihrem Schicksal ergeben. Denken Sie an unser Beispiel mit dem Bankkonto: Das können Sie auch ein Leben lang auffüllen.

Aber vielleicht haben Sie genauso wie die eingangs erwähnte Dame in der Abendgesellschaft Ihre Schultage schon lange hinter sich und auch Ihre Kinder haben bereits den Abschluss geschafft. Kein Grund für eine Midlife-Crisis.

Große Untersuchungen haben gezeigt, dass im zweiten Lebensabschnitt, also in den Berufsjahren, Risikofaktoren auftreten können, die die Demenzerkrankung begünstigen: nämlich Hörverlust und Schwerhörigkeit, Bluthochdruck oder starkes Übergewicht (metabolisches Syndrom), traumatische Hirnschädigungen, beispielsweise im Rahmen von Unfällen oder Kontaktsportarten, sowie Alkoholmissbrauch (ein Alkoholkonsum von über 21 Einheiten pro Woche [1 Einheit = 8 g

Alkohol] erhöht das Demenzrisiko erheblich; 3-mal 8g Alkohol sind 24g Alkohol täglich, d.h. mehr als ein Viertel Wein oder 3-mal ein „kleines" Bier" [0,25l]). Vielleicht könnte man es, um im Bild mit dem Bankkonto zu bleiben so erklären: Stellen Sie sich die Risikofaktoren als Verlockungen vor, die Sie dazu verleiten, über die Maßen auf Ihr Bankkonto zuzugreifen und es über Gebühr zu belasten.



## Schwerhörigkeit und Hörverlust

Der Zusammenhang zwischen Schwerhörigkeit und die spätere Entwicklung von Demenz ist eine relativ neue, wichtige Erkenntnis der Forschung. In mehreren Untersuchungen zeigte sich, dass Schwerhörigkeit der wichtigste Risikofaktor für eine spätere Demenz ist und Einschränkungen im Hörvermögen ab 55 Jahren recht häufig vorkommen (20 bis 26%)[27–29]. Eine aktuelle Studie aus Taiwan, veröffentlicht im Juli 2019 in einer renommierten medizinischen Fachzeitschrift[30], mit Gesundheitsdaten von rund 16.000 Personen legte nahe, dass Menschen im Alter von 45 bis 64 Jahren mit eingeschränktem Hörvermögen ein statistisch erhöhtes Demenzrisiko hatten im Vergleich zu Gleichaltrigen ohne Hörprobleme. Verschlechtert sich das Hörvermögen in diesem mittleren Alter, **verdoppelt** sich die Gefahr nahezu, später an einer Demenz zu erkranken.

Bei Menschen, die von Geburt an taub sind oder in jungen Jahren einen Gehörverlust erlitten haben, besteht eher kein generell erhöhtes Demenzrisiko. Ihr Hirn ist noch plastischer und kann sich früh an die besonderen Umstände anpassen. In einer 2020 veröffentlichten Liste der zwölf wichtigsten Risikofaktoren für Demenz war Schwerhörigkeit sogar die wichtigste Einflussgröße (➤ Abb. 3.2)[1].

Fehlende akustische Reize können die Entstehung einer Demenz begünstigen oder den Verlauf beschleunigen. Eingeschränktes Hören und Demenz könnten auf unterschiedliche Weise zusammenhängen. Symptome einer Demenz und Folgen einer Hörbehinderung können sich ähneln. Dies kann zu Fehldiagnosen führen. Sicherlich ist es ein Problem, wenn ältere Menschen sowohl an einer Demenz als auch an Schwerhörigkeit leiden und beides sich gegenseitig verstärkt.

3

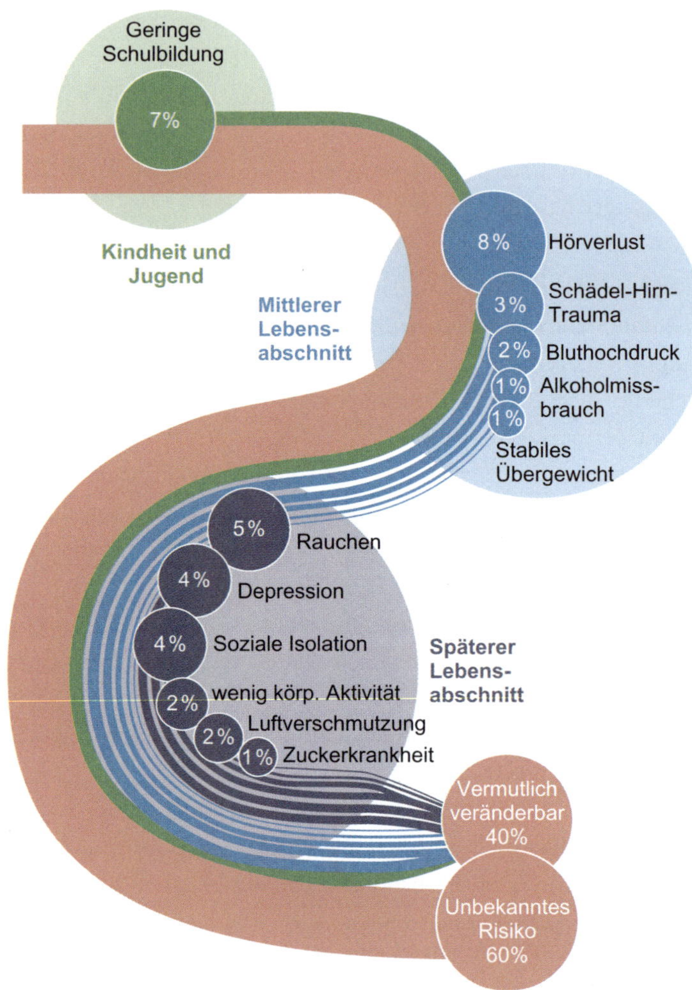


**Abb. 3.2** Entwicklung der beeinflussbaren Risikofaktoren einer Demenz im Laufe des Lebens[1]. [L231/F210-030]

Da Schwerhörigkeit oftmals mit Hörhilfen behoben oder zumindest gebessert werden kann, stellt sich natürlich die Frage nach den therapeutischen Möglichkeiten. Und es gibt tatsächlich Hinweise darauf, dass der Einsatz von Hörgeräten eine sehr wirksame Methode sein könnte, um die geistigen Fähigkeiten zu verbessern und eventuell auch das Demenzrisiko zu senken. Eine im September 2019 veröffentlichte Studie[31] an etwa 115.000 gesetzlich versicherten (Medicare) US-Amerikanern im Alter von über 66 Jahren zeigte, dass der Einsatz von Hörhilfen bei neu diagnostizierter Hörminderung das Risiko für eine Demenz, Depression oder Angststörung innerhalb von drei Jahren senkte. Zudem waren in dieser Gruppe auch Stürze seltener.

Oft bleibt Schwerhörigkeit unerkannt und man sollte früher zum Hörgerät greifen. Zwar ist in Deutschland die Versorgung mit Hörgeräten grundsätzlich gut, aber viele benutzen sie oft nicht. Ein Hörgerät ist ein Zeichen des Älterwerdens, meinen viele Betroffene.

Warum eine unbehandelte Schwerhörigkeit später das Risiko von Demenz und kognitivem Abbau erhöht, ist im Detail nicht bekannt und es gibt unterschiedliche Erklärungsmodelle, die sich gegenseitig nicht ausschließen. Möglicherweise ist die Einschränkung Ausdruck von bereits stattgefundenen Gehirnveränderungen wie Durchblutungsstörungen. Eine andere Erklärung ist, dass die Schwerhörigkeit wegen der sich verschlechternden Kommunikation zu einem sozialen Rückzug mit Depression führt. Denn besonders der soziale Rückzug und die damit verbundene Vereinsamung begünstigt die Entwicklung von Demenzerkrankungen[32] (➤ Kap. 3.4.4 Soziales Engagement und soziale Kontakte). Das Hirn wird weniger durch den Austausch mit anderen Menschen stimuliert und die Reserven gegen eine Demenz werden weniger. Durch die soziale Isolation kommt es auch häufiger zu Stimmungstiefs und Depressionen, einem weiteren wichtigen Risikofaktor für eine Demenz.

Ein weiterer Grund für das erhöhte Demenzrisiko durch Schwerhörigkeit könnte sein, dass ein Mangel an akustischen Reizen die Hirnaktivität senkt und das Gehirn weniger trainiert wird. Eine andere Hypothese geht umgekehrt davon aus, dass das ständige Analysieren von Geräuschen über die Jahre hinweg für das Gehirn einen enormen Kraftakt bedeutet und die Überforderung anfälliger macht für Demenz.

**Fazit** Es gibt zwar einen gut belegten Zusammenhang zwischen erhöhtem Demenzrisiko und unbehandelter Schwerhörigkeit, die Ursachen bedürfen aber noch weiterer Klärung. Das sollte allerdings niemanden davon abhalten, bei Verdacht auf Schwerhörigkeit oder gar Hörverlust zum HNO-Arzt zu gehen und sich entsprechend behandeln zu lassen.



## Metabolisches Syndrom

Die Lebensgewohnheiten unserer Wohlstandsgesellschaft führen zu weiteren gesundheitlichen Problemen, die das Demenzrisiko im mittleren Abschnitt des Lebens erhöhen. Diese Gefahren lassen sich gut mit dem Schlagwort „metabolisches Syndrom“ beschreiben. Darunter versteht man eine Kombination von unterschiedlichen Beschwerden, die häufig zusammen auftreten, vor allem bei Überernährung. Deren Gemeinsamkeit ist es, die Gefäße zu schädigen. Zu diesen Beschwerden gehören eine bauchbetonte Fettsucht mit starkem Übergewicht, Fettstoffwechselstörungen, Bluthochdruck und die sogenannte Insulinresistenz, die häufig zu Diabetes führt. Außer erhöhten Blutzuckerwerten haben Menschen mit metabolischem Syndrom auch häufiger Herzinfarkte und Schlaganfälle.

**Info** Bluthochdruck und Übergewicht erklären nach statistischen Berechnungen tatsächlich nur etwa drei Prozent der Demenzfälle. Kommen aber noch Einschränkung des Hörvermögens und die Gefahr einer Blutzuckererkrankung dazu, dann ist diese Kombination für bis zu 13 Prozent der Demenzerkrankungen verantwortlich. Betrachten wir aber allein das **Risiko,** an Demenz zu erkranken, so zeigen die Untersuchungen, dass Schwerhörigkeit im mittleren Lebensabschnitt die Wahrscheinlichkeit, an Demenz zu erkranken, um über 90 Prozent erhöht. Das metabolische Syndrom erhöht die Wahrscheinlichkeit um etwa 60 Prozent[33].

Die Schädigung der Gefäße (vor allem im Gehirn) führt zu einer Verringerung der passiven Reserven. Und dies führt dazu, dass man eher an einer Demenz erkrankt. Dem metabolischen Syndrom können Sie allerdings gut vorbeugen. Auch wenn bereits ein hoher Blutdruck oder hohes Cholesterin vorliegen: Ändern Sie Ihre Lebensgewohnheiten (weniger Fett, mehr Bewegung) und nehmen Sie unter Umständen Medikamente wie Blutdruck- und Cholesterinsenker. Wenn es Ihnen gelingt, Ihr Gewicht auf ein gesundes Maß zu senken, dann bessern sich sehr häufig die anderen Erkrankungen wie Bluthochdruck und Blutzuckererkrankung wie von selbst. Im Idealfall verschwinden sie sogar völlig.

3

Nun haben wir stets von Lebensstilfaktoren gesprochen, die Sie **vermeiden** sollten, um Ihr persönliches Erkrankungsrisiko zu senken. Es gibt aber auch einige Lebensstilelemente, die vor einer Demenzerkrankung **schützen.**

Dazu gehört beispielsweise ein intellektuell anspruchsvoller Beruf, der einen großen Teil Ihrer Zeit und Energie beansprucht (siehe oben). Die tägliche Konfrontation mit geistig stimulierenden Herausforderungen scheint vor Demenz zu schützen, ähnlich wie ständiges regelmäßiges Training die Muskulatur und das Gefäßsystem stärkt. Wenn Sie das Gefühl haben, dass Sie Ihr Beruf nicht ausreichend geistig fordert, dann sorgen Sie im Privatleben für den nötigen Ausgleich. Wichtig ist aber nicht nur, dass Ihr Geist gefordert ist. Auch die sozialen Kontakte, die Ihr Job mit sich bringt, sind wichtig: Denn wenn Sie regelmäßig an sozialen Aktivitäten teilnehmen und ein enges freundschaftliches Netzwerk haben, senkt dies ebenfalls das Demenzrisiko[34] (➢ Kap. 3.4.4 Soziales Engagement und soziale Kontakte).

## 3.3.3 Der dritte Lebensabschnitt: 65 plus

In dieser Phase, in der viele ihren Lebensabend genießen möchten, fordern leider häufig die nicht beachteten möglichen Risikofaktoren ihren Tribut. Ein unbehandeltes „metabolisches Syndrom" mit jetzt aufgetretenem Diabetes mellitus, Bluthochdruck und ein unbeachtetes Fortschreiten eines eingeschränkten Hörvermögens können bereits ein erhebliches Risiko sein, an Demenz zu erkranken. Wenn Sie dann noch rauchen, steigert dies die Gefahr immens. Rauchen beeinträchtigt nicht

3

nur die Gehirndurchblutung und damit mittelbar die Gehirnfunktion, sondern die im Tabak enthaltenen Nervengifte erhöhen die Wahrscheinlichkeit, dass Raucher dement werden[35].

Wie oben bereits erwähnt, kann insgesamt ein gesunder Lebensstil die Gefahr, an Demenz zu erkranken, sehr entscheidend mindern. Dazu gehören nicht nur der Verzicht aufs Rauchen, sondern auch gesunde Ernährung und regelmäßige körperliche Bewegung. Leider vernachlässigen viele über 65-Jährige die Bewegung zunehmend und ändern ihre Essensgewohnheiten nur sehr zögerlich. (Wie heißt es so schön: „Was der Bauer nicht kennt, isst er nicht.")

Auch soziale Kontakte spielen jetzt eine entscheidende Rolle. Soziale Isolation ist ähnlich wie Bluthochdruck und fehlende Bewegung ein wichtiger Risikofaktor, für manche Wissenschaftler sogar bereits eine Vorstufe zur Demenz. Haben Sie keinen Kontakt zu Freunden und Bekannten, führt die fehlende Ansprache zur geistigen Inaktivität und damit zur schnelleren Entwicklung von geistigen Einschränkungen und frühen Formen der Depression[36].

Zuletzt ist für diesen Lebensabschnitt noch die Luftverschmutzung als Risikofaktor für eine Demenz zu erwähnen. Feinstaubpartikel aus Autoabgasen in eng besiedelten Gebieten können in das Gehirn gelangen und dort die Gefäße schädigen und zu einer rascheren Ablagerung der schädlichen Alzheimer-Eiweiße beitragen. Es tut also nicht nur der Psyche gut, wenn man nicht direkt neben einer vielbefahrenen Hauptstraße wohnt, man kann dadurch auch sein persönlichen Demenzrisiko positiv beeinflussen.

## 3.4 Wie vermeidet man eine Demenz?

Sie kennen nun die Risikofaktoren, die eine Demenz begünstigen. Wissenschaftler haben errechnet, dass allein die Verschiebung der Erkrankung um fünf Jahre die Anzahl der Betroffenen halbieren würde. Welche positiven Auswirkungen dies für den Einzelnen und die Gesellschaft hätte, kann man sich gut vorstellen[37]. Welche Möglichkeiten es gibt, die Erkrankung hinauszuzögern, zeigen verschiedene Studien.

## Exkurs: Kurze Einführung in die Welt der klinischen Studien

Sie haben bereits bemerkt, dass wir unsere Aussagen mit verschiedenen wissenschaftlichen Untersuchungen untermauern. Manche dieser Literaturstellen stammen aus unserer eigenen Feder, ein Großteil stammt von Kollegen. Doch Studien sind nicht gleich Studien: Es gibt verschiedene Studienansätze, die unterschiedliche Ziele verfolgen. Damit Sie diese Untersuchungen besser verstehen, unternehmen wir an dieser Stelle einen kleinen Ausflug in die Welt der medizinischen Studien.



Die meisten Studien, über die wir berichten, sind sogenannte **Beobachtungsstudien**. Bei Beobachtungsstudien werden keine Experimente und keine speziellen Untersuchungen durchgeführt, sondern die Forscher beobachten eine oder mehrere Patienten- oder Teilnehmergruppen und erheben im Nachhinein (retrospektiv) oder von Anfang an (prospektiv) Daten und Befunde. Dann betrachten die Forscher diese Daten und versuchen, Erkenntnisse oder Entwicklungsverläufe zu erkennen, um dann Hypothesen (also Theorien oder Kausalketten) zu formulieren beziehungsweise die Gültigkeit von Hypothesen abzuschätzen.

Ein Beispiel: Man beobachtet beziehungsweise analysiert, warum manche Menschen bis ins hohe Alter geistig fit sind, und stellt fest, dass sie sich gesünder ernährt haben. Diese Beobachtung ist im Nachhinein, also retrospektiv, erfolgt. Wenn wir von Anfang an, also prospektiv, die Hypothese haben, dass gesunde Ernährung ein wichtiger Faktor gegen Demenz und geistigen Abbau ist, untersuchen wir die Ernährungsgewohnheiten einer Gruppe von Teilnehmern über einen definierten Zeitraum (meist mehrere Jahre). Nach Ablauf dieser Zeit bestätigen wir die Hypothese dann oder verwerfen sie als falsch.

Eine andere Form der Beobachtungsstudie versucht, durch den Aufbau (das Design) der Studie die Lebensumstände einer zumeist älteren Gruppe von Studienteilnehmern direkt zu beeinflussen. Diese Gruppe soll sich bewusst anders verhalten als bisher: beispielsweise anders ernähren oder mehr Sport treiben als vorher. Diese Gruppe wird längere Zeit beobachtet und dann wird verglichen, ob diese Studienteilnehmer im Vergleich zu Gleichaltrigen ohne spezielle Diät oder ohne Trainingsprogramm tatsächlich „statistisch“ seltener an Demenz erkranken oder ob sich der Verlauf einer Demenz verlangsamt. Diese Studien nennt man **Interventionsstudien**. Wissenschaftlich gesehen sind solche Studien sehr aussagekräftig, das heißt wissenschaftlich wertvoller.

Da der Studienaufbau (das Studiendesign) also variieren kann, ist auch die wissenschaftliche Verwertbarkeit dieser Studienergebnisse unterschiedlich. Das erklärt, warum verschiedene Studien und Untersuchungen nicht immer zum gleichen Ergebnis kommen.

Ein Beispiel: Immer wieder wird der Verdacht geäußert, dass das Gewürz Curcuma Krebs verhindert, weil die Bevölkerung in anderen Erdteilen dieses Gewürz häufig zu sich nimmt und seltener an Krebs erkrankt (retrospektive Beobachtung). Wenn man aber das Gewürz Curcuma quasi als „Medikament" zur Prävention einsetzt wird, sind die Erfolge überhaupt nicht eindeutig (prospektive Beobachtung). Daraus folgt (und wir hoffen, dass wir Sie damit nicht desillusionieren), dass ganz andere Faktoren in der Prävention von Krebserkrankungen viel wichtiger sind als der Konsum von Curcuma.

Als nächstes gibt es noch die sogenannten **klinischen Studien:** Diese folgen einem ganz anderen Studienaufbau. Hier werden an Teilnehmern und/oder Patienten neue Medikamente oder medizinische Maßnahmen untersucht und geprüft. Das Ziel ist es, die medizinischen Behandlungen zu verbessern. Die Anforderungen an solche Studien sind immer sehr hoch. Sie müssen zuerst von einer unabhängigen Ethikkommission genehmigt werden, die Teilnehmer werden genauestens aufgeklärt und können die Studie jederzeit und ohne Angabe von Gründen verlassen. Vor der Studie wird die zu beantwortende wissenschaftliche Frage beziehungsweise das Ziel der Studie genau definiert (prospektiv). Dann werden die Teilnehmer in meistens zwei Gruppen zufällig eingeteilt (randomisiert). Eine Gruppe erhält das zu prüfenden Medikament oder die medizinische Behandlung (Verum), während die andere Gruppe ein „Nicht"medikament erhält (Placebo). Dies geschieht, um den allseits bekannten „Placeboeffekt" bei der Bewertung der Ergebnisse auszuschließen. Diese letztgenannten Studien sind die sehr hochbewerteten prospektiv randomisierten Doppelblindstudien, denn weder die Teilnehmer der Studie noch die Ärzte, die die Studie betreuen, wissen bis zum Schluss, wer das zu untersuchende Medikament und wer das Placebo bekommen hat. So versucht man jegliche Voreingenommenheit zu verhindern.

Weil aber das Leben ein komplexes Ganzes ist und alles mit allem irgendwie zusammenhängt, kann man auch all diese Studien und die Lebensgewohnheiten eines jeden einzelnen nicht getrennt voneinander betrachten. Lebensstile, die das Demenzrisiko senken, sind häufig eng miteinander verknüpft: Beispielsweise achten Menschen mit guter Schulbildung häufig besser auf ihre Ernährung und treiben mehr Sport.
Deshalb blickt auch die Forschung und speziell die medizinische Forschung insgesamt nicht nur auf die Behandlung **eines Risikofaktors,** sondern hat ein Konzept entwickelt, das auf einer **Kombination** aus Therapie und Veränderung verschiedener sich negativ auswirkender Lebensstilelemente beruht. Damit sollen die geistigen Fähigkeiten im Alter länger aufrechterhalten werden[38].
Zudem versuchen neuere Studien, mehrere wichtige Risikofaktoren **gleichzeitig** zu therapieren: etwa den Blutdruck besser einzustellen und gleichzeitig die Ernährungsgewohnheiten zu verbessern. Die Ergebnisse einiger dieser Präventionsstudien legen nahe, dass sich das Demenzrisiko bei älteren Menschen zumindest teilweise durch diese vielen unterschiedlichen Maßnahmen senken lässt. Allerdings lassen sich die Ergebnisse derzeit noch nicht abschließend bewerten. Erst müssen weitere laufende und geplante Studien abgeschlossen und ausgewertet werden.

Nach diesem Exkurs kehren wir wieder zu der Tischnachbarin zurück, jener Dame aus dem Beispiel zu Beginn des Kapitels. Sie hatte gefragt, wie sie ihr Risiko, an Demenz zu erkranken, minimieren könne. Die Antwort fiel ein bisschen länger aus. Denn Demenzerkrankungen sind komplexe Geschehen, die von vielen Faktoren beeinflusst werden. Manche davon sind unveränderlich vorgegeben (wie beispielsweise genetische Merkmale), bei anderen Risikofaktoren kann man durch Veränderungen des Lebensstils die Gefahr, an einer Demenz zu erkranken, senken. Den meisten Menschen ist dies nicht bewusst. Auch jener Tischnachbarin nicht.

Dazu kommt, dass das Thema „Demenzprophylaxe“ stark vom Alter abhängt. In jungen Jahren interessiert dieses Thema verständlicherweise nur wenige, doch mit zunehmendem Alter ändert sich das drastisch.

3

### 3.4.1 Bluthochdruck

Sinnvoll ist die Behandlung des Risikofaktors Bluthochdruck, mit dem etwa zwei Drittel der Senioren zu kämpfen haben. Blutdruck ist heute sehr leicht zu messen und es gibt sehr gute Medikamente, um ihn zu senken. Tatsächlich konnten verschiedene Forschungsgruppen feststellen, dass ein Senken des Blutdrucks auf ein normales, gesundes Niveau (oberer [systolischer] Wert unter 140 mmHg) selbst bei betagten Menschen das Auftreten einer Demenz deutlich minderte[39, 40].

Die Behandlung des Bluthochdrucks muss natürlich altersentsprechend sein und sollte von erfahrenen Ärzten durchgeführt werden. So behandelt, verliert Bluthochdruck seine Relevanz für das Entstehen von Demenz.

### 3.4.2 Bewegung und Sport

Im Gegensatz zu den Studienergebnissen bezüglich des Bluthochdrucks sind die Ergebnisse der meisten Studien, die den Einfluss von Bewegung und sportlicher Betätigung auf die Entwicklung der Demenz untersuchten, leider nicht immer eindeutig.

Es gibt eine ganze Reihe von Untersuchungen, bei denen ein positiver Effekt festgestellt wurde. So verbesserte beispielsweise Ausdauertraining bei Teilnehmern, die bereits leichte intellektuelle Einschränkungen aufwiesen, das Gedächtnis[41]. In einer großen Sammelstatistik, die 29 Studien berücksichtigte, wurden ältere Mitbürger dazu angehalten, beispielsweise dreimal in der Woche 40 Minuten spazieren zu gehen. Nach 8 bis 26 Wochen regelmäßigen Trainings zeigte sich zwar, dass kein direkter Zusammenhang zwischen körperlichem Training und Demenz bewiesen werden konnte. Trotzdem hatte sich das Gedächtnis verbessert. Dies kann man so interpretieren, dass körperliche Aktivitäten zwar nicht direkt die Entwicklung einer Demenz beeinflussen, aber indirekt die Auswirkungen anderer Risikofaktoren wie Übergewicht, Blutzuckererkrankung, Bluthochdruck und andere Herz-Kreislauf-Erkrankungen vermindern[42].

Sie sehen, die Beweislage, dass Bewegung Demenz verhindert, ist nicht immer eindeutig. Dies sollte aber niemanden hindern, sich ausreichend zu bewegen – auch im Hinblick auf die positiven Effekte auf verschiedene andere Erkrankungsgruppen. Die Weltgesundheitsorganisation WHO und die Nationale Empfehlung für Bewegung und Bewegungsförderung von der Bundeszentrale für gesundheitliche Aufklärung[43] empfehlen Erwachsenen 150 Minuten pro Woche leichte körperliche Aktivität. Es gibt genügend maßvolle Bewegungen und Sportarten wie etwa Nordic Walking oder regelmäßiges Spazierengehen, die ältere Familienmitglieder noch im höheren Alter ausüben können. Ein angenehmer Nebeneffekt der körperlichen Ertüchtigung: Ältere Personen verbessern damit auch ihre Balance (was wiederum Stürze und Verletzungen verhindert), schützen sich vor Infekten und Entzündungen und beeinflussen ihre Stimmung positiv[44, 45]. Körperliche Bewegung wirkt am besten, wenn sie auch Spaß macht.

Außerdem gibt es zunehmend Hinweise darauf, dass körperliche Aktivität in Kombination mit Blutdrucksenkung, gesunder Ernährung und sozialen Aktivitäten doch vor Demenz schützen könnte. Diese sogenannten multimodalen Präventionsprogramme sind derzeit Gegenstand wissenschaftlicher Untersuchungen (siehe oben).

### 3.4.3 Ernährung

Auf Speisekarten von Gaststätten und Restaurants findet man gelegentlich eine spezielle Rubrik: den Seniorenteller. Es handelt sich meist um kleinere Portionen, die auch entsprechend billiger sind. Die Idee, die sich dahinter verbirgt, ist, dass ältere Mitbürger weniger essen und konsequenterweise dafür weniger zahlen wollen. Ist das eine sinnvolle Strategie oder geht sie an den wirklichen Bedürfnissen der älteren Mitbürger vorbei?

Diese Frage bekommt besonders bei Menschen mit einer beginnenden Demenz eine gewisse Relevanz. Wie wir noch aufzeigen werden (➤ Kap. 4.2.1 Einschränkungen der geistigen Leistungsfähigkeit), ist eine Behandlung mit Medikamenten im frühen Stadium der Demenz nur mäßig wirksam. Es gibt aber Ansätze, die zeigen, dass eine entsprechende Ernährung direkt oder zumindest indirekt einer Demenz vorbeugen oder die Entwicklung der Demenz wenn nicht stoppen, so doch verlangsamen kann. Dabei geht man davon aus, dass eine richtige, gesunde Ernährung die oben beschriebenen Risikofaktoren größtenteils verhindern kann: nämlich Fettleibigkeit, Bluthochdruck, Diabetes und Herz-Kreislauf-Erkrankungen, die zu etwa 30 Prozent für die Entwicklung einer Demenz mitverantwortlich sind. So versucht man, die Erkrankung und ihren Verlauf durch Ernährung zu beeinflussen, aus der ganz einfachen Überlegung: „Man ist, was man isst."

Deshalb haben Wissenschaftler den Zusammenhang zwischen Demenz und Ernährung auf verschiedenen Wegen untersucht. Ein Ansatz ist es, dass man sich einige Bevölkerungsgruppen näher anschaut, die tatsächlich verschiedene Nahrungsbestandteile in hoher Konzentration konsumieren. Also beispielsweise Gewürze und andere exotische Substanzen. Und dann wird untersucht, wie häufig bei diesen Völkern oder Gruppen das Problem Demenz auftrifft. Diese Ergebnisse werden schließlich mit anderen Völkern und anderen Kulturen verglichen. Diese Art der Studien nennt man retrospektive (also rückblickende) Beobachtungsstudien (siehe oben).

Ein anderer Ansatz ist, die Ernährung einer zumeist älteren Gruppe von Studienteilnehmern zu beeinflussen. Diese Gruppe soll sich bewusst anders ernähren als vorher und wird längere Zeit beobachtet, und dann wird verglichen, ob diese Studienteilnehmer im Vergleich zu Gleichaltrigen ohne spezielle Kost tatsächlich statistisch seltener an Demenz erkranken oder ob sich der Verlauf einer Demenz verlangsamt. Diese Studien nennt man „Interventionsstudien". Wissenschaftlich gesehen sind solche Studien am aussagekräftigsten, das heißt wissenschaftlich am wertvollsten (siehe oben).

Die sogenannte „mediterrane Ernährung" wird gemeinhin als eine besonders gesunde Ernährungsform betrachtet. Frisches Gemüse, Obst, etwas Fisch und wenig rotes Fleisch und Fleischprodukte, gelegentlich ein Glas Rotwein haben auf die Entwicklung verschiedener Krankheiten einen positiven, nämlich vorbeugenden Effekt. Eine sehr interessante Studie aus Spanien untersuchte die Auswirkungen einer mediterranen Ernährung (wenig Fleisch, viel Gemüse) im Vergleich zu einer in Deutschland üblichen Ernährungsweise (viel Fleisch und wenig

Gemüse) bei Menschen, die alle älter als 67 Jahre waren. Nach vier Jahren stellten die Wissenschaftler fest, dass die Studiengruppe, die sich mediterran ernährte, geistig fitter war als diejenigen, die eine normale Kost zu sich nahmen. Ob diese Ernährung auch einer Demenz vorbeugt, konnte nicht gesagt werden, weil keiner dieser Teilnehmer eine Demenz entwickelte. Dennoch kommen die Organisatoren dieser Studie zum Schluss, dass eine mediterrane Ernährung den generellen Alterungsprozess des Gehirns (aber wahrscheinlich nicht nur des Gehirns) zumindest verlangsamt[46]. Sicherlich eine gute Nachricht und eine Form der Prävention, die schmackhaft ist. Etwas bessere Ergebnisse erbrachte eine andere Studie. Diese untersuchte über ein Jahr die Ernährungsgewohnheiten von knapp 1.400 New Yorkern. Die Forscher stellten fest, dass bei Studienteilnehmern, die sich überwiegend mediterran ernährten, die Gefahr einer leichtgradigen, intellektuellen Einschränkung um 17 bis 28 Prozent und die Entwicklung einer Alzheimer-Erkrankung um über 40 Prozent reduziert war. Folglich scheint die sogenannte „mediterrane Ernährung“ doch positive Effekte zu haben[47].

Man könnte also fragen, ob bestimmte Nahrungsbestandteile die unheilvolle Entwicklung der Demenz theoretisch aufhalten können.

Deshalb wurde untersucht, ob Bevölkerungsgruppen, die diese nachfolgenden Substanzen in ihrer normalen Ernährung in hohen Konzentrationen zu sich nehmen, seltener an neurologischen Erkrankungen (wie Demenz) leiden.

Schauen wir uns diese Nahrungsbestandteile einmal genauer an. Da sind zum einen die **mehrfach ungesättigten Fettsäuren**, die zum Beispiel im Fischöl enthalten sind. Ältere erinnern sich vielleicht an den schrecklichen Lebertran, den einem die Mutter einlöffelte. Diese mehrfach ungesättigten Fettsäuren wirken nachweislich entzündungshemmend. Außerdem sind mehrfach ungesättigte Fettsäuren ein wichtiger Bestandteil der Zellen im Gehirn. Daher lag es auf der Hand, zu untersuchen, ob eine erhöhte Dosis an mehrfach ungesättigten Fettsäuren die Entstehung und den Verlauf einer Demenz aufhalten könnte. Dies war bei älteren Menschen in China tatsächlich der Fall: In der Gegend, in der die Untersuchung stattfand, wird traditionell viel Fisch und damit auch Fischöl gegessen. Die Forscher konnten beobachten, dass demenzielle Erkrankungen hier verlangsamt wurden[48].

Verschiedene andere Studien bestätigten diese positiven Ergebnisse und konnten darüber hinaus auch zeigen, dass sich im frühen Stadium einer Demenz die Symptome verbesserten, wenn das Essen mit mehrfach ungesättigten Fettsäuren angereichert war. War die Demenz fortgeschritten, zeigten diese Fettsäuren keinen Effekt[49].

Ähnliches gilt für das Gewürz **Curcuma**. Diese Wurzel ist angeblich ein richtiger Tausendsassa: Man sagt ihr nach, dass sie gegen Entzündungen und Bakterien hilft, Viren verscheucht, Pilzerkrankungen heilt und gegen Krebs und Sauerstoffradikale wirkt (streng genommen ist davon allerdings wissenschaftlich wenig belegt). Hilft sie also auch bei Demenz? Grundsätzlich ist es nicht ausgeschlossen, dass Curcuma neuroprotektiv wirkt, also die Nervenzellen schützt. Viele Inder würzen ihre Gerichte oft und in hohen Dosen mit Curcuma. Im Vergleich zur US-amerikanischen Bevölkerung erkranken relativ wenige Inder an Demenz. Diese Tatsache hat Forscher veranlasst, Patienten mit Alzheimer zusätzlich Curcuma als Nahrungsbestandteil zu geben. Leider waren die Ergebnisse enttäuschend; den Betroffenen ging es nicht besser. Es liegt möglicherweise an der Tatsache, dass, obwohl Curcuma die Gehirnzellen schützt, es nicht zu rechten Zeit am richtigen Ort ist: Man nennt sowas Bioverfügbarkeit. Und die ist bei Curcuma nicht optimal.

Eine dritte große Gruppe an Nahrungsbestandteilen sind die **Flavonoide**. Diese Substanzen kommen in hohen Konzentrationen im Gemüse, Obst, in Getreideprodukten, Wurzeln und in verschiedenen Tees, Weinen sowie im Kakao vor. Flavonoide sind, ähnlich wie Curcuma, entzündungshemmend und schützen die Nervenzellen. In einer Untersuchung wurden ältere Mitbürger über 65 Jahre gebeten, viel Kakao in Form von Schokolade zu sich zu nehmen. Nach vier Jahren zeigte sich, dass die Teilnehmer deutlich weniger an Demenz litten[50] als eine Vergleichsgruppe.

Ähnliches gilt für **Kaffee.** Kaffee enthält nicht nur Koffein, sondern auch hohe Konzentrationen von Flavonoiden. In einer Beobachtungsstudie aus Finnland, die über einen Zeitraum von 21 Jahren ging, fanden die Forscher heraus, dass die Rate, an Alzheimer zu erkranken, möglicherweise um mehr als 60 Prozent sinkt, wenn man ab Mitte 40 täglich drei bis fünf Tassen Kaffee trinkt. Für alle Kaffeetrinker eine interessante Studie und ein ermutigendes Ergebnis. Bei Untersuchungen, deren Ziel es war, den direkten Einfluss von Kaffee und Demenz zu untersuchen, und bei denen Studienteilnehmer täglich eine vorgeschriebene Menge Kaffee trinken mussten, waren die Ergebnisse nicht so eindeutig. Häufig konnte dieser positive Effekt nicht nachgewiesen werden.

3

Es gibt noch eine fünfte interessante Gruppe von Nahrungsbestandteilen: nämlich **Resveratrol**. Das findet sich in hohen Konzentrationen im Rotwein. In Tierversuchen sah man, dass die typischen Veränderungen einer Demenz in den Gehirnen der Versuchstiere deutlich abnahmen. Es zeigt sich also die gleiche Tendenz wie beim Kaffee. In einer kleinen Studie, bei der gesunde Teilnehmer Resveratrol in Kapseln verabreicht bekamen, zeigte sich, dass die Einnahme positive Auswirkungen auf die geistige Leistungsfähigkeit der Probanden hatte[51]. Ob die Gabe von Resveratrol in Form von Rotwein ähnliche Ergebnisse zeitigen würde, ist bislang unbekannt. Vermutlich aber hätte diese Studie keine Probleme, genügend Studienteilnehmer zu finden. Es darf hier allerdings nicht unerwähnt bleiben, dass Alkoholkonsum natürlich auch beträchtliche Gesundheitsrisiken bergen kann.

Versuche mit Zellkulturen und Tierversuche haben gezeigt, dass auch **Mineralien und Vitamine** vor den typischen Veränderungen schützen, wie sie immer wieder bei Menschen mit Demenz beobachtet werden. In Untersuchungen an Probanden sind die Ergebnisse jedoch fast nie eindeutig, oft sogar widersprüchlich und enttäuschend.

**Fazit** Möglicherweise sind Fisch und speziell Fischöl, Curcuma, Flavonoide in frischem Gemüse und Obst, Resveratrol sowie Kakao oder Kaffee Substanzen, die Demenz verhindern oder den Verlauf verlangsamen können. Doch ein Beweis nach strengen wissenschaftlichen Kriterien steht noch aus.

Fällt Ihnen etwas auf? Die Zusammenstellung der Substanzen hört sich doch wie ein Rezept für ein gutes mediterranes (italienisches)

Essen an: Fisch, Gemüse, Salate, Obst und dazu ein Glas Rotwein, zum Schluss einen Espresso und ein bacio – eine italienische Schokoladenkugel. Wichtig scheint nur zu sein, dass man frühzeitig mit dieser schmackhaften Kost beginnt und nicht wartet, bis man selbst oder ein Angehöriger wirklich an Demenz erkrankt ist.

Gibt es folglich weniger demenzielle Erkrankungen in den mediterranen Ländern, die dieser Essenskultur frönen? Die spanische Studie (siehe oben) mag als ein positiver Hinweis gelten. Tatsächlich konnte in verschiedenen Untersuchungen festgestellt werden, dass eine mediterrane Kost nach einigen Jahren das Auftreten einer Alzheimer-Krankheit vermindert[52]. Als Beispiel eine Studie aus dem Jahre 2015: 923 Studienteilnehmer im Alter von 58 bis 98 Jahren mussten im Verlauf von viereinhalb Jahren in regelmäßigen Abständen Fragebögen zu ihren Essgewohnheiten beantworten. Ähnlich wie bei der Studie in New York stellte sich heraus, dass Studienteilnehmer, die sich gesund (mediterranähnlich) ernährten, deutlich seltener an Demenz und speziell an Alzheimer erkrankten. Diese Studie fand wohlgemerkt nicht in einem mediterranen Land statt, sondern in Chicago[53].

**Info** In der Ernährungsmedizin gibt es wenige Studien, welche die harten Kriterien einer prospektiven und randomisierten Doppelblindstudie erfüllen. Das ist wahrscheinlich unmöglich. Die wohl einzig realistische Weise, Fragen zur Ernährung und ihre Folgen auf bestimmte Krankheiten oder Risikofaktoren annähernd zu beantworten, sind prospektive Beobachtungsstudien und die stehen nicht in ausreichender Anzahl und Qualität zur Verfügung, um ganz sichere Aussagen zu treffen.

Was schließen wir nun aus den Ergebnissen? Und welche Empfehlungen sind sinnvoll? Wie zur Vorbeugung auch anderer schwerer Erkrankungen (beispielsweise Krebs) empfehlen wir eine sogenannte „gesteuerte Wunschkost“: also eine mediterrane Kost, die Ihnen und Ihren Angehörigen schmeckt. Wenn Sie ein bestimmtes Gemüse wie etwa Broccoli nicht mögen, ist es sinnlos und kontraproduktiv, sich dazu zu zwingen, diesen zu essen. Essen Sie das, was Ihnen schmeckt. Sollte aber die (ungesteuerte) Wunschkost immer nur Currywurst und Pommes sein, denken Sie darüber nach, ob man die Kost nicht zu mehr Gemüse und Obst, zu weniger rotem Fleisch, dafür aber zu mehr Fisch „steuern“ kann. Ein gelegentliches Glas Rotwein hebt die Stimmung und fördert die Akzeptanz.



### 3.4.4 Soziales Engagement und soziale Kontakte

**Beispiel**

*Ich muss zu meiner Schande gestehen, dass ich meinen Vater viel zu selten besuche. Er lebt in einer kleineren Universitätsstadt in einem anderen Teil Deutschlands, etwas fernab von Metropolen und Hauptverkehrsverbindungen. Doch an diesem Tag habe ich es geschafft – ich habe eine Konferenz früher verlassen und mir die Zeit genommen.*

*Ich besuche meinen inzwischen über 80-jährigen Vater zu Hause, danach wollen wir in einem netten Restaurant zu Mittag essen. Ich freue mich auf den Besuch, denn ich habe und hatte immer ein gutes Verhältnis zu meinem Vater. Wir waren politisch nicht immer einer Meinung, aber die typischen Probleme der Generationen in der Nachkriegszeit blieben uns erspart, denn mein Vater war ein Verfolgter des Naziregimes.*

*Als ich in seine Wohnung komme, stelle ich fest, dass in seiner schönen, gemütlichen 4-Zimmer-Wohnung oberflächlich alles geordnet und sauber ist, dank seiner Putzhilfe. Mein Vater wirkt etwas schlanker, aber nicht mehr so frisch und akkurat in seinem Äußeren, worauf er immer sehr viel Wert gelegt hat (denn er ist auch ein wenig eitel). Das Rasieren ist an diesem Morgen nicht wirklich gelungen; ich vermute, er hat sich heute nicht geduscht, und das Aftershave, das ich an ihm kenne, seit ich denken kann, überdeckt nur ungenügend die mangelnde Frische. Insgesamt wirkt er müde, abgespannt, etwas lustlos.*

*Wir suchen ein schönes Restaurant aus und es entspannt sich ein typisches Vater-erwachsener-Sohn-Gespräch: „Wie geht es Dir, was macht Du so, hast Du Beschwerden?“ Meistens sind seine Antworten geordnet, ab und zu schweift er ab, verliert häufiger den sprichwörtlich „roten Faden“, wiederholt sich. Ich bin etwas erschrocken und beunruhigt. Nach*

*dem frühen Tod meiner Mutter ist er viel gereist, vielleicht eine Art Flucht, und hatte uns Kindern immer begeistert von seinen Reisen berichtet. Oder er hatte neue Forschungsvorhaben und Buchprojekte. Auch die Zusammenarbeit mit den Studenten machte ihm immer Spaß. Es gab also stets eine Menge zu erzählen.*
*Jetzt wirkt er desinteressiert, hat sein altes Institut schon lange nicht mehr aufgesucht. Seine Doktoranden sind endlich promoviert oder abgesprungen – es gibt für ihn also keinen Grund mehr, dort vorbei zu schauen. Wo ist der sprühende Geist? Lustlos stochert mein Vater in seinem Essen. Er, der Genussmensch.*
*Am Ende beklagt er sich, etwas was ich von meinem Vater kaum kenne. Es kommen Sätze wie: „Was soll das alles, es sind schon genug Bücher geschrieben. Meine wissenschaftlichen Bemühungen basieren letztlich auf Spekulation und keiner interessiert sich mehr für meine Theorien. Ich sollte das Buch xy angesichts der Weltlage neu schreiben, aber es fehlt mir die Kraft."*
*Mehrfach beklagt er seine Einsamkeit, ihm fehlt die Familie, aber mehr noch die Freunde und der wissenschaftliche Austausch mit den Kollegen. „Früher waren wir auf Partys, dann auf runde Geburtstage eingeladen. Jetzt werde ich zu Begräbnissen mit anschließendem Leichenschmaus eingeladen", bemerkt er schmunzelnd. „Mir sterben die Freunde weg und manchmal liege ich im Bett und frage mich, wann ich dran bin."*
*Ich biete meinem Vater an, zu uns und zu seinen Enkeln zu ziehen, aber er lehnt ab. „Einen alten Baum verpflanzt man nicht" – mit solchen und ähnlichen Argumenten.*
*So verabschiede ich mich nach ein paar Stunden von meinem Vater. Mit einem schrecklich schlechten Gewissen. Mit der Ahnung, dass er vielleicht schon leicht dement wird. Mit dem Wissen, dass er einsam ist. Und mit der Frage: Wie wird es mir einmal ergehen?*
*Ich nehme mir vor, meinen Vater öfter zu besuchen. Freunde aber kann ich ihm nicht ersetzen.*

Michael H. Schoenberg

Viele Untersuchungen lassen vermuten, dass sich ein aktives soziales Leben mit Familie und Freunden sehr positiv auswirkt und eine Demenz verhindert oder intellektuelle Einschränkungen verzögert.

Sicher belegt ist auf jeden Fall das Gegenteil: Das Risiko, an Demenz zu erkranken, ist bei Menschen, die allein leben, nie verheiratet waren oder in einer Partnerschaft lebten, die geschieden oder verwitwet sind, um 40 bis 50 Prozent erhöht[54]. Zu einem ähnlichen Ergebnis kommt eine weitere Studie: Sie trug die Ergebnisse von 19 relevanten Untersuchungen zusammen und wertete diese aus. Tatsächlich erleiden einsame Menschen mit wenig sozialem Umgang nahezu doppelt so oft eine Einschränkung ihrer geistigen Fähigkeiten und eine Demenz. Besonders das Gefühl der Einsamkeit ist ein schwerwiegender Risikofaktor ähnlich wie Bewegungsarmut, Depression im späteren Leben und unzureichende Ausbildung[36].

Und so beginnt ein Teufelskreis: Denn ältere Menschen mit Demenz (auch mit leichter Demenz) sind im Vergleich zu Personen, die keine geistigen Einschränkungen haben, ängstlicher und scheuen sich, ihr soziales Leben zu organisieren, sie befürchten Probleme und Widerstände. Zudem sind die Betroffenen nicht oder nur unzureichend in der Lage, ihre sozialen Kontakte zu organisieren, und isolieren sich zunehmend. So ziehen sie sich noch weiter aus dem sozialen Leben zurück. Und dies, siehe oben, verstärkt wiederum die Demenz.

Doch es gibt nicht nur Studien, die zeigen, wie wichtig soziale Kontakte sind, um einer Demenz vorzubeugen. Andere Untersuchungen wollten wissen, wie wichtig soziale Kontakte für das Fortschreiten der Krankheit sind. Forscher aus Großbritannien befragten dafür etwa 100 Patienten mit leicht- bis mittelgradiger Alzheimer-Demenz. Dabei stellten sie zunächst fest, dass grundsätzlich alle sozialen Kontakte durch Freunde, Familienmitglieder und Betreuer positiv zu bewerten sind – sofern diese harmonisch und ohne Konflikte waren. Der Krankheitsverlauf wurde langsamer[55].

In einer weiteren Langzeitstudie aus Frankreich stellten die Forscher fest, dass nicht so sehr die Häufigkeit der sozialen Kontakte, sondern ihre „Qualität" entscheidend war. Befragte, die sich befriedigend über ihre sozialen Kontakte äußerten, hatten 23 Prozent seltener Alzheimer, Patienten, die das Gefühl hatten, bevorzugt behandelt worden zu sein, und sehr dankbar waren, blieben sogar um etwa 50 Prozent von der Erkrankung verschont[56]. Zudem fanden die Wissenschaftler heraus, dass soziale Kontakte mit Freunden als besonders wertvoll erachtet wurden, denn gute Freunde sind ein rares Gut und „handverlesen". Angehörige kann man sich nicht, Betreuende nur selten aussuchen.

Zu Beginn einer Demenzerkrankung bekommen die Erkrankten meist noch viel Unterstützung durch die eigene Familie. Am Anfang intensivieren in aller Regel Familienmitglieder zunächst den Kontakt zu den Betroffenen, da Patienten mehr Unterstützung benötigen. Bei fortschreitender Demenz aber werden die Besuche der Familie immer weniger anstatt mehr. Das ist nachvollziehbar, denn die Besuche werden immer mühseliger. Angehörige ziehen sich zurück, da die Besuche und Kontakte zu belastend sind und die Angehörigen unsicher sind, inwieweit der Patient wirklich von den Besuchen profitiert. Zudem haben viele Angehörige falsche Vorstellung von der Erkrankung und sind insgesamt hilflos. Das verstärkt bei den Betroffenen den Teufelskreis der Isolation und das Gefühl der Einsamkeit[33]. Und die Spirale dreht sich weiter: Denn soziale Isolation verstärkt die Demenz, bis die betroffenen Menschen in einem Heim landen, meist fern ab von ihrem sozialen Netzwerk.

Einsamkeit ist aber nicht gleich Einsamkeit. In einer Untersuchung an älteren schwedischen Mitbürgern unterschieden die Forscher zwischen dem Gefühl der sozialen und der emotionalen Einsamkeit. Soziale Einsamkeit bedeutete, dass die Befragten überhaupt keine engen und vertrauensvollen Freundschaften hatten, das Gefühl von Langeweile und Passivität ihr Leben bestimmte. Menschen, die sich dagegen emotional einsam fühlten, fehlte eine nahe, vertrauensvolle und intime Verbindung zu einer anderen Person (zum Beispiel Ehepartner). Während die emotionale Einsamkeit bei der untersuchten Altersgruppe mit und ohne Demenz gleich verteilt war, zeigte sich, dass bei Menschen mit beginnenden intellektuellen Einschränkungen das Gefühl der sozialen Einsamkeit vorherrschte[57].

Doch jetzt stellt sich die Frage nach Ursache oder Wirkung: Was war zuerst da? Das Huhn oder das Ei? Oder in unserem Fall: die Einsamkeit oder die Demenz? Diese Frage versuchte eine wissenschaftliche Gruppe aus Amsterdam zu beantworten. Sie stellte fest, dass allein das Gefühl der Einsamkeit (also nicht Einsamkeit als solches) die Gefahr, an Demenz zu erkranken, deutlich erhöht. Die Forscher schlossen daraus, dass bereits Gefühle von Einsamkeit als ein Vorzeichen für eine beginnende Demenz zu werten sind und gefährdete Personen in dieser Beziehung Hilfe benötigen[58].

3

Es wäre schön, wenn sich Initiativen bildeten, um solche Menschen aus ihrer Isolation herauszuholen. Denn nur wenige haben viele Freunde, die einem wirklich nahestehen, und auch diese werden im zunehmenden Alter immer weniger und sterben – siehe der Vater in obigem Beispiel.

Denn die Folge eines Lebens in Isolation und ohne soziale Kontakte ist eine deutlich schlechtere Lebensqualität.

In einer großen Untersuchung wurden die Elemente Lebensqualität und Lebenszufriedenheit sowie das allgemeine Wohlbefinden bei Menschen, die bereits an einer Demenz litten, erfragt. Dabei zeigte sich, dass Faktoren wie soziales Engagement der Patienten und ihrer Umgebung sowie ein Netzwerk an menschlichen Verbindungen die so wichtige Lebensqualität deutlich stärken[59].

Wie wir bereits mehrmals betont haben, ist eine gute Lebensqualität entscheidend für den weiteren Verlauf der Erkrankung. Und gute Lebensqualität hängt häufig damit zusammen, ob der Betroffene das Gefühl hat, ein sinnvolles Leben zu leben (➤ Kap. 1.2 Lebensqualität – eine Frage des Alters?).

Während in der Prophylaxe die **Sinnfindung** eine entscheidende Rolle spielt, stehen bei beginnender Demenz Aspekte der **Lebensqualität** im Vordergrund. Beide Faktoren verringern nicht nur das Risiko, an Demenz zu erkranken, sondern können bei vorhandenen Einschränkungen die Entwicklung wenn nicht stoppen, so doch deutlich verlangsamen.

Es wurde die Frage untersucht, inwieweit sich die intellektuellen Fähigkeiten Betagter durch geistige und soziale Aktivitäten verbessern ließen. Dabei versuchte man, die Senioren in verschiedene soziale

Aktivitäten einzubinden[60]: Man setzte sie beispielsweise in der Schule und im außerschulischen Bereich ein, um Kindern beim Lesen, Schreiben oder Rechnen zu helfen. Oder man ließ sie die Schulbibliotheken organisieren. In dieser vorläufigen Studie zeigten sich recht positive Ergebnisse; letztlich fehlt jedoch ein Beweis, dass man mit solchen Programmen die soziale Isolation und die Entwicklung einer Demenz verhindern kann.

3

**Fazit** Menschen, die an demenziellen Erkrankungen leiden, haben weniger gute Freunde und fühlen sich einsam. Das schränkt die Lebensqualität deutlich ein. Andererseits stärken soziales Engagement der Patienten und ihrer Umgebung sowie ein Netzwerk an menschlichen Verbindungen die Lebensqualität. Deshalb sollten Freundschaften, die als wertvoll empfunden werden, gestärkt werden. Nicht nur um Demenz vorzubeugen, sondern auch, wenn es um die Therapie von Demenzkranken geht.

Woran liegt es aber, dass manche Menschen selbst im hohen Alter noch geistig außerordentlich frisch und aufnahmebereit erscheinen, während andere zum Teil in Zeitraffertempo geistig verwelken.

In einer Zwillingsstudie konnten die Wissenschaftler zeigen, dass bereits im mittleren Alter eine intellektuell anspruchsvolle Tätigkeit oder Beschäftigung, gepaart mit befriedigenden sozialen Kontakten, Häufigkeit und Schwere der Demenz deutlich verringert. Der Wert dieser und anderer Zwillingsforschungen liegt auf der Hand. Da insbesondere eineiige Zwillinge genetisch, das heißt von ihren Anlagen her identisch sind, lassen sich die Auswirkungen von Lebensstil und Umweltbedingungen im Vergleich zur erblichen Anlage (Prädisposition) gut beobachten und vergleichen. In dieser Studie zeigte sich während einer Beobachtungsperiode von 28 Jahren, dass Personen, die während ihrer beruflich aktiven Zeit anspruchsvollere geistige Tätigkeiten hatten und sich sozial in der Familie, in Vereinen oder in der Gemeinde engagierten, deutlich seltener an Demenz litten als ihr Zwillingspartner[61]. Auch diese Studie zeigt, wie wichtig es ist, sich Zeit seines Lebens mit herausfordernden geistigen Tätigkeiten zu befassen.

### 3.4.5 Streben nach Lebenssinn

Es bleibt die Frage, ob man im hohen Alter eine Demenzerkrankung verhindern oder nach hinten schieben kann, wenn man das Gefühl hat, ein sinnvolles Leben zu leben und sich mit sinnhaften geistigen Tätigkeiten beschäftigt. Dazu untersuchten Forscher in den letzten Jahren nicht nur die unterschiedlichen geistigen und körperlichen Aktivitäten von Studienteilnehmern im Hinblick auf Alzheimer-Krankheit und beginnende Demenz, sondern inwieweit diese und andere Tätigkeiten den Personen das Gefühl eines sinnvollen Lebens gaben, das heißt ihr Leben mit Sinn erfüllten. Da geistig fordernde Tätigkeiten anstrengend sind, liegt die Vermutung nahe, dass man diese geistige Arbeit nur dann verrichtet, wenn man das Gefühl hat, die Bemühungen sind sinnvoll, der Schweiß lohnt sich[62]. In dieser Untersuchung wurden nach einem festgelegten Schema 1.200 Personen, alle um die achtzig Jahre alt, über sieben Jahre untersucht. Die Forscher setzten das Auftreten von Alzheimer oder Vorformen der Demenzerkrankung mit dem Gefühl der Studienteilnehmer, ein sinnvolles Leben zu haben, in Beziehung. Die Ergebnisse waren besonders eindeutig und bemerkenswert: Bei Personen, die ihr Leben und ihre Tätigkeit sinnvoll und wertvoll empfanden, war die Gefahr, an Alzheimer zu erkranken, um mehr als die Hälfte verringert. Oder andersherum formuliert: Die Chance, von dieser Erkrankung verschont zu werden, war um das 2,4-Fache erhöht. Auch leichte Formen einer geistigen Einschränkung konnten durch ein befriedigendes und sinnvolles Leben um 30 Prozent verringert werden. Diese beeindruckenden Ergebnisse waren besonders eindeutig, wenn die Untersuchten bereits während ihrer Berufsjahre das Gefühl hatten, Sinnvolles zu leisten, vielleicht auch mit sich zufrieden waren.

In einer weiteren großen Studie wurden über 10.000 Teilnehmer untersucht und es stellte sich heraus, dass Lebenssinn, aber auch die sich daraus ergebende Zufriedenheit und positive Gefühle (ähnlich wie der Aufbau einer kognitiven Reserve) die seelischen Widerstandskräfte verstärken und so Demenz verhindern oder sie zumindest zeitlich nach hinten verschieben[63]. Dieser Effekt zeigte sich auch bei Menschen, die wegen ihrer Vorgeschichte mit Risikofaktoren belastet waren.

Was aber bedeutet ein erfülltes Leben? Eine Studiengruppe der Ludwig-Maximilians-Universität München untersuchte die Sinnfindung im Leben in verschiedenen Lebensabschnitten. Die Frage „Was vermittelt mir das Gefühl, ein sinnvolles Leben zu führen?" wurde Menschen in vier verschiedenen Altersgruppen gestellt: jungen Erwachsenen, Menschen zwischen 30 und 40 Jahren, Senioren nach ihrem aktiven Berufsleben und alten Menschen um die Siebzig. Die Ergebnisse zeigten, dass junge und betagte Menschen, zwar aus unterschiedlichen Motiven, ihrem Leben einen hohen Lebenssinn bescheinigten, lediglich in der Middle Life (Crisis?), d.h. im mittleren Lebensabschnitt zwischen 30 und 50 Jahren, ist das Gefühl, ein erfülltes Leben zu führen, deutlich vermindert. In diesem Alter dominierte das Gefühl, vor allem den Verpflichtungen, die das Leben mit sich bringt, nachzukommen, und weniger, das Leben selbst gestalten zu können[64].

Erfreulicherweise steigt also im Alter das Gefühl, ein sinnvolles Leben zu führen, wieder auf „jugendliche Werte" an. Nach Ende der Berufstätigkeit finden viele 60 bis 70-Jährige eine Erfüllung in der Unterstützung der jüngeren Generation, aber auch Lebenssinn in der Hinwendung zu spirituellen (nicht unbedingt religiösen) Themen und sie erfreuen sich an Natur- und Tiererlebnissen[64].

Die Ergebnisse einer amerikanischen Untersuchung bestätigen indirekt die Ergebnisse der Münchner Gruppe[65]. Wie bei den Untersuchungen der Studiengruppe der Ludwig-Maximilians-Universität München zeigte sich auch hier, dass es die Lebensqualität älterer Mitbürger erheblich verbessert, wenn diese freiwillig jüngere Generationen unterstützen und ihnen helfen.

### 3.4.6 Verbesserung der intellektuellen Fähigkeiten

Australische Forscher fragten sich, ob es möglich ist, die intellektuellen Fähigkeiten älterer Personen zu erhalten oder zu verbessern. Deshalb testeten sie an Senioren mittels Fragbogen, inwieweit sich die älteren Mitbürger mit intellektuellen Themen in ihrer Freizeit beschäftigten. Sie kamen zu dem Ergebnis, dass diejenigen Studienteilnehmer, die geistig sehr aktiv waren, eine hohe kognitive Reserve aufwiesen und deutlich seltener eine Demenz entwickelten[66]. Interessanterweise hatte Fernsehen keinen positiven Effekt.

(Was angesichts mancher Sendungen nicht verwunderlich ist. Darüber hinaus führt Fernsehen zur körperlichen Inaktivität.) Diese Ergebnisse lassen vermuten, dass die „kognitive Reserve" nichts Statisches ist, sondern auch im Alter verbessert werden kann. So wie Sie Ihr Bankkonto, um im Bild von oben zu bleiben, ja auch Ihr Leben lang auffüllen können.

Um dies zu untermauern, wurden in einer weiteren Untersuchung 65- bis 94-Jährige auf den Gebieten Gedächtnis, logisches Denken und Aufmerksamkeit regelrecht trainiert und es zeigte sich, dass das Training genau die Bereiche verbesserte, die über einen längeren Zeitraum geübt wurden[67].

3

**Fazit** Sie können die Verteidigungsmechanismen Ihres Gehirns durch einen sozial und geistig aktiven und anspruchsvollen Lebensstil lebenslang gegen Schäden aller Art stärken. Dabei passen sich sowohl die Substanz als auch die Funktion des Gehirns den Gegebenheiten und Anforderungen an. Das schafft einen Puffer, von dem das Gehirn bei beginnender Nervenzellschädigung zehrt.

Deshalb wiederholen wir es hier noch einmal: Fangen Sie so früh wie möglich an, gesund zu leben. Essen Sie ausgewogen und mediterran, trainieren Sie Körper und Geist regelmäßig (Schach und Sport), pflegen Sie Ihre sozialen Kontakte und gehen Sie regelmäßig zum Arzt, um ein beginnendes „metabolisches Syndrom" oder Schwerhörigkeit schnell zu erkennen. Interessieren Sie sich für Neues und grübeln oder granteln Sie nicht allein zu Hause. So sind Sie bestens gerüstet für das Alter und können aktiv gegen geistigen Abbau und Demenz ankämpfen.

Ein Abfallen der geistigen Kapazität vermeiden Sie, wenn Sie sich an diesen Stabreim halten: **Man soll laufen, lieben, laben, lernen, lachen und leben.**

Wie wichtig Bewegung (**l**aufen), gesunde, mediterrane Ernährung (**l**aben) und **l**ernen (geistiges Training) sind, um Demenz vorzubeugen, haben wir bereits oben erläutert. **L**achen, **l**ieben sowie bewusst und sinnvoll **l**eben als Synonyme für sozialen Kontakte und **L**ebenssinn sind ebenso wichtige präventive Elemente.

Merken Sie sich also diesen Stabreim und Sie haben in einem Satz die wichtigsten Faktoren der Demenzprophylaxe zusammengefasst. Jetzt brauchen Sie diese nur noch umzusetzen.

# DIAGNOSE DEMENZ

*Welche Konsequenzen und Therapien jetzt nötig sind*

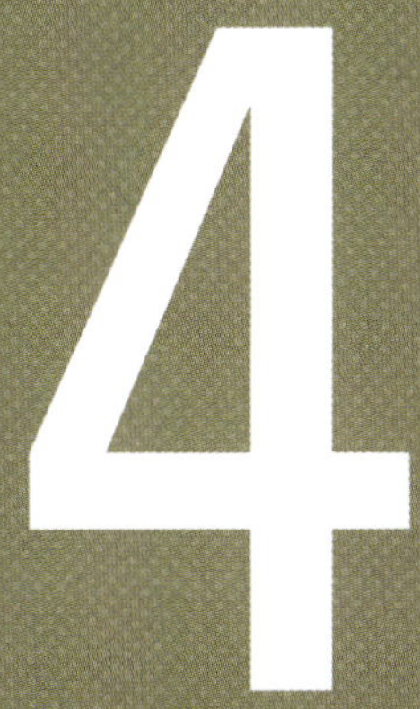

## 4.1 Empowerment und Shared Decision Making – Was steckt dahinter?

**Beispiel**

*Frau Schneider* ist eine sehr nette Frau von 46 Jahren und soll eine Darmspiegelung erhalten, da in ihrer Familie ein Onkel relativ früh an einem Dickdarmkrebs erkrankte. Ich lege ihr dar, was eine Darmspiegelung bedeutet und dass sie am Tag der Vorbereitung und am Tag danach möglichst keiner anstrengenden Tätigkeit nachgehen und zu Hause entspannen solle.*

*Das ist für Frau Schneider inakzeptabel, denn sie muss sich um ihre Mutter kümmern, die an Demenz erkrankt ist. Ihre Mutter und Demenz? Ich kenne die alte Dame, die auf mich immer einen sehr fitten Eindruck machte. Die Tochter klagt mir nun ihr Leid. Die Mutter ist 71 Jahre alt und war immer eine sportliche und musikbegeisterte Frau, die auch nach dem Tod ihres Mannes weiter Ski fuhr, in die Berge ging und begeistert im hiesigen Kirchenchor aktiv war. Vor einem halben Jahr fing es ganz schleichend an: Sie war vergesslich, hatte sich aus der Wohnung ausgeschlossen, hatte leichte Schwierigkeiten einzukaufen und wurde etwas „tatterig". Frau Schneider riet ihrer Mutter, zum Hausarzt zu gehen, in der Hoffnung, dass der Hausarzt ihr ein schwaches, pflanzliches und ungefährliches Medikament zur Stärkung der Konzentration aufschreiben würde. Doch der Hausarzt empfahl der Mutter, sich bei einem Nervenarzt vorzustellen, den sie auch aufsuchte. Nach einem längeren Gespräch und einigen Tests eröffnete der Nervenarzt der Mutter, dass sie vermutlich an einer leichten Demenz leide, verschrieb ihr ein Medikament, riet ihr, sich weiter zu bewegen und ihre sozialen Kontakte aufrechtzuerhalten. Die Diagnose schlug ein wie eine Bombe. Seitdem ist Frau Schneiders Mutter völlig verändert, unfreundlich, nimmt keine Medikamente ein, denn sie hat Angst vor Nebenwirkungen und sagt: „Wollt ihr mich vergiften?"*

*Vor Kurzem lag sie noch um 11 Uhr vormittags teilnahmslos und deprimiert im Bett. Die Mutter, die immer ein Energiebündel war. Manchmal leidet sie auch an Angstzuständen und Wahnvorstellungen, und vor Kurzem hat*

* Name geändert

*sie ihre Tochter sogar angeschrien und war richtig aggressiv, als ob Frau Schneider schuld an ihrer Demenz sei. So erzählt es mir Frau Schneider. Sämtliche Hilfsangebote lehnt die Mutter schroff ab und sagt immer nur: „Ich bin kein kleines Kind, ich weiß, was ich zu tun habe!" Keiner kommt an sie heran, auch die Freundinnen aus dem Chor will sie nicht mehr sehen oder sprechen. Frau Schneider ist verzweifelt und fühlt sich also verpflichtet, täglich nach der Mutter zu schauen. Letztlich aber ist sie völlig ratlos, denn sie weiß nicht, wie es weitergehen soll. Welche Konsequenzen wird diese Diagnose noch für die gesamte Familie haben?*



Betroffene möchten in der Regel selbst entscheiden können, was mit ihrer Gesundheit geschieht. Sie möchten nicht nur gut gemeinte ärztliche und pflegerische Handlungsanweisungen umsetzen, sondern das Vorgehen auch aktiv mitgestalten. Das ist gut und wichtig. Zunehmend erkennen nicht nur Ärzte und Therapeuten, sondern auch Krankenkassen und andere Kostenträger dieses Bedürfnis nach Selbstbestimmung. Dieser Wunsch nach Selbstbestimmung hat auch gleich einen englischen Namen bekommen: nämlich *Empowerment.* Dieses Empowerment (am ehesten zu übersetzen mit „Selbstbefähigung" oder „Selbstermächtigung") findet Einzug in immer mehr medizinische Bereiche[1]. Dass die Autonomie von Patienten gestärkt werden soll, ist aus ethischer und sozialer Sicht leicht nachvollziehbar. Aber auch die wissenschaftliche Grundlage verbessert sich ständig. Mittlerweile gibt es klare Belege dafür, dass viele Therapien deutlich mehr Erfolg haben, wenn die Betroffenen angemessen beraten und in wichtige Entscheidungen mit einbezogen werden. Auch den Verlauf chronischer, nicht heilbarer Krankheiten beeinflusst dies positiv[2].

Als besonders vielversprechend hat sich hier das Modell des *Shared Decision Making* erwiesen – was auf Deutsch so viel heißt wie „partizipative Entscheidungsfindung". Das bedeutet, dass medizinische Entscheidungen gemeinsam von Betroffenen, ihren Angehörigen und Ärzten getroffen werden[3, 4]. Scheuen Sie sich nicht davor, offen mit dem Arzt Ihres betroffenen Angehörigen zu sprechen, dass dieser mitentscheiden möchte. Sie werden sehen, dass die meisten Ärzte gern auf Ihre

Wünsche und Vorstellungen eingehen werden. Es gibt verschiedene Entscheidungshilfen, (zum Beispiel einfach verständliche Broschüren, Filme oder kleine Bildtafeln), sodass auch Laien komplizierte medizinische Sachverhalte verstehen und Entscheidungen gut informiert treffen können. Die Akzeptanz des Shared Decision Making ist sowohl bei Ärzten als auch bei Betroffenen hoch und die Betroffenen sind mit dem Behandlungsprozess insgesamt zufriedener, wenn sie in die Entscheidungen mit einbezogen sind[3, 4].

Dieses Mitentscheidenkönnen ist nicht nur für Patienten wichtig, die an altersbedingtem Diabetes, an Krebs oder Arthrose erkrankt sind oder einen Schlaganfall erlitten haben. Auch bei Erkrankungen, bei denen die Entscheidungsfähigkeit eingeschränkt ist, spielt die Autonomie der Betroffenen weiterhin eine wichtige Rolle.

Auch Menschen mit Demenz können in Teilbereichen noch ihre Vorlieben ausdrücken – selbst wenn ihre geistige Leistungsfähigkeit bereits deutlich vermindert ist: etwa wenn es um Fragen geht wie: „Mit wem möchte ich zusammenleben?", „Mit welchen Personen möchte ich Zeit verbringen?" oder „Welche Aktivitäten möchte ich gern machen?"

So setzt sich vor allem die Organisation *Alzheimer Europe* samt ihrer nationalen Mitgliederorganisationen für die Eigenständigkeit und Selbstbestimmung von Menschen mit Demenz ein (siehe Pariser Erklärung zu den politischen Zielen der europäischen Alzheimerbewegung, www.alzheimer-europe.org/Policy/Paris-Declaration-2006). In den USA werden Menschen mit Demenz sogar aktiv in die Öffentlichkeits- und Lobbytätigkeiten der dortigen Alzheimer-Gesellschaft miteinbezogen. Das zeigt eindrücklich, dass trotz Demenz sinnvolle Tätigkeiten möglich sind. Daran sollten wir immer denken, wenn wir es mit Menschen zu tun haben, die vielleicht vergesslicher sind als wir. Vor allem in der individuellen Betreuung von Menschen mit Demenz sollte es immer Ziel der Bemühungen sein, dem Betroffenen möglichst lange seine Selbstbestimmung und gleichberechtigte Teilhabe am Leben in der Gesellschaft zu ermöglichen (siehe § 1 [1] Sozialgesetzbuch IX in der 3. Auflage von 2003).

Leider wurde bisher nur sehr wenig darüber geforscht, wie häufig Menschen mit Demenz und ihre Angehörige tatsächlich in medizinische und soziale Entscheidungen miteinbezogen werden. Gut bekannt ist allerdings das Gegenteil: nämlich dass Menschen, deren geistige Leistung nur geringfügig eingeschränkt ist, die meisten wichtigen Entscheidungen nicht mehr selbst treffen, sondern deren Angehörige[5]. Wir halten das für sehr problematisch, weil damit den Erkrankten das grundlegende Recht auf ein selbstbestimmtes Leben genommen wird. Lassen Sie als Angehöriger den Erkrankten mitreden, auch wenn es dann etwas länger dauert, bis Entscheidungen getroffen werden. Sie werden sehen, dass so alle Beteiligten zufriedener sein werden (➤ Kap. 7 Pflegende Angehörige – Wie Sie für sich die richtige Balance finden).

Eine ganz wichtige Rolle spielen hier die behandelnden Hausärzte: Sie haben eine Vorbildfunktion. Ihr Umgang mit den Betroffenen und Angehörigen stellt die Weichen dafür, wie beide Seiten künftig miteinbezogen werden[5]. Um diese Aufgabe optimal wahrnehmen zu können, müssen die Ärzte jedoch wissen, wie ausgeprägt das Bedürfnis des Betroffenen ist, über Therapie und andere wichtige Themen mitzureden. Überlassen Sie als Angehöriger daher diese Entscheidung nicht dem Arzt allein. Versuchen Sie, die Bedürfnisse des Betroffenen schon vor dem Arzttermin zu verstehen, und sprechen Sie die Wünsche während des Arztbesuches offen an. Aus anderen Bereichen der Medizin ist bekannt, dass Ärzte das Bedürfnis der Betroffenen nach Information und Mitbestimmung eher unterschätzen[6] und das führt zu schlechteren Behandlungsergebnissen[7]. Daher empfehlen wir noch einmal: Sprechen Sie dieses Thema deshalb unbedingt an – auch im Sinne eines besseren Therapieerfolgs.

Einige Ärzte teilen älteren Menschen schwerwiegende Diagnosen erst gar nicht mit. Viele Patienten wissen daher nicht, dass sie beispielsweise an einer Demenz erkrankt sind[8], was die Mitbestimmung natürlich erschwert. Doch es macht keinen Sinn, medizinische Tatsachen zu verschweigen: Die Betroffenen wünschen sich häufig eine offene und ehrliche Besprechung des Themas[9]. Sprechen Sie den Arzt darauf an, wenn Sie oder Ihr betroffener Angehöriger eine Diagnose nicht verstanden haben oder gar keine Diagnose genannt wurde.

Über die Gründe, warum Menschen mit Demenz in wichtige Entscheidungen nicht mit einbezogen werden, kann man nur mutmaßen. Viele Ärzte, Therapeuten und Angehörige trauen es den Betroffenen nicht zu, dass sie entscheiden können, welche Medikamente sie nehmen wollen oder ob ein Sozialdienst zur Versorgung eingeschaltet werden soll. Obwohl die Entscheidungskompetenz bei fortschreitender Demenz abnimmt[10, 11], ist die große Mehrheit der Betroffenen mit beginnender Demenz durchaus in der Lage, Urteilssituationen intellektuell zu erfassen und wichtige Entscheidungen selbst zu treffen[10]. Lassen Sie sich dieses Recht nicht nehmen, und sorgen Sie dafür, dass Ihrem Angehörigen dieses Recht nicht genommen wird.



## 4.2 Wie kann man Demenz behandeln?

### 4.2.1 Einschränkungen der geistigen Leistungsfähigkeit

Welche Möglichkeiten gibt es nun, um eine Demenz zu behandeln? Bei grundsätzlich behebbaren Ursachen, wie zum Beispiel einem Mangel an Vitamin $B_{12}$, wird der Arzt die Grunderkrankung behandeln. Im besten Fall bessert sich dadurch auch die Demenz. Für Alzheimer gibt es zwar aktuell noch keine Heilung, aber doch einige andere hilfreiche therapeutische Ansätze. Dabei kommen sowohl Medikamente zum Einsatz als auch nichtmedikamentöse Maßnahmen, wie die Anpassung der häuslichen Umgebung, um Stürze zu vermeiden und für einen gesunden Tag-Nacht-Rhythmus zu sorgen (tagsüber hell, nachts dunkel; ➤ Kap. 5.1.1 Den Alltag im Griff). Entscheidend ist immer, dass die Bedürfnisse jedes Menschen individuell berücksichtigt werden. Ziel einer Behandlung muss immer sein, dem Betroffenen die Teilhabe an einem normalen Leben möglichst lange zu ermöglichen und seine Lebensqualität aufrechtzuerhalten oder zu verbessern. Der Arzt wird wahrscheinlich ein sogenanntes Antidementivum verschreiben: Das sind Medikamente, die die Gedächtnis-, Konzentrations- und Denkfähigkeit aufrechterhalten sollen. Wenn Betroffene diese Medikamente nehmen, darf man allerdings nicht unbedingt mit einer Besserung der Demenz rechnen. Bei den meisten Menschen wird lediglich der Verlauf der Demenz etwas günstiger gestaltet; das heißt, die Demenz schreitet etwas langsamer voran als ohne Medikament. Leider lässt sich dieser Effekt weder vorhersagen noch richtig messen. In den meisten Fällen wird der Arzt daher das Medikament weiterverordnen, ohne dass man die Wirksamkeit objektiv feststellen kann.

Aktuell sind in Deutschland (und vielen anderen Ländern weltweit) zwei unterschiedliche Medikamentenklassen gegen Demenz zugelassen: die sogenannten Cholinesterasehemmer (Wirkstoffe: Donepezil, Galantamin und Rivastigmin) bei eher leichter Demenz und Memantine für weiter fortgeschrittene Stadien. Wie wirksam frei verfügbare Mittel wie Ginkgo biloba oder Piracetam sind (sogenannte Nootropika), konnte bisher nicht eindeutig nachgewiesen werden. Man könnte jedoch einige Studienergebnisse so deuten, dass sich Ginkgo biloba positiv auf die Bewältigung des Alltags auswirkt. Doch alle genannten Substanzen können das Fortschreiten der Symptome nur verzögern, die Krankheit wird weder gestoppt noch geheilt. Trotzdem sollte der Arzt möglichst früh mit so einer antidementiven Behandlung beginnen, denn so können Betroffene ihre geistige Leistungsfähigkeit, Alltagskompetenz und Lebensqualität auf einem möglichst hohen Niveau erhalten. Deshalb ist es so wichtig, dass Sie früh Kontakt mit dem Arzt aufnehmen.

## 4.2.2 Veränderungen des Charakters und des Verhaltens

Viel störender als die Vergesslichkeit sind meist die Änderungen des Verhaltens und der Persönlichkeit, die häufig bei Demenz auftreten. Unruhe, Apathie, Depression und Wahn beeinträchtigen die Lebensqualität des Betroffenen und seines häuslichen Umfeldes stark. Nicht selten kommt es vor allem abends und nachts zu schwierigen Situationen. Wahn und Halluzination treten häufig während der Abendstunden auf (sogenanntes Sundowning). Viele Betroffene beginnen auch, nachts in der Wohnung oder im Haus herumzuwandern. Dadurch können gefährliche Situationen entstehen, etwa ein Treppensturz. Sprechen Sie als

Angehörige daher auch diese Verhaltensänderung beim Arzttermin an. Sonst besteht die Gefahr, dass belastende Symptome übersehen werden, weil sich der Betroffene während der Untersuchung gerade ruhig verhält.

Sie können versuchen, Situationen zu vermeiden, in denen der Betroffene aggressiv reagiert. Es ist häufig sinnvoller, das Thema zu wechseln und über angenehme Dinge zu reden, als immer wieder über dasselbe unangenehme Thema zu streiten. Wegen ihrer Vergesslichkeit und ihrer eingeschränkten Urteilsfähigkeit sind Menschen mit Demenz nur bedingt dazu in der Lage, Erklärung und Situation vollständig zu begreifen. Manchmal ist das veränderte Verhalten auch eine Reaktion des Betroffenen, normale Situationen mit den eingeschränkten Fähigkeiten bewältigen zu wollen. Daher sollte vor Beginn einer medikamentösen Therapie immer eine gründliche Verhaltensanalyse erfolgen, in der Situationen aufgedeckt und möglichst verändert werden, die zu einem problematischen Verhalten führen oder es aufrechterhalten. Wenn beispielsweise der Betroffene immer aggressiv wird, wenn man ihm einen engen Pullover anziehen will, sollte man es mal mit einer Jacke versuchen, die ihn vielleicht weniger stört. Nicht alle Situationen lassen sich so einfach lösen, aber ein Medikament wäre in diesem Fall nicht das Mittel erster Wahl.

Es gibt noch weitere einfache Tricks, mit denen Sie schwieriges Gebaren gut in den Griff bekommen können: Aggressivität lässt sich unter Umständen zähmen, wenn Sie beruhigende Musik abspielen, etwas vorlesen oder den Betroffenen zum Tanzen oder Spazierengehen ermuntern können. Apathie und Teilnahmslosigkeit können sich legen, wenn es etwas Interessantes zu tun gibt. Die Aktivitäten müssen dabei nicht außergewöhnlich oder aufwendig sein. Manchmal reicht ein Sitzplatz am Fenster, damit der Betroffene dem Geschehen auf der Straße zusehen kann. Therapiestunden wie ambulante Ergo- oder Physiotherapie können dazu beitragen, noch erhaltene geistige und körperliche Fähigkeiten zu stärken. Aktivitäten in der Gruppe eignen sich besonders gut, um die Gefühlswelt zu verbessern und für positive Erlebnisse zu sorgen.

Bei schwerwiegenden Verhaltensänderungen wie Aggression oder wahnhaften Ängsten wird der Arzt wahrscheinlich auch eine medikamentöse Therapie anbieten. Sogenannte Neuroleptika (auch Antipsychotika) können vorübergehend gegeben werden. Ob die Therapie Erfolg hat und weitergeführt wird, sollte allerdings alle paar Wochen überprüft werden, da bei längerer Behandlung Nebenwirkungen auftreten können: etwa Gewichtszunahme, Bewegungsstörungen oder Beeinträchtigungen des Herz-Kreislauf-Systems. Ein Gedächtnistraining ist bei eingetretener Demenz in der Regel nicht zu empfehlen, da die Betroffenen davon meist wenig profitieren und es eher als unangenehm empfinden, dass sie ständig mit ihren Defiziten konfrontiert werden.

Sie als Angehörige sollten auch darauf achten, dass Menschen mit Demenz genügend essen und trinken. Denn bei älteren Personen und besonders bei Menschen mit Demenz ist häufig das Durstgefühl verändert. Zudem wird durch den Untergang der Nervenzellen auch der Geruchsinn geschädigt. Dadurch wird die Lust auf Essen beeinträchtigt. Aber Essen und Trinken sind wichtig für die geistige und körperliche Fitness. Wenn es nötig ist, kann der Hausarzt auch Hilfsmittel wie einen Rollator verschreiben, damit der Betroffene wieder aktiver wird (➤ Kap. 8.6 Leistungen der (gesetzlichen) Krankenversicherung).

Häufig können Menschen mit Demenz auch nicht mehr richtig ausdrücken, welche Beschwerden sie haben: Das liegt an der veränderten Schmerzwahrnehmung und der verminderten Kommunikationsfähigkeit. Manche Patienten reagieren darauf mit Aggressionen – dabei sind unzureichend behandelte Schmerzen der Grund für eben diese Ausbrüche. Sie sollten auch darauf achten, dass der Betroffene regelmäßig zu den Routineuntersuchungen beim Hausarzt geht, denn so können Sie helfen, unnötige Komplikationen zu vermeiden: Viele leicht erkennbare Risikofaktoren für Herz-Kreislauf-Erkrankungen können nämlich eine bereits bestehende Demenz verschlechtern: beispielsweise Bluthochdruck, hohes Cholesterin, schlecht eingestellter Blutzucker und Herzrhythmusstörungen.

Im Endstadium der Demenz wird die medizinische Unterstützung immer wichtiger: Es treten häufig Muskelkrämpfe und Krampfanfälle auf, die entsprechend vom Facharzt behandelt werden müssen. Bei Patienten mit Schluckstörung kann eine Sondenernährung nötig werden und es können sterbebegleitende (sogenannte palliative)

Maßnahmen wie eine Schmerztherapie erforderlich werden. Sie als Angehörige sollten deshalb regelmäßigen Kontakt zum Hausarzt des Betroffenen halten, damit Maßnahmen frühzeitig ergriffen werden können (➢ Kap. 5.1 Wie lebt man gut trotz Demenz?).

Auch wenn ein nahestehender Mensch mit Demenz belastend ist, spielen Angehörige eine wichtige Rolle: Sie stoßen häufig die Diagnostik an und sind treibende Kraft der Therapie. Im Krankheitsverlauf übernehmen sie nach und nach alle Entscheidungen. Durch die Versorgung eines Demenzkranken geraten Sie als pflegender Familienangehöriger oft an die Grenze Ihrer Belastbarkeit. Es ist daher kein Wunder, dass pflegende Angehörige deutlich häufiger als der Bevölkerungsdurchschnitt an psychischen und körperlichen Erkrankungen leiden. Zudem sind pflegende Angehörige (also etwa Partner oder Geschwister) von Patienten mit Demenz häufig selbst auch schon älter und damit weniger belastbar als Jüngere. Falls Kinder die Pflege übernehmen, stehen diese häufig noch voll im Berufsleben und müssen ihre eigenen Familien versorgen. Viel Zeit für sich selbst bleibt dabei nicht mehr. Als Angehöriger eines Menschen mit Demenz benötigen Sie daher in allen Stadien der Erkrankung Beratung und wirkungsvolle Entlastung (➢ Kap. 7 Pflegende Angehörige – Wie Sie für sich die richtige Balance finden).



## 4.3 Diese Entscheidungen sollten getroffen werden

In den vergangenen Jahren wurden unzählige Versuche unternommen, um die Diagnose Alzheimer so früh wie möglich zu stellen. Auch Frau Lehmann aus unserem Beispiel in ➢ Kap. 2 war ja extra in die Praxis gekommen, um so früh wie möglich Bescheid zu wissen, ob auch sie an Alzheimer erkrankt sei wie ihre Mutter. Denn je früher man die Diagnose erkennt, desto besser kann man Betroffene und ihre Familien informieren, sie beraten und unterstützen. Forscher nehmen an, dass die Betroffenen davon profitieren, wenn sie frühzeitig von ihrer Krankheit und ihrer Prognose erfahren, damit sie über ihre Behandlung entscheiden und Pläne für die Zukunft machen können, solange sie dazu noch in der Lage sind. Von Betroffenen weiß man, dass es ihnen am Herzen liegt, darüber zu entscheiden und mitzureden, wie etwa die Pflege geplant werden soll oder wer von der Diagnose erfahren soll[12].

Doch die Realität sieht anders aus. Eine Vielzahl von Demenzen wird nie erkannt: Bei weniger als der Hälfte aller Betroffenen wird die Diagnose einer Demenz tatsächlich gestellt und nur bei etwa der Hälfte davon wird anschließend ein Facharzt hinzugezogen[13]. Vor allem Menschen, deren Alltag durch die Krankheit bereits stark beeinträchtigt ist, werden zum Facharzt überwiesen. Eine Frühdiagnostik halten Hausärzte häufig nicht für sinnvoll, da es kaum Therapieangebote gibt und eine solche Diagnose auch verunsichern kann[14]. Interessant ist auch folgende Auffälligkeit: Frauen werden deutlich häufiger vom Facharzt wegen eines Verdachts auf eine beginnende Demenz untersucht als Männer. Das ist wohl so zu erklären, dass Frauen insgesamt eher zu ärztlichen Untersuchungen gehen (auch zu Vorsorgeuntersuchungen) und auch ihre Ehemänner und Väter eher zum Arzt bringen. Wenn die Frauen aber bereits an einer fortgeschrittenen Demenz leiden und sich nicht mehr wie früher um sich selbst kümmern können, ist oft keiner mehr da, der sie zum Arzt bringen würde.

Was aber ist zu tun, wenn eine Demenz rechtzeitig erkannt wurde? Unsere eigenen Untersuchungen zeigen, dass es bestimmte Entscheidungen gibt, die Menschen im Frühstadium der Demenz wichtig für ihre Zukunft halten. Etliche dieser Ergebnisse decken sich mit den Empfehlungen von Selbsthilfegruppen, wie beispielsweise den Alzheimer-Gesellschaften[15]. Dazu gehören Entscheidungen in unterschiedlichen Bereichen: etwa bei medizinischen Fragen (beispielsweise welche Art der Behandlung?), in sozialen Angelegenheiten (professionelle Unterstützung? Heim?), in rechtlichen Dingen (zum Beispiel Vorsorgevollmacht) und auch bei sehr persönlichen Anliegen wie etwa dem Lebensstil. Allerdings sind die Betroffenen und ihre Angehörigen häufig unterschiedlicher Meinung, welche dieser Entscheidungen direkt nach der Diagnosestellung die wichtigsten sind (➤ Kap. 8 Vorsorge, Betreuung und andere rechtliche Fragen – Wie Sie im Paragrafendschungel den Überblick behalten). Die behandelnden Ärzte haben außerdem meist wieder eine andere Meinung. Angehörige und Ärzte meinen außerdem, dass man darüber nachdenken sollte, ob der Erkrankte an einer Medikamentenstudie teilnehmen will und damit vom medizinischen Fortschritt profitieren kann. Solche Studien werden häufig angeboten, da Demenz ein aktuelles Forschungsgebiet ist und es noch keine wirklich guten Medikamente dagegen gibt. So eine Studienteilnahme muss immer gut überlegt sein. Gleichwohl sind solche klinischen Studien in aller Regel ethisch und medizinisch unbedenklich, denn alle Schritte werden von unabhängigen Gremien geprüft und müssen genehmigt werden. Zudem ist man als Studienteilnehmer ein bisschen VIP-Patient, der für die Prüfärzte von besonderem Interesse ist.



Uneinigkeit zwischen den betroffenen Familien und behandelnden Ärzten besteht bei der Frage, wer den Hauptteil der Betreuung und Pflege übernehmen soll. Die Betroffenen sehen ihre Angehörigen in der Pflicht und die Angehörigen möchten dieser Verpflichtung auch nachkommen, soweit es geht. Die Ärzte hingegen raten eher dazu, früh professionelle Helfer und Pfleger zu engagieren, um die Last auf mehrere Schultern zu verteilen. Diese Einstellung kennen wir auch aus unserem eigenen ärztlichen Alltag.

Ärzte sind außerdem der Meinung, dass sich Menschen mit beginnender Demenz möglichst früh um rechtliche oder soziale Dinge kümmern sollten, solange sie geistig noch dazu in der Lage sind. Dabei sollte man entscheidende Fragen klären: Wer soll vorsorgebevollmächtigt sein? Welche lebensrettende (oder -verlängernde) medizinische Maßnahme soll am Ende des Lebens durchgeführt werden? Betroffene Familien stimmen in diesen Fragen in der Regel nicht mit ihren Ärzten überein. Für sie besteht kein akuter Handlungsbedarf, wenn gerade erst eine frühe Demenz festgestellt wurde. Entscheidungen werden aufgeschoben, bis es teilweise schon zu spät dafür ist, weil die Krankheit zu weit fortgeschritten ist[15]. Aus unserer Sicht vergibt man damit die Chance auf ein selbstbestimmtes Leben trotz fortgeschrittener Demenz, was letztlich auch die Lebensqualität negativ beeinflussen kann. Wir können Ihnen deshalb nur ans Herz legen:

Gehen Sie als Betroffener und Angehörige offensiv mit dem Thema um. Versuchen Sie, Entscheidungen früh zu treffen und die Weichen zu stellen, bevor die geistige Leistung soweit abgenommen hat, dass es nicht mehr möglich ist.

Verständlicherweise sind viele Menschen wie erstarrt, wenn ihnen gerade mitgeteilt wurde, dass sie an einer Demenz leiden. Zu diesem frühen Zeitpunkt können sich die meisten von ihnen noch nicht vorstellen, welch schwierige Zeit auf sie und ihre Familien zukommt. Die Aussicht auf den unausweichlichen Verfall des Gedächtnisses und die zunehmende Abhängigkeit von anderen Personen ist ein enormer psychischer Stressfaktor. Daher ist es ein ganz normaler Abwehrmechanismus, die unangenehmen Zukunftsaussichten einfach beiseite zu schieben und wie gewohnt weiterzuleben. Doch für eine vorausschauende Zukunftsplanung schafft diese Vogel-Strauß-Taktik nicht die besten Voraussetzungen. Ähnliches trifft auf die Angehörigen zu, die häufig auch noch die Auswirkungen einer fortgeschrittenen Demenz auf den Alltag unterschätzen[16]. Wenn Angehörige die Verantwortung übernehmen, tun sie das meist mit den besten Absichten. Sie hindern dabei aber den Betroffenen daran, wichtige Entscheidungen für die Zukunft selbst zu fällen. Damit setzen sie sich, bewusst oder unbewusst, über dessen Willen hinweg[17]. Diese Bevormundung hat unserer Ansicht nach in einer modernen, selbstbestimmten Gesellschaft nichts zu suchen. Auch Menschen mit Demenz müssen, entsprechend ihren Fähigkeiten, über ihr eigenes Leben bestimmen dürfen.

## 4.4 Lebensqualität aus Sicht der Betroffenen und Betreuenden

Sie ahnen es sicher bereits und wir haben es auch immer wieder angedeutet: Demenz verschlechtert die Lebensqualität sowohl des Betroffenen als auch der Betreuenden. Je weiter die Krankheit fortschreitet, desto stärker kann die Lebensfreude aller Beteiligten betroffen sein. Es gibt allerdings große Unterschiede zwischen einzelnen Menschen.

Manch einer ist trotz fortgeschrittener Demenz noch recht lebenslustig, bei anderen hingegen führen schon kleine Einschränkungen zu wesentlichen Einbußen der Lebensqualität[18].

Daher ist die Frage nach der Lebensqualität bei Demenz sehr komplex. Einfache Schlussfolgerungen wie „geistig fit = hohe Lebensqualität“ beziehungsweise „verwirrt = niedrige Lebensqualität“ funktionieren nicht. Man läuft dabei immer Gefahr, andere, ebenfalls wichtige Faktoren außer Acht zu lassen. Nämlich: Ist jemand depressiv oder ängstlich? Oder zeigt er andere psychologische Auffälligkeiten und Verhaltensänderungen?

Dazu kommt, dass Betroffene und Angehörige die Lebensqualität von Menschen mit Demenz häufig unterschiedlich einschätzen. Betroffene tendieren eher dazu, ihre Lebensqualität besser zu bewerten als die Angehörigen[19]. Allerdings neigen sie aufgrund ihrer eingeschränkten Einsichtsfähigkeit auch dazu, ihre geistige und alltägliche Leistungsfähigkeit zu überschätzen[20]. Das kann für die Betroffenen sogar ein Vorteil sein, denn sie können sich gesund fühlen und leiden daher weniger unter der Erkrankung als ihr direktes Umfeld.

Ganz anders die Angehörigen: Diese spüren die Belastung durch die Betreuung und den damit verbundenen Zeitaufwand. Und aufgrund dieser Faktoren schätzen sie die Lebensqualität der Demenzkranken ein: nämlich als schlechter, als sie eigentlich ist.

Dazu kommt ein weiteres Paradoxon: Sie als Angehörige spielen zwar eine entscheidende Rolle dabei, dass Menschen trotz Demenz ein lebenswertes Leben führen. Andererseits ist Ihre Lebensqualität als Betreuender jedoch häufig auch stark beeinträchtigt durch die emotionale und körperliche Belastung, die mit der Pflege einhergeht[21]. Das führt spätestens dann zu großen Problemen, wenn sich die Belastung in körperlichen oder psychischen Krankheiten zeigt. Sobald der betreuende Angehörige selbst krank wird und ausfällt, ist die Versorgung des Betroffenen oft kaum mehr zu gewährleisten. Und wenn Sie als Betreuer selbst gestresst sind oder an einer Depression leiden, wenn Sie sich subjektiv stark belastet fühlen, dann wird auch für den Betroffenen die Lebensqualität schlechter sein[22]. Betroffener und Betreuender sitzen „in einem Boot“.

Als Betreuer sollten Sie daher unbedingt darauf achten, dass Sie sich frühzeitig Hilfe von außen holen und an Ihre eigene Gesundheit denken. Mit Selbstaufopferung tun Sie weder sich selbst noch dem auf Hilfe angewiesenen Angehörigen einen Gefallen (➤ Kap. 7 Pflegende Angehörige – Wie Sie für sich die richtige Balance finden).

Wie sieht es mit dem Wohlbefinden eines Menschen mit Demenz nun wirklich aus? Diese kann man durchaus objektiv erfassen – trotz aller subjektiven Empfindungen und Einflüsse. Das geht mit bestimmten Messinstrumenten, die auch Laien anwenden können, beispielsweise mit dem WHO-5-Fragebogen (www.thieme.de/de/thieme-telecare/135781.htm). So können Sie als Angehöriger und in einem frühen Stadium auch als Betroffener den aktuellen Stand der Dinge erkennen und bei einer Verschlechterung der Situation früher eingreifen[23, 24]. Denn Fakt ist: Wirksame Strategien, um die Lebensqualität bei Demenz zu verbessern, können Sie nur umsetzen, wenn Sie die wesentlichen Störfaktoren kennen.

Leider muss man feststellen, dass das Thema Lebensqualität allgemein in den meisten medizinischen Richtlinien, Krankheitskonzepten und Behandlungsansätzen viel zu wenig Beachtung findet[25]. Die Lebensqualität bei Demenz ist keine Ausnahme. Problematisch ist das auch für die Entwicklung neuer Medikamente und anderer Therapieformen: Denn ein Medikament oder eine Therapie, die beispielsweise eine statistisch nachweisbare Verbesserung des Gedächtnisses mit sich bringt, wirkt sich nicht unbedingt positiv auf die Lebensqualität aus. Betroffene werden beispielsweise in ihrem normalen Alltag nicht merken, wenn sie 1–2 Punkte besser im Mini-Mental-Status-Test abschneiden, auch wenn dieser Therapieeffekt statistisch bedeutsam ist. Daher wäre ein stärkerer Fokus auf die Lebensqualität in der klinischen Forschung ein wichtiger erster Schritt auf dem Weg zu besser wirksamen Strategien gegen Demenz.

Unsere eigene Forschung zeigt, dass die Dauer der Krankheit keinen Einfluss darauf hat, wie Betroffene und ihre Angehörigen die Lebensqualität einschätzen. Allerdings schätzen beide Seiten diese schlechter ein, wenn der Betroffene älter ist oder die Krankheit im höheren Alter begonnen hat. Das lässt sich am ehesten mit der Einschränkung und Belastung erklären, die andere altersabhängige Erkrankungen mit sich bringen und die gleichzeitig zur Demenz vorliegen[26, 27]. Und wenn die Betroffenen zudem stärker im Alltag beeinträchtigt sind oder an Verhaltensauffälligkeiten leiden, schätzen die Angehörigen die Lebensqualität der Erkrankten ebenfalls schlechter ein.

Unsere Ergebnisse belegen auch, dass Ehepartner die Lebensqualität des Betroffenen höher einschätzen als Kinder. Die Betroffenen bewerten ihre eigene Lebensqualität ebenfalls als höher, wenn sie von einem Ehepartner betreut werden oder mit dem Betreuer zusammenleben. Zeit, die zusammen verbracht wurde, hat also einen positiven Einfluss und ist wertvoll für den Betroffenen. Interessanterweise haben der Schweregrad der Demenz oder die objektiv messbare Einschränkung der geistigen Leistungsfähigkeit keinen nennenswerten Einfluss darauf, wie der Erkrankte selbst seine Lebensqualität einschätzt. Diese Erkenntnisse bestärken uns in der Ansicht, dass man die positiven Aspekte, die eine Betreuung von Menschen mit Demenz hat, stärker in den Fokus rücken muss. Die Betreuung kann sinnstiftend sein und das Verhältnis zwischen Familienangehörigen verbessern[28]. Außerdem lohnt es sich, wenn sich Angehörige über Pflege und Betreuung von Menschen mit Demenz informieren, damit sie besser mit schwierigen Situationen umgehen können. An dieser Stelle möchten wir erneut auf die wertvolle Arbeit der Alzheimer-Gesellschaften hinweisen.



## 4.5 Veränderte Rollenverteilung

Das Schöne an unserer modernen Gesellschaft ist, dass wir immer älter werden und damit auch zunehmend mehr Zeit mit unseren Lebensgefährten verbringen können. Dadurch verlängert sich die Phase, die Paare nach ihrem Leben als Berufstätige oder Eltern zusammen verbringen. Gleichzeitig verändern sich aber auch Aufgaben- und Rollenverteilung in den Partnerschaften. Oft werden mit Eintritt in diese Lebensphase alltägliche Tätigkeiten anders aufgeteilt als zuvor und die zur freien

Verfügung stehende Zeit muss mit sinnvollen Hobbys und Beschäftigungen ausgefüllt werden. Andererseits steigt mit dem Altwerden nicht nur die Anzahl der guten gemeinsamen Jahre, sondern es steigt auch das Risiko, krank und pflegebedürftig zu werden. Und auch diese Phase gilt es, gemeinsam zu bewältigen. Eine Demenz kann das über Jahre oder Jahrzehnte ausgebildete Arrangement zwischen Paaren gehörig durcheinanderbringen.

Klassische Geschlechterrollen spielen bei den heute pflegenden Partnern und Partnerinnen noch eine wichtige Rolle, da diese Generation unter einem stärkeren Einfluss geschlechtsspezifischer Erwartungen aufgewachsen ist als jüngere Generationen. Aktuell nehmen die klassischen Unterschiede zwischen der männlichen und weiblichen Rolle bei der älteren Generation im Alter nur wenig ab. In der Generation der Töchter und Söhne dagegen haben die traditionellen Rollenvorstellungen im Beruf oder als Elternteil keine so große Bedeutung mehr[29]. Mit der zunehmenden Gleichstellung der Geschlechter dürften diese Effekte in den kommenden Jahren noch weiter zurückgehen.

Wenn jedoch erwachsene Kinder ihre Eltern pflegen, sind dies meist weiterhin die Töchter – siehe Frau Lehmann aus unserem Beispiel in ➤ Kap. 2: Das lässt sich zum Teil durch die unterschiedlichen gesellschaftlichen Erwartungen an Männer und Frauen erklären. Frauen sind immer noch stärker in der Kinderbetreuung und Altenpflege aktiv als Männer, was sich auch in der Covid-19-Krise gezeigt und durch die außergewöhnlichen Zustände eher noch verstärkt hat. Wenn dagegen Lebenspartner ihren Mann oder ihre Frau pflegen, ist das Geschlechterverhältnis ausgeglichener: Dass Partner sich gegenseitig pflegen[30], wird als selbstverständlich angenommen. Allerdings lastet auch in Partnerschaften auf den Frauen ein größerer Erwartungsdruck. Männer können sich eher einer schwierigen Pflegesituation entziehen, ohne gesellschaftliche Konsequenzen fürchten zu müssen. Daher werden Frauen auch eher in Pflegeheimen untergebracht als Männer[31].

Auch die Gründe, warum Männer und Frauen ihre Lebenspartner pflegen, ist bei beiden Geschlechtern eine andere: Männer tun dies aus Liebe und Zuneigung, Frauen dagegen eher aus Verpflichtung.

Männliche Partner von Menschen mit Demenz bewerten die Beziehung zum Betroffenen positiver im Vergleich zu weiblichen Partnern und Töchtern[32]. Diese unterschiedlichen Motive und Ansichten bezüglich der Pflege haben nun verschiedene Konsequenzen für die Pflege eines Menschen mit Demenz zu Hause.

Frauen stellen in der Pflege häufig den zwischenmenschlichen Aspekt in den Mittelpunkt. Schwierige Verhaltensweisen des Partners, die bei einer Demenz auftreten (etwa Aggressivität), beziehen sie eher auf sich und ihre Partnerschaft, auch wenn sie wissen, dass diese Verhaltensweisen Symptome der Krankheit sind[33]. Frauen leiden stärker als Männer darunter, dass sie (durch krankheitsbedingte Veränderungen der Persönlichkeit) ihren Partner als Vertrauten und Gefährten zunehmend verlieren. Diese Beobachtung passt auch zu der Erkenntnis, dass das körperliche und seelische Wohlbefinden bei Frauen stärker von der Zufriedenheit in der Partnerschaft abhängt[34], als dies bei Männern der Fall ist. Auch ihre Kompetenz als Pflegende messen Frauen eher daran, wie gut sie die Partnerschaft trotz Demenz am Leben erhalten können. Dabei bemühen sich Frauen darum, die Persönlichkeit und Identität des Partners möglichst lange zu erhalten. Zudem haben Frauen größere Schwierigkeiten damit, Entscheidungen für den Partner gegen dessen Willen durchzusetzen. Dabei versuchen sie eher, die Würde des Partners nicht unnötig zu verletzen und ihm trotz Demenz das Gefühl zu geben, dass er bei der Entscheidungsfindung eine Rolle gespielt hat und weiterhin eine gewisse Autorität in der Familie hat. Dies ist eine kluge und empathische Strategie.

Auch zur Rolle der Männer in der Pflege ist einiges bekannt. Hier ändert sich die klassische Rollenverteilung gerade, pauschalisierende und stereotype Aussagen wären fehl am Platz. Leider wird Pflege durch Männer immer noch zu häufig in Verbindung mit alten, mittlerweile überholten Vorstellungen über Männlichkeit gesehen. Daher konzentrierten sich Männer bei der Pflege stärker auf praktische Aspekte: wie etwa Arztbesuche organisieren oder einen Plan für die tägliche Medikamenteneinnahme erstellen. Eine emotionale Hinwendung und der angemessene Umgang mit Gefühlen stand selten im Mittelpunkt – doch das ändert sich mittlerweile.

4

Dennoch neigen Männer stärker als Frauen dazu, häusliche Pflege wie einen neuen Beruf zu sehen. Die Tätigkeit wird den jeweiligen Aufgaben entsprechend organisiert. Ritualisierte Pflege kann ihnen dabei ein Gefühl der besseren Kontrolle geben. Dadurch nimmt die Pflege bei Männern einen kleineren Teil des eigenen Lebens in Anspruch als bei Frauen. Zudem achten Männer stärker auf ihre eigenen Bedürfnisse und sind daher seltener als Frauen emotional überlastet. Trotzdem betrachten auch viele Männer die häusliche Pflege als ihre partnerschaftliche Pflicht, als Zeichen der Liebe und Zuneigung. Manche sehen Pflege als Ersatz für die verlorene berufliche Rolle oder als Chance, fürsorglicher sein zu können als zuvor.

Da Frauen mehr Emotionen in die Pflege einbringen als Männer, sind sie stärker von psychischen (und auch körperlichen) Konsequenzen betroffen. Sie leiden häufiger an Depressionen, fühlen sich subjektiv mehr belastet und sozial schlechter unterstützt. Bei Männern zeigen sich vor allem dann negative körperliche und seelische Folgen, wenn sie sich zur Pflege gedrängt fühlen und diese nicht freiwillig übernehmen.

**Fazit** Insgesamt kann man feststellen, dass die Rollenunterschiede in der Pflege zwischen Männern und Frauen geringer sind, als man meinen würde. Lediglich die Herangehensweise ist eine andere: Ein Mann betrachtet Pflege als eine neue Aufgabe, ähnlich wie einen Beruf. Für Frauen ist Pflege eher eine Verpflichtung. Wie immer im Leben gibt es aber auch hier bedeutende Unterschiede zwischen verschiedenen Menschen, und die Herangehensweisen sind sehr individuell.

# LEBEN MIT DEMENZ

*Tipps für den Alltag*

# 5

## 5.1 Wie lebt man gut trotz Demenz?

Auf den folgenden Seiten geben wir Ihnen konkrete Tipps, wie Menschen trotz Demenz gut und selbstbestimmt leben können. Es gibt beispielsweise durchaus Möglichkeiten, um dem Gedächtnis ein wenig auf die Sprünge zu helfen oder mit Kommunikationsschwierigkeiten umzugehen. Unsere Ideen sind im Alltag getestet und haben sich bewährt – zumindest bei einer leichten Demenz. Unsere Vorschläge werden nicht jedem gleich gut helfen, jeder muss für sich die am besten geeignete Strategie zusammenstellen. Wenn Sie einen Menschen mit beginnender Demenz betreuen, können Sie das für Ihren Angehörigen oder zusammen mit ihm übernehmen.



### 5.1.1 Den Alltag im Griff

- **Legen Sie eine Routine fest:** Ein Tagesablauf, der einem bestimmten Muster folgt, hilft einem Menschen mit Demenz, den Tag besser zu strukturieren. Das hilft dabei, dass er sich Dinge besser merkt, die er erledigen möchte. Dadurch fühlt er sich sicher und behält auch bei unerwarteten Ereignissen eher einen kühlen Kopf. Vereinbaren Sie zum Beispiel, dass der Betroffene immer zur gleichen Zeit aufsteht und zur selben Zeit zu Bett geht. Raten Sie ihm, den Tag mit einem nahrhaften Frühstück zu beginnen und einen Spaziergang zu machen. Das mag vielleicht banal klingen, doch damit schlagen Sie gleich mehrere Fliegen mit einer Klappe: Der Betroffene hat den Tag gut strukturiert begonnen, etwas für seine gesunde Ernährung getan und war körperlich aktiv. Auf dieser Basis läuft auch der verbleibende Tag gleich viel besser.
- **Setzen Sie auf ein schriftliches Gedächtnis:** Formulieren Sie für Ihren Angehörigen oder mit ihm zusammen Merklisten oder einen Kalender. Ermuntern Sie ihn immer wieder, sich wichtige Dinge aufzuschreiben und seine tägliche Routine mit Notizen zu unterstützen. Raten Sie ihm, sich zu notieren, was er noch erledigen muss oder schon erledigt hat. Wichtig ist, dass er seine Liste oder seinen Kalender an einem festen Ort aufbewahrt, damit er nicht ständig danach suchen muss. Ideal ist ein Platz, den er gut im Blick hat oder an

dem er mehrmals täglich vorbeikommt. Etwa der Küchentisch, eine Ablage in der Garderobe oder an der Wand neben dem Spiegel. Sie können auch eine Tafel verwenden: Tätigkeiten, die erledigt wurden, können so leicht wieder weggewischt werden. Vielleicht können Sie als Betreuungsperson jeden Tag auf der Tafel notieren, was zu tun ist? Hilfreich können auch Klebezettel sein, die Sie direkt dort hinpappen, wo Ihr Angehöriger eine kurze Erinnerung braucht: etwa an der Fernbedienung des Fernsehers. Überlegen Sie, wie Ihr Angehöriger sein neues schriftliches Gedächtnis in die tägliche Routine mit einbauen kann. Er soll am besten morgens, mittags und abends einen Blick darauf werfen, das gibt ein Gefühl der Sicherheit. Sie werden sehen, beide Seiten (Sie und Ihr betroffener Angehöriger) machen sich dann weniger Sorgen, dass er etwas Wichtiges vergessen haben könnte. Wenn Ihr Angehöriger ein Tablet oder Smartphone nutzt, kann man sich auch von diesen elektronischen Helfern an seine Aufgaben oder Listen erinnern lassen.



- **Notieren Sie gemeinsam besonders wichtige Dinge auf einer Checkliste:** Dieser Punkt ist eine Ergänzung zum vorherigen Stichpunkt, dem „schriftlichen Gedächtnis". Schreiben Sie Ihrem Angehörigen eine Liste mit Dingen, die er auf keinen Fall vergessen darf. Hängen Sie die Liste am besten innen an die Eingangstür. Auf dieser Checkliste sollte beispielsweise stehen: „Herd ausschalten", „Fenster zumachen" und „Wohnungstür absperren". Ihr Angehöriger sollte jeden Abend vor dem Zu-Bett-Gehen und jedes Mal, wenn er die Wohnung verlässt, einen Blick auf diese Liste werfen. Auch das gibt ein Gefühl der Sicherheit und so vermeidet man unangenehme Konsequenzen der Vergesslichkeit.
- **Geben Sie den persönlichen Gegenständen Ihres Angehörigen ganz feste Plätze** – so wie beispielsweise auch Lebensmittel feste Plätze haben. Butter immer in den Kühlschrank, Brot in die Brotdose, Äpfel in die Obstschale. Genauso überlegen Sie sich gemeinsam feste Plätze für Dinge wie Brille, Schlüssel, Tablettendose und Geldbörse. Wählen Sie einen Ort, den Ihr Angehöriger gut sehen kann und der leicht zugänglich ist. Wichtig ist, dass Ihr Angehöriger diese alltäglichen Gegenstände nach dem Gebrauch immer dorthin zurücklegt.

Gute Aufbewahrungsorte sind beispielsweise der Küchentisch oder eine Ablage neben der Wohnungstür.

- **Organisieren Sie die Medikamente Ihres Angehörigen:** Fast jeder von uns hat schon einmal vergessen, ein Medikament einzunehmen. Und das hat dann nichts mit Demenz zu tun. Lassen Sie sich daher vom Hausarzt oder Apotheker eine Medikamentendose geben: Das sind Schachteln mit einzelnen Fächern, in die man die Pillen sortiert. So sehen Sie und Ihr Angehöriger auf einen Blick, welche Medikamente er morgens, mittags, nachmittags oder abends einnehmen muss. Sie können diese Dose zusammen befüllen und Ihr Angehöriger muss sich nur noch um die Einnahme kümmern. Ist das Fach leer, weiß er, dass er sein Medikament schon eingenommen hat. Zudem vermeidet man so unerwünschte Wirkungen, die auftreten können, wenn er zu viele Medikamente einnimmt oder zu rasch hintereinander. Wichtig: Auch diese Box braucht einen festen Ort, am besten in der Nähe des Küchentischs. Es gibt auch elektronische Medikamentendosen, die durch einen Ton an die Einnahme erinnern und automatisch nur die richtigen Medikamente ausgeben. Damit lassen sich Fehleinnahmen mit gefährlichen Überdosierungen vermeiden.



### 5.1.2 Kommunikativ bleiben

Wenn Sie feststellen, dass durch die Demenzerkrankung die Fähigkeit Ihres Angehörigen zur Kommunikation eingeschränkt ist, können Sie ihm folgende Tipps geben:

- **Sei offen:** Wenn Du Schwierigkeiten dabei hast, sofort die richtigen Wörter zu finden oder etwas langsamer sprichst als früher, dann sag das ruhig Deinen Mitmenschen. Sie werden Dir dann mehr Zeit lassen oder können Vorschläge für die passenden Wörter machen, wenn Du einmal mitten im Satz hängen bleiben solltest.
- **Frag nach:** Wenn Du einem Gespräch nicht richtig folgen kannst, so bitte Dein Gegenüber ruhig, das Gesagte zu wiederholen. Du kannst auch wiederholen, was Du verstanden hast, und fragen, ob es so gemeint war. Manchen Menschen hilft es, Schlagwörter während des Gesprächs mitzuschreiben, um den roten Faden nicht zu verlieren.

- **Übe Namen:** Wenn Du jemanden kennenlernst, dann verwende den Namen der Personen während des ersten Gesprächs immer wieder. So wirst Du ihn Dir leichter merken können. Wenn Du ihn doch vergisst, dann frag einfach nach. Wenn Du weißt, dass Du die Person wiedersehen wirst, dann notiere Dir den Namen am besten. So kannst Du ihn vor dem nächsten Treffen einfach nachschlagen und fühlst Dich sicherer.
- **Schalte Lärm aus:** Wenn Du Dich an einem lauten und hektischen Ort aufhältst, kann es schwieriger sein, an einem Gespräch teilzunehmen. Frag nach, ob man störende Hintergrundgeräusche wie Radio oder Fernsehen leiser regeln kann. Oder bitte darum, das Gespräch an einem leiseren und ruhigeren Ort fortzuführen. Am besten planst Du Treffen gleich an ruhigen Orten, an denen Du Dich voll und ganz auf Dein Gegenüber konzentrieren kannst und nicht durch Lärm abgelenkt wirst. Komme am besten etwas früher an – so gewöhnst Du Dich schon einmal an den Ort, bevor das eigentliche Treffen beginnt.
- **Kenne Deine Grenzen:** Wenn Du müde oder gestresst bist, erschwert dies die Kommunikation. Versuche Pausen einzulegen, wenn es geht. Plane Feste so, dass Du Dir eine Auszeit nehmen und Dich kurz zum Erholen zurückziehen kannst. Ruhe Dich sich schon vor Festen und Verabredungen gut aus, damit Du möglichst viel Energie zur Verfügung hast. Wenn Du alleine keinen ruhigen Rückzugsort findest, so bitte jemanden, Dir bei der Suche zu helfen.

Sie können Ihrem betroffenen Angehörigen diese Tipps auch in Kurzform aufschreiben. Mit diesen Tricks gelingt es ihm, am alltäglichen Leben teilzuhaben. Denn eine Demenzdiagnose bedeutet nicht, dass man alles aufgeben muss. Auch Menschen mit Demenz sollen mit Familie und Freunden in Kontakt bleiben und auch versuchen, ihre gewohnten Aktivitäten aufrechtzuerhalten, ihren Hobbys weiter nachzugehen. Betroffene sollten sich auch nicht scheuen, sich neue Aktivitäten zu suchen, die sie trotz Vergesslichkeit gern machen würden. Wenn Sie als Angehöriger das Gefühl haben, Ihr Betroffener fühlt sich unsicher, so sprechen Sie mit ihm darüber, wer ihn unterstützen könnte. Sollte sich Ihr Angehöriger mit Demenz häufig niedergeschlagen fühlen und keine Lust auf Aktivitäten haben, sprechen Sie mit seinem Hausarzt darüber.

### 5.1.3 My Home is my Castle – sicher wohnen

In einem frühen Stadium der Demenz können viele Menschen noch ein Leben wie zuvor in den eigenen vier Wänden führen. Doch es schadet nicht, wenn Sie als Angehöriger sich zusammen mit dem Betroffenen frühzeitig vom Hausarzt, einem sozialen Dienst oder bei der örtlichen Alzheimer-Gesellschaft beraten lassen, welche technischen Hilfen es gibt. So gibt es beispielsweise Bewegungssensoren, die bei einem Sturz Hilfe rufen, GPS-Tracker, mit denen Sie Ihren demenzkranken Angehörigen finden können, wenn er sich verirrt hat, oder elektronische Tablettendosen, die die Medikamente zur richtigen Uhrzeit ausgeben. So wie Sie früher vielleicht die Wohnung kindersicher gemacht haben, können Sie jetzt das Zuhause Ihres betroffenen Angehörigen „demenzfreundlich" machen. Die Wohnung soll dem Angehörigen Schutz bieten und nicht zu einer „Falle" werden. Dabei sollten Sie folgende Aspekte im Blick haben:

- Orientierung, auch nachts im Dunkeln
- Schutz vor Stürzen
- Schutz vor Feuer
- Schutz vor Überschwemmung

Jede Veränderung der Wohnung, selbst wenn sie dem Schutz des Betreuten dient, sollte behutsam erfolgen und sich nach dem Stadium der Demenz richten. Der liebgewonnene Teppich, der seit Jahrzehnten an der gleichen Stelle im Flur liegt, ist zwar eine Stolperfalle, aber auch ein Orientierungspunkt. Die Möbel sind vielleicht unzweckmäßig, aber was hat man nicht alles auf dieser Couch erlebt oder gefeiert! Wenn zu viel in zu kurzer Zeit in der geliebten Wohnung verändert wird, wirkt alles fremd und Ihr Angehöriger hat das Gefühl, ausgezogen zu sein, ohne den Ort gewechselt zu haben.

## Orientierung in der Wohnung

Um eine Wohnung wirklich „seniorensicher" zu machen, sollten Sie jetzt vor allem darauf achten, dass sich Ihr Angehöriger in seinen vier Wänden gut orientieren kann. Man könnte natürlich meinen, dass die Orientierung kein Problem sein dürfte, schließlich lebt Ihre Mutter/Ihr Vater ja schon so lange darin. Doch Sicherheit geht vor. In einem Haus muss beispielsweise sehr häufig das Schlafzimmer in das Erdgeschoß verlegt werden, um das beschwerliche und im Dunkeln auch gefährliche Treppensteigen zu vermeiden. Was auf den ersten Blick sinnvoll erscheint, kann aber zu einer erheblichen Verunsicherung führen, da sich Ihr Angehöriger an die neue Aufteilung der Zimmer gewöhnen muss.

5

Stellen Sie sicher, dass die jeweiligen Zimmer eine klare Funktion haben. Da ist die Küche, hier das Wohnzimmer und dort das Schlafzimmer. Liebevolles Umräumen ist zwar gut gemeint, wird aber häufig sehr kritisch beäugt, denn der Betroffene hat eine jahrelange Routine und weiß, wo die Gegenstände des täglichen Lebens platziert sind. Das zu ändern ist häufig nicht sinnvoll.

Wichtig ist, dass Sie die Beleuchtung und generell das Licht in der Wohnung nicht nur so gestalten, dass sich Ihr Angehöriger sicher in seinen vier Wänden bewegen kann, sondern auch, dass Sie damit eine freundliche, weil helle Atmosphäre schaffen.

- Ist es in der Wohnung hell, fällt es Ihrem Angehörigen leichter, aktiv und wach zu sein. Wenn alle Ecken gut ausgeleuchtet sind, stolpert er seltener und unnötige Gefahrenquellen werden vermieden: Fallen durch ungünstigen Lichteinfall Schatten in die Zimmer, kann dies optische Fehlwahrnehmungen und Halluzinationen begünstigen.
- Achten Sie darauf, dass Ihr Angehöriger tagsüber alle Vorhänge öffnet und dass Hecken gestutzt werden, wenn sie den Einfall von Tageslicht behindern.
- Achten Sie vor allem im Treppenhaus und im Badezimmer auf eine gute Beleuchtung: So beugen Sie Stürzen vor. Automatische Lichtsensoren und Bewegungsmelder können hilfreich sein, damit dort Licht ist, wo sich die Person aufhält. Nachts dagegen sollten Sie für eine

dunkle, ruhige Umgebung sorgen, um den natürlichen Tag-Nacht-Rhythmus zu unterstützen.

- Mit einem Bewegungsmelder, der eine Lampe einschaltet, wenn sich jemand in der Wohnung bewegt, können Sie sicherstellen, dass sich die betreute Person auch nachts gefahrlos zurechtfindet, wenn sie zum Beispiel auf die Toilette muss.

Auch mit folgenden Tricks können Sie Ihrem Angehörigen helfen, sich leichter in der eigenen Wohnung zurechtzufinden:

- Die richtigen Farben wählen: Durch eine Demenz kann die Farbwahrnehmung beeinträchtigt sein. Daher sollten nicht nur die Wände oder der Fußboden einen Kontrast bilden, sondern am besten auch andere Dinge wie Möbel, Türen und Toilettensitze, damit sie sich klar von den umgebenden Gegenständen absetzen. Am besten sind helle, kontrastreiche Farben ohne Muster. Auf einer Tischdecke mit Blümchen lässt sich die Kaffeetasse deutlich schwerer finden als auf einer einfarbig hellroten Decke.
- Kein Lärm: Schalten Sie Lärmquellen wie Fernseher und Radio aus, wenn Ihr Angehöriger diese gerade nicht aktiv nutzt. Teppichböden, Kissen und Vorhänge dämpfen störende Hintergrundgeräusche. Hörgeräte dagegen können Störgeräusche verstärken – achten Sie einmal darauf, ob das bei Ihrem Angehörigen der Fall ist. Im Übrigen sollte das Gehör regelmäßig überprüft werden, auch wenn der Betroffene bereits ein Hörgerät trägt (➢ Kap. 3.3.2 Mittlerer Lebensabschnitt).
- Hängen Sie überflüssige Türen aus.
- Richten Sie Räume entsprechend ihrer Funktion eindeutig ein.
- Fragen Sie nach dem Lieblingsplätzchen Ihres betroffenen Angehörigen und stellen dort auch liebgewordene Dinge auf, beispielsweise Fotografien der Familie.
- Achten Sie auf leicht zu öffnende Türen auf den Balkon und/oder in den Garten. Richten Sie dort Sitzgelegenheiten in der Sonne ein.
- Entfernen Sie von Balkon und Garten alle giftigen Pflanzen.
- Für den Garten gilt außerdem: Wege sollten barrierefrei und rutschfest sein. Ideales Material für Gehwege sind Pflastersteine und Gehwegplatten aus Beton oder großformatige Natursteinplatten. Wenn es

irgendwie möglich ist, sollten sich Material und Farbe der Bodenbeläge außen und innen ähneln. Unterschiedliche Bodenbeschaffenheiten können Menschen mit Demenz verunsichern, Fugen und Rillen können wie Stufen wirken, dunkles Pflaster als Abgrund.

Wenn Sie Alltagsgeräte ersetzen, sollten Sie nach dem Prinzip **kiss** vorgehen: „**k**eep **i**t **s**imple, **s**tupid" – „Halte es einfach und idiotensicher." Einfache Lösungen sind meistens besser. Neue Geräte zu bedienen mit all ihren Displays und ihren zusätzlichen (und oft überflüssigen) Funktionen, ist für ältere Menschen nicht leicht. Sie sind die Handhabungen von Geräten, Radios, Fernseher aus den 1980er-Jahren gewohnt, die man an Schaltern und Knöpfen bedienen kann. Bei Neuanschaffungen ist es sicher gut, wenn Sie diesen Umstand berücksichtigen und einfache Lösungen, die vielleicht ein bisschen „retro" sind, bevorzugen.



## Vermeidung von Stürzen

Unsicherheiten im Gehen und Treppensteigen, Probleme mit der Balance und Schwindelattacken können das Sturzrisiko erheblich erhöhen. Dies gilt allgemein für ältere Menschen, aber für Menschen mit Demenz besonders, weil ihnen manchmal plötzlich die Orientierung fehlt und sie unsicher werden. Wenn Senioren stürzen, zieht dies oft eine ungute Kettenreaktion nach sich. Der klassische Schenkelhalsbruch muss operiert werden, die betagten Patienten erleiden nach der Operation eine Lungenentzündung und sterben. Leider ein häufiges Szenario. Dieses gilt es konsequent zu vermeiden. Aber wie?

- Achten Sie auf Stolperfallen wie Teppichkanten oder rutschige Teppiche. Der Bodenbelag sollte rutschfest sein. Menschen mit Demenz können einen Teppich als Objekt wahrnehmen, über das sie hinwegsteigen müssen. Auch das erhöht die Sturzgefahr. Wenn Sie die Wahl haben, entscheiden Sie sich sich am besten für einen Bodenbelag, der nicht spiegelt und einen Kontrast zu den Wänden bildet. Vermeiden Sie Farben, die an einen See oder eine Wiese erinnern könnten: Das könnte zu Verwechslungen führen. Alte Menschen sind vor allem nachts besonders gefährdet, wenn sie müde zur Toilette gehen.

- Die Anschaffung eines Pflegebettes, das so weit abgesenkt werden kann, dass der Betagte ohne Probleme das Bett verlassen und wieder einsteigen kann, ist sicherlich nicht ganz billig, aber vielleicht lohnend.
- Zum Schutz vor einem Herausfallen aus dem Bett eignen sich Bettgitter nur bedingt: nämlich nur dann, wenn jemand da ist, der das Bettgitter entfernt, wenn der Mensch mit Demenz läutet oder sich anders bemerkbar macht, wenn er aus dem Bett aufstehen will. Andernfalls sind Bettgitter sehr problematisch, weil die Gefahr besteht, dass die Betroffenen darübersteigen und sich verletzen. Auch Matratzenstapel vor dem Bett sind nicht sinnvoll. Diese können ebenfalls zur Stolperfalle werden. Es gibt keine Ideallösung, die für jeden Betroffenen passt. Die Lösung des Problems muss sich, so gut es geht, nach den jeweiligen Bedürfnissen und Möglichkeiten richten.
- Wenn Ihr Angehöriger eine Treppe nutzen muss, so achten Sie darauf, dass es auf beiden Seiten stabile, gut zu umfassende Handläufe gibt. Auch nachts sollte die Treppe immer gut beleuchtet sein, beispielsweise durch Leuchtstreifen oder Bewegungsmelder. Vorsicht bei Kindersicherungen von Treppen in einem Mehrgenerationenhaushalt! Wenn Sie eine Treppe absperren wollen, dann niemals mit Kindersicherungen aus dem Handel. Diese Gitter sind für Erwachsene zu niedrig und die Wahrscheinlichkeit ist hoch, dass ältere Mitbewohner versuchen, diese zu übersteigen, und dann erst recht einen Unfall erleiden.



Für Wohnungen ohne Stolperfallen, beziehungsweise für ein ganzes barrierefreies häusliches Umfeld gibt es sogar eine DIN-Norm: Die DIN 18040 für barrierefreies Bauen. Diese DIN-Norm ist wirklich sehr zielführend, denn sie listet genau auf, was man beachten muss, damit sich Menschen, die eingeschränkt sind, gefahrlos in der Wohnung bewegen können. In modernen Wohnungen ist die Barrierefreiheit in aller Regel gegeben, in älteren oder gar Altbauwohnungen können aber Probleme auftauchen. Es gibt Beratungsstellen, die kostenlos Tipps geben, wie die Wohnung umgestaltet werden sollte, damit sie gemütlich bleibt und für ältere Menschen, besonders für Menschen mit Demenz, nicht gefährlich ist. Die Pflegekassen unterstützen auch Wohnungsanpassungen mit bis zu 4.000 Euro (➢ Kap. 8.5

Leistungen der Pflegeversicherung). Die Beratungsstellen der Pflegekassen helfen einem auch mit Anträgen bei den Pflegekassen und begleiten Umbaumaßnahmen, teilweise auch in Kooperation mit Architekten und Handwerkern. Kontakte zu Wohnberatungsstellen in Deutschland finden Sie unter www.wohnungsanpassung-bag.de (Rubrik „Beratungsangebote").

### Feuer und Überschwemmung



Feuer in der Wohnung gehört sicherlich zu den schlimmsten Gefahren, die man sich vorstellen kann. Vor allem wenn der Betroffene in einem alten Haus mit steilen Treppen und ohne Lift im x-ten Stock wohnt und man befürchten muss, dass der Angehörige im Falle eines Feuers nicht rechtzeitig gerettet werden kann. Aber nicht so fürchterliche Großereignisse wie der Brand im Londoner Grenfell Tower im Jahr 2017 stellen die Hauptgefahr dar, sondern die kleinen Feuer in der Wohnung von älteren Mitmenschen. So ein Feuer kann schnell entstehen: Da reichen eine brennende Kerze, eine Herdplatte, die nicht ausgeschalten wurde, der vergessene Topf auf dem Herd. Solche Situationen sind besonders kritisch bei Menschen mit Demenz, denn in Gefahrensituationen kommt es durch Angst und Orientierungslosigkeit sehr schnell zu panischen Reaktionen, Fehlverhalten oder Fehleinschätzung. Was kann man tun?

Wenn Sie als Angehöriger den Eindruck haben, dass der Betroffene mit solchen leicht lösbaren Problemen wie einem vergessenen Topf auf dem Herd nicht zurechtkommt, stellt sich die Frage, ob die Wohnsituation besser überwacht werden muss. Dazu gibt es natürlich verschiedene Möglichkeiten, die versuchen, berechtigte Sicherheitsüberlegungen mit dem Wunsch nach Selbstbestimmung des Betroffenen in Einklang zu bringen (➤ Kap. 8.9 Unterstützung fürs Wohnen).

Besonders gefährlich ist immer die offene Flamme am Gasherd. Wenn möglich, ersetzen Sie den Gasherd durch einen Elektroherd mit Zeitschaltuhr, welche die Betriebszeit des Herdes begrenzt, oder der über Hitzesensoren verfügt, die eine ungewöhnliche Wärmeentwicklung über dem Herd registrieren. Natürlich muss der Betreute auch diesen neuen Herd zu bedienen wissen. Sollte das nicht gelingen, ist die Option Essen auf Rädern eine sehr sinnvolle Möglichkeit, auch das Problem „vergessener Topf auf einem Herd“ zu lösen.

Andere Gefahrenquellen sind ungesicherte Schalter an älteren Elektrogeräten, Feuerzeuge, Streichhölzer und angezündete Kerzen beispielsweise in der Advents- und Weihnachtszeit. Vermeiden Sie daher unbedingt einen Weihnachtsbaum mit brennenden Kerzen! Ältere Alleinlebende sind nicht in der Lage, diese drohende Brandgefahr zu kontrollieren. Wenn sich Ihr Angehöriger aus alter Tradition einen Weihnachtsbaum wünscht, dann bitte einen kleinen Baum mit elektrischen Kerzen.

Zudem sollten Sie unbedingt darauf achten, dass die Wohnung des Betroffenen mit **Rauchmeldern** ausgestattet ist. Nicht nur, wie gesetzlich vorgeschrieben, in den Schlafräumen und im Flur, sondern auch in der Küche oder dem Wohnzimmer kann so ein Feuermelder hilfreich sein. Führen Sie dem Betroffenen den schrillen Piepston als einen Brandalarm vor und besprechen Sie mit ihm, was zu tun ist, wenn der Alarm ertönt. Besser ist es aber, dass im Fall des Falles eine weitere Person den Alarm hört und entsprechend handeln kann: Wenn Ihr Angehöriger allein wohnt, kann der Rauchmelder an ein Netzwerk angeschlossen werden und löst dann an einem anderen Ort (Polizei, Hausmeisterei etc.) einen Alarm aus. Manchmal bietet auch der Hausnotruf entsprechende Funktionen. Hausnotrufe sind Systeme, die auf Knopfdruck Hilfs- und Unterstützungsorganisationen alarmieren (➢ Kap. 8.5 Leistungen der Pflegeversicherung).

Das Gegenteil von Feuergefahr sind Überschwemmungen durch ein Überlaufen von Wasser aus Spülbecken und Badewannen. Der Handel bietet verschiedene Sicherheitssysteme an, die ein solches Malheur verhindern helfen. Manche Systeme sind aber kompliziert und überfordern den Betroffenen, sodass er den Wasserhahn lieber gar nicht mehr aufdreht. Die Folgen sind unweigerlich Defizite beim Waschen und bei der Körperpflege. Daher sollte auch hier bei allen neuen Geräten und Installationen das Prinzip „kiss“ gelten.

### 5.1.4 Ausnahmesituation: die Covid-19-Pandemie

Durch die Pandemie Covid-19 haben sich unsere Welt und die Gewissheiten, die wir für selbstverständlich hielten, völlig verändert. Dieses gilt auch für Menschen mit Demenz. Betroffene sind aufgrund ihres Alters und häufigen Vorerkrankungen wie Störungen des Stoffwechsels, Gefäßveränderungen und einer allgemeinen Abwehrschwäche besonders gefährdet, an Covid-19 zu erkranken. In den letzten Monaten zeigte sich auch, dass der Krankheitsverlauf bei Menschen mit Demenz und anderen Erkrankungen deutlich schwerer verlief und eine hohe Todesrate zu beklagen war[1].

Zudem sind in der Pandemiesituation diese Menschen durch ihre geistigen Einschränkungen zusätzlich belastet. In der Tat wirkt sich dieses Virus auf verschiedenen Ebenen teils fatal auf die Lebenssituation der Menschen mit Demenz aus. Zunächst sind Betroffene häufig nicht ausreichend über die Infektionswege informiert. Zudem fehlt ihnen das Verständnis für die zugegeben schwierigen Zusammenhänge der Übertragung von Coronaviren. Viele verstehen nicht, warum sie plötzlich Abstand halten sollen, wenn sie Freunde, Familienmitglieder oder Enkel wiedersehen. Wenn man ihnen erklärt, wie wichtig Maßnahmen wie Abstand einhalten, Masken tragen und das Vermeiden jeglichen Körperkontakts sind, so verstehen sie es allenfalls kurzfristig und vergessen es auch bald wieder. Da hilft nur: nicht die Geduld verlieren, die Situation immer wieder aufs Neue erklären, beispielsweise dass Sie einen Mund-Nasen-Schutz tragen, um Ihren geliebten Angehörigen vor einer möglicherweise lebensgefährlichen Ansteckung zu schützen.

Auch die Wohnsituation und damit zusammenhängend die familiäre Situation der Betroffenen spielt eine wichtige Rolle. Betroffene, die im Frühstadium noch in den eigenen vier Wänden leben, stellen fest, dass die so wichtigen sozialen Netzwerke nicht mehr oder nur eingeschränkt funktionieren. Alles wird schwieriger, einige Serviceleistungen stehen nicht mehr zur Verfügung oder müssen jetzt digital angefordert werden, was wiederum die Betroffenen vor große Probleme stellen kann. Alltägliches, das bisher noch zu bewältigen war, wird viel mühseliger. In den entsprechenden Heimen ist die Basisversorgung in aller Regel gesichert, aber sämtliche Aktivitäten in der Gruppe, die für die Betroffenen so wichtig sind, werden häufig aufgehoben oder auf ein Minimum zurückgefahren. Es gilt jetzt oft nur das Prinzip „warm, sauber, satt“ und selbst das ist manchmal nur mit Mühe zu bewerkstelligen.

Als wäre dies nicht schon schlimm genug, leiden auch die Pflegekräfte sehr unter der Situation. Dieser Stress, unter diesen Bedingungen die „Schutzbefohlenen“ zu versorgen und sie nicht zu gefährden, aber auch die Bedenken, sich nicht selbst anzustecken, führen häufig zu Erschöpfung und Burn-out unter dem Pflegepersonal.

Unglücklicherweise zeigen Menschen mit Demenz nicht immer typische Symptome einer Covid-19-Erkrankung und Verwirrtheitszustände werden häufig mit der Demenz und nicht mit der Infektionserkrankung in Verbindung gebracht[2]. Dies verzögert die so wichtige früh- und rechtzeitige Diagnose: Die Betroffenen können somit ihrerseits auch andere Menschen, insbesondere andere Heimbewohner, Pflegekräfte und Angehörige, anstecken.



Unabhängig von der familiären und häuslichen Situation jedoch hat die Pandemie mit dem Coronavirus dazu geführt, dass die so wichtigen sozialen und freundschaftlichen Kontakte auf ein Minimum reduziert werden, wobei die einzelnen Länder ganz unterschiedliche Konzepte verfolgten. In einigen Ländern wurde versucht, betagte Menschen, besonders in Seniorenheimen, zu isolieren. Diese Form der Quarantäne, auch als „Cocooning“ bezeichnet, ist aber selten und/oder unvollständig gelungen, denn die Pflegekräfte waren nicht ausreichend informiert und schlecht ausgerüstet, sodass auch über das Pflegepersonal und über Angehörige Menschen der Risikogruppen angesteckt wurden. Der unglückliche Nebeneffekt dieser verordneten Abschottung war ein deutlicher Rückzug der Betroffenen und eine Verschlechterung der Demenz[3].

Doch wie soll man mit dieser problematischen und komplexen Situation umgehen? Auf der einen Seite gilt es, das Leben und die Gesundheit der Menschen mit Risiko und Demenz zu schützen, und das gelingt am besten, wenn Mund-Nasen-Schutz verwendet und Abstandsregeln eingehalten werden. Auf der anderen Seite brauchen genau die Betroffenen Ansprache, soziale Kontakte und auch Bewegung, um nicht seelisch und körperlich zu „verkümmern“. Ein echtes Dilemma!

Es gibt noch wenig Erfahrung mit dieser jüngst aufgetretenen Pandemie, sodass die Empfehlungen zur Begegnung des Dilemmas etwas schemenhaft wirken und bei einer durchgeimpften Bevölkerung hoffentlich bald obsolet werden. Sie gleichen den generellen und in unserem Buch mehrfach beschriebenen Ratschlägen: Pflegen Sie soziale Kontakte so oft wie möglich, aber mit Abstand und Maske. Halten Sie die tägliche Routine soweit wie möglich aufrecht. Sorgen Sie für ausreichend Schlaf und Bewegung.

Ziel muss es auch sein (insbesondere im frühen Stadium der Demenz), Langeweile vorzubeugen. Dafür eignen sich Gruppenaktivitäten; natürlich muss man dabei bewusst auf Hygiene achten. Diese Maßnahmen können, wenn möglich, unter Mithilfe der Telemedizin und Videokommunikation durchgeführt werden und gut gelingen, sofern der Betroffene mit diesen neuen Technologien vertraut ist[4]. Wichtig ist jedoch, dass trotz aller Vorsicht und berechtigter Sorge die basismedizinische Versorgung der Menschen aufrechterhalten wird und die medizinischen Behandlungen der Nebenerkrankungen nicht in Vergessenheit geraten. Sicherlich löst dies nicht alle Probleme, doch ein solches Verhalten trägt vielleicht zur Entschärfung der Situation bei.

Achten Sie aber auch auf sich, denn das Virus kennt keine Altersbeschränkung. Der Verlauf der Infektion kann sehr unterschiedlich sein, und auch wenn Sie keine Symptome haben, können Sie Ihren Angehörigen anstecken. Doch die rasche Entwicklung der Impfstoffe macht Hoffnung, dass die Ansteckungsgefahr bald kein (so großes) Thema mehr sein wird.

## 5.2 Senioren den Führerschein entziehen – ist das nötig?

**Beispiel**

*Mein Vater ist Jahrgang 1920 und hat in dieser bewegten Zeit viel erlebt und mitgemacht. Als junger Soldat bei der Luftwaffe hatte er die Möglichkeit, den Führerschein zu machen, und den „grauen Lappen“ zeigte er mir gelegentlich mit Stolz. Auf dem Bild ein junger Soldat, lächelnd, voller Optimismus. Nur die Gesichtszüge erinnerten an den alten Mann vor mir. Autofahren bedeutete für ihn mobile Freiheit, die ihm sehr wichtig war.*

*Jetzt, mit 90 Jahren, ist aus dem jungen Soldaten ein alter Mann geworden, geistig immer noch frisch und interessiert, aber doch körperlich eingeschränkt. Nach dem Tod seiner Frau, meiner Mutter, hat er nach Jahren der Trauer wieder eine Partnerin gefunden, die er regelmäßig besucht. Sie lebt in seiner Nähe, aber die Fahrt mit den öffentlichen Verkehrsmitteln wäre für meinen Vater in der Tat zu beschwerlich. Also fährt er ein- bis zweimal wöchentlich zu seiner Freundin. Mir wird immer himmelangst, denn ich fürchte, dass er in einen Unfall verwickelt werden könnte, in dem nicht nur der Wagen, sondern er selbst und – noch schlimmer – andere Personen zu Schaden kommen würden. Der Albtraum ist die Vorstellung, dass durch seine unsichere Fahrweise Kinder verletzt würden. Immer wieder kommt es zu Blechschäden, die er mir und meiner Schwester verheimlicht und deren Reparatur er selbst zahlt und sie gar nicht erst der Versicherung meldet.*
*Mehrfach habe ich versucht, meinen Vater zur Rückgabe seines Führerscheins zu bewegen. Erfolglos. Selbst der Hinweis auf eine Gefährdung anderer, speziell Kinder, kann ihn nicht umstimmen. Er behauptet, dass sein Wagen praktisch von selbst zur Freundin finden würde. Die Blechschäden erzählen etwas anderes. Lediglich der Hinweis, dass er sich selbst gefährden würde, scheint meinen Vater zu bewegen, den „Lappen" abzugeben – doch immer heißt es: „aber nicht jetzt".*
*In meiner Verzweiflung und Besorgnis rufe ich die Polizei an und schildere das Problem. Den sehr freundlichen Polizisten ist dieses Thema nicht unbekannt, aber sie können nicht aktiv werden. Sie raten mir, ihnen mitzuteilen, wann mein Vater welche Strecke fährt. Dann würden sie ihn im Rahmen einer allgemeinen Verkehrskontrolle überprüfen. Dabei würden sie seinen Führerschein zunächst nicht einziehen, aber von ihm eine ärztliche Bescheinigung verlangen, ob er noch fahrfähig wäre.*
*Ich gebe zu: Meinen Vater bei der Polizei „verpfeifen", bringe ich dann doch nicht übers Herz, obwohl es vernünftig gewesen wäre. Auch ich habe die Entscheidung verschoben.*
*Inzwischen ist mein Vater gestorben, ohne dass es zu schweren Unfällen gekommen ist. Ich habe das Gefühl, dass wir Glück hatten.*

Michael H. Schoenberg

In Deutschland haben über 10 Millionen Menschen im Alter von über 65 Jahren einen Führerschein. Und diese Zahl wird wegen der demografischen Entwicklung sicher noch steigen. Wie geht man mit Senioren im Verkehr um? Jedes Mal, wenn es zu spektakulären und schrecklichen Unfällen kommt, besonders wenn Kinder involviert sind, werden Forderungen laut, ältere Autofahrer auf ihre Fahrtauglichkeit zu testen.

### 5.2.1 Der ältere, gesunde Verkehrsteilnehmer

Die Unfallforschung der Versicherer stellte jedoch fest, dass man nicht vom Alter allein darauf schließen kann, wie fahrtauglich jemand ist. Auch wie leistungsfähig jemand ist, sagt nichts über seine Fähigkeiten aus, im Straßenverkehr klarzukommen. Sehvermögen und Reaktionsfähigkeit nehmen im Alter naturgegeben stetig ab, dies gilt aber nicht für die geistigen Fähigkeiten. Es zeigt sich immer wieder, dass besonders ältere Fahrer ihre Fahrweise so anpassen, dass sie die nachlassenden Fähigkeiten kompensieren. Wir erinnern uns an das Prinzip der älteren Menschen „Optimierung durch Anpassung“, um sich seine Lebensqualität zu erhalten. Mobilität gehört dazu.

Denn nach einer Studie der Bundesanstalt für Straßenwesen, für die Senioren über 65 Jahre befragt wurden, hoffen diese, „so lange fahren zu können, wie es die Gesundheit zulässt“. Dabei hatten drei von vier Studienteilnehmern eine Erkrankung, für die sie Medikamente einnehmen mussten. Die meisten Erkrankungen waren aber nicht schwerwiegend und nicht oder nur mit geringfügig erhöhtem Unfallrisiko verbunden.

Bedeutsame Unterschiede im Fahrverhalten treten erst in der Gruppe ab 75 Jahre auf. Das zeigt eine Untersuchung aus der Schweiz. Bei etwa einem Drittel der tödlich verlaufenden Verkehrsunfälle waren die Verkehrsteilnehmer über 70 Jahre alt und in etwas über der Hälfte der Fälle für die Verkehrsunfälle verantwortlich. Das waren allerdings weniger als in der Altersgruppe der 18- bis 29-Jährigen: In dieser Gruppe waren über 70 Prozent schuld an tödlichen Verkehrsunfällen[5].

Bei über 75-Jährigen änderte sich jedoch das Bild dramatisch. Diese Altersgruppe trug bei Autounfällen allgemein in drei von vier Fällen die Hauptschuld und war damit häufiger verantwortlich für das Unfallgeschehen als die Risikogruppe der Fahranfänger (18- bis 24-Jährige). Offensichtlich treten bei älteren Verkehrsteilnehmern (über 75 Jahre) die Defizite offener zutage und werden zunehmend für die Verkehrsteilnahme relevant.

Im Alter ändern sich nicht nur die normalen Einschränkungen der Sehschärfe und des Hörvermögens, sondern auch das Fahrverhalten im normalen Straßenverkehr verändert sich. So wird unter anderem der sogenannte „Schulterblick", also das „Sich-Vergewissern", was rechts und links von einem selbst im toten Winkel passiert, seltener durchgeführt. Besonders beim Wechsel der Fahrspur auf der Autobahn oder beim Abbiegen innerorts an Kreuzungen mit Radweg ist dieser Schulterblick immens wichtig. Gerade radelnde Kinder werden sonst nur allzu leicht übersehen, überfahren und schwer verletzt.



### 5.2.2 Der ältere Mann und sein Auto

Wie in > Kap. 1 dargestellt, spielt die Autonomie für die Lebensqualität im Alter eine äußerst wichtige Rolle. Während in jüngeren Jahren die Autonomie als selbstverständlich angesehen wird, kämpfen manche ältere Menschen um jeden Aspekt ihrer Selbstständigkeit. Der Führerschein gehört hier fest dazu. Denn Mobilität ist ein ganz wichtiger Punkt und für viele Senioren (vor allem auf dem Land) die einzige Möglichkeit, am Alltag teilzuhaben: Sie fahren mit dem Auto zum Einkaufen, zum Arzt, zu Familie und Freunden. In den Städten können die Senioren meist auf Bus, Bahn oder Tram umsteigen, um all dies zu erledigen.

Aber die beschriebenen Konsequenzen des Autonomieverlustes sind nicht die einzigen Gründe, warum Senioren ihren Führerschein nicht abgeben möchten. Wer seinen Führerschein abgibt, fühlt sich, als gebe er ein Teil von sich selbst ab. Häufig ist gerade für Männer Autofahren nicht nur eine Möglichkeit, von A nach B zu kommen. Es ist ein Symbol von Männlichkeit und Stolz. Wer seinen Autoschlüssel abgibt, der empfindet dies als Verlust der männlichen Identität und als Gefühl von Verlust der Freiheit[6]. Viele Männer setzen sich ans Steuer, weil ihnen Fahren Spaß macht, sie fühlen sich viel jünger und – ganz wichtig – haben das Gefühl, dass sie selbstbestimmt leben. Seniorinnen sind hier oft viel vernünftiger als Senioren.

Befragt man aktive und ehemalige Autofahrer nach ihren häuslichen und sozialen Aktivitäten, so zeigt sich, dass Ex-Autofahrer, die erst kürzlich ihren Wagen stehen gelassen haben, viel weniger einer außerhäuslichen Aktivität nachgingen und zunehmend vereinsamten[7]. Das unterstreicht, welche wichtige Rolle die Mobilität für die gefühlte Selbstbestimmung spielt. Der Verlust der Möglichkeit, Auto zu fahren, wird als gravierender und trauriger Lebenseinschnitt wahrgenommen und kann speziell bei Männern zu schwerwiegenden seelischen Folgen führen. Ohne Führerschein verringert sich nämlich nicht nur die Mobilität, sondern insgesamt ihre körperliche und geistige Beweglichkeit. Die Senioren bauen körperlich ab. Viele dieser Männer entwickeln nach einer „Autofahr"-Abstinenz richtige schwere Depressionen[8–10].



Obwohl diese Entwicklung eine Entscheidung und die Bewertung der Fahrtauglichkeit nicht beeinflussen darf, sollte der gesundheitliche Aspekt nicht außer Acht gelassen werden, wenn über ein Fahrverbot für ältere Mitbürger diskutiert wird. Programme, die die Ex-Fahrer etwas auffangen und ihnen durch andere Transportmöglichkeiten ihre Mobilität erhalten, sind sicher sinnvoll. Auch Sie können Ihren älteren Angehörigen besser unterstützen, wenn Sie sowohl die Verkehrssicherheit als auch den psychologischen Unterstützungsbedarf des Betroffenen im Auge haben.

### 5.2.3 Fahrer mit leichten geistigen Störungen

Mit zunehmendem Alter (siehe oben) und/oder bei leichten kognitiven (geistigen) Störungen nimmt die Fähigkeit ab, in Stresssituationen rechtzeitig und vernünftig zu reagieren. In Untersuchungen mit dem sogenannten funktionalen Kernspintomografen, bei dem nicht nur das Gehirn an sich, sondern durch Stoffwechselmessungen auch seine aktiven Anteile sichtbar gemacht werden können, zeigt sich, dass in gefährlichen Situationen der Schläfen- und Stirnbereich des Gehirns besonders aktiviert werden. Bei älteren Menschen und Personen mit einer leichten geistigen Störung, kommt es häufig in diesem Bereich zu Funktionsstörungen, die folglich die Fahrtauglichkeit beeinträchtigen können. Schließlich kann es im Verkehr immer zu stressigen Situationen kommen. Wenn zu diesen Störungen im Gehirn nun weitere altersbedingte Probleme dazu kommen, wie etwa schlechteres Hören oder Sehen oder eine eingeschränkte Beweglichkeit von Kopf, Rumpf, Armen oder Beinen, dann wird das Autofahren für diese Personen zu gefährlich.

Zu diesen geistigen und körperlichen Einschränkungen kommen auch äußere Faktoren, etwa das Wetter, schlechte Sichtverhältnisse und der Verkehr an sich: also die Verkehrsdichte, die Komplexität der Verkehrssituation oder das Tempo. Die nur leicht eingeschränkten Verkehrsteilnehmer (Stichwort: „Optimierung durch Anpassung“) ändern ihren Fahrstil entsprechend den Gegebenheiten und der Verkehrssituation. Lebenslange Fahrpraxis, genaue Kenntnis der Fahrstrecke und ein vorsichtiger Fahrstil gleichen in aller Regel die Defizite aus[11]. Somit sind diese Senioren sehr häufig noch fahrtauglich. Das kann sich jedoch rasch ändern – manchmal sogar binnen weniger Monate: Wenn die körperliche Erkrankung fortschreitet und auch die geistige Flexibilität schlechter wird, können die älteren Verkehrsteilnehmer nicht mehr sicher fahren. Ebenso sind Fahrer über 75 Jahre in komplexen Verkehrssituationen besonders gefordert, häufig überfordert und ermüden schneller.

In Untersuchungen, in denen die Fahrer ihr tatsächliches Können zeigen mussten, stellte man fest, dass bei Fahrern mit einer Alzheimer-Krankheit im frühen und etwas fortgeschrittenen Stadium im Vergleich zu gesunden Senioren ein erhöhtes Unfallrisiko bestand[12]. Im weiteren Verlauf der Krankheit mehrten sich die Fehler im Fahrtest – vor allem, wenn die Fahrer einen geringeren Bildungsstand hatten. Diese Personen waren nicht mehr fahrtauglich.

Folglich sollte man ältere Verkehrsteilnehmer bei ersten Anzeichen einer geistigen Einschränkung kurzfristig und in kurzen Abständen (also alle drei bis sechs Monate) regelmäßig auf ihre Fahrtauglichkeit untersuchen. Solche Untersuchungen machen Mediziner mit verkehrsmedizinischer Qualifikation (➤ Kap. 5.2.4 Fahrer mit Demenzerkrankung) und auch einige Fahrschulen bieten diesen Service an.

Rüstigen Senioren oder Ihnen als einem Angehörigen eines älteren Autofahrers wird das sicher einleuchten. Und Sie werden an dieser Stelle nicken und sagen, ja unbedingt. Aber die Praxis sieht leider oft anders aus – wie beim Vater im Beispiel oben. Und besonders schwierig wird es, wenn man Demenzkranke davon überzeugen möchte, das Autofahren sein zu lassen.

Denn ein typisches Zeichen einer Demenzerkrankung ist die fehlende Einschätzung und Einsicht der geistigen Einschränkungen. Je weiter die Krankheit voranschreitet, desto weniger realisiert der betroffene Mensch die Einbußen seiner Fähigkeiten. Das zeigt sich bereits bei der leichten Form der geistigen Einschränkung. Und nahezu alle Verkehrsteilnehmer überschätzten ihre Fähigkeiten[13].

In einer Untersuchung zeigte sich aber auch, dass ältere Fahrer mit einer milden kognitiven Einschränkung zwar genauso häufig das Auto benutzten wie normale Autofahrer in der gleichen Altersgruppe. Intuitiv aber vermieden sie Stresssituationen wie Linksabbiegen, das Fahren auf belebten Straßen oder das Fahren in einer ihnen unbekannten Gegend, bei Nacht und bei schlechtem Wetter. Sie umgehen also komplexe Fahrsituationen, sodass ein Unterschied zu gesundem Verkehrsteilnehmer zunächst nicht feststellbar ist.

Sollten Sie dieses Verhalten bei einem Ihrer Angehörigen beobachten, sollte er sich bezüglich seiner Fahrtauglichkeit engmaschig untersuchen lassen (siehe oben). Dies geschieht aber leider viel zu selten.

### 5.2.4 Fahrer mit Demenzerkrankung

Spätestens bei Senioren mit ausgeprägten und offensichtlichen Symptomen der Demenzerkrankung wie Unruhe, Apathie und Halluzinationen muss die Fahrfähigkeit unbedingt untersucht werden und es müssen entsprechende Schritte unternommen werden, diesen Patienten die Fahrerlaubnis zu entziehen.

Eine Arbeitsgruppe von der Technischen Universität München untersuchte das Fahrverhalten von älteren Mitbürgern mit Alzheimer-Demenz und einer anderen Demenzform, die den Stirn- und Schläfenlappen betrifft. Bei dieser Form kommt es im Gegensatz zu Alzheimer zu einer starken Veränderung der Persönlichkeit und des sozialen Verhaltens.

Die gute Nachricht ist, dass die Patienten mit Alzheimer-Demenz in der Regel hinsichtlich ihres veränderten Fahrverhaltens einsichtig waren. Sie ließen sich von ihren Angehörigen oder von ihren Ärzten überzeugen, das Autofahren einzustellen (in 73 Prozent der Fälle). Häufig geschah das nicht abrupt, sondern nach einer Übergangsperiode, bei der die Fahrer begleitet wurden und/oder nur auf bekannten Wegen fuhren.

Ganz anders reagierten die Patienten mit der Degeneration im Stirn-Schläfen-Bereich, die die zweithäufigste Ursache einer neurodegenerativen Demenz ist. Diese Patienten fielen durch eine Veränderung ihrer Persönlichkeit und ihres Verhaltens auf. Sie wirkten sorglos, oberflächlich, unbedacht, vernachlässigten Pflichten und zeigten Fehlleistungen auch im Beruf (das Durchschnittsalter der Patienten mit dieser Demenz lag in dieser Studie bei 61 Jahren). Im Verkehr zeigte sich, dass diese Personengruppe mit einer höheren Durchschnittsgeschwindigkeit fuhr, deutlich häufiger Verkehrszeichen (vor allem Stoppschilder) missachtete sowie Auffahrunfälle verschuldete und mit dem Wagen von der Straße abkam. Trotz der Fahrfehler waren diese Patienten viel seltener willig, auf das Autofahren zu verzichten.

Die Wissenschaftler schildern in ihrer Arbeit, wie schwierig es für die Angehörigen war, diese Personen vom Fahren abzuhalten. Häufig gelang dies nur mit Tricks: Die Angehörigen behielten den Autoschlüssel ein, sie verkauften heimlich das Auto oder machten es fahruntüchtig. 17 Prozent der erkrankten Personen wurde wegen ihres Fehlverhaltens der Führerschein entzogen. 10 Prozent der untersuchten Verkehrsteilnehmer begingen nach einem Unfall Fahrerflucht und ein Patient, der sich den Verboten widersetzte, wurde von einer Polizeistreife gestoppt, leistete heftigen Widerstand und wurde mit Handschellen in eine psychiatrische Klinik gebracht[14].

Wie soll man sich in solchen Fällen verhalten? Ohne sich in die juristischen Feinheiten zu verlieren nur so viel: Die Fahrerlaubnisverordnung (FeV) ist eindeutig und definiert in Anlage 4, Punkt 7 die Anforderung an eine Fahrerlaubnis. Dort heißt es: „Leidet eine Person an einer schweren demenziellen Erkrankung, zeigt er/sie

Persönlichkeitsveränderungen und krankhafte Alterungsprozesse, so ist er/sie zum Führen eines Fahrzeuges nicht geeignet."

Falls der Verkehrsteilnehmer durch Fehlverhalten auffällig geworden ist, kann zur Abklärung ein ärztliches Gutachten verlangt werden. Dieses ärztliche Gutachten kann nicht jeder Arzt erstellen, sondern er muss eine verkehrsmedizinische Qualifikation haben, Arbeits- oder Betriebsmediziner sein, im Gesundheitsamt, in der Rechtsmedizin oder in einer speziellen Begutachtungsstelle für Fahreignung arbeiten. Der Fahrerlaubnisbehörde dient das ärztliche Gutachten als wichtige Entscheidungshilfe, ob der Führerschein eingezogen werden muss oder nicht. Dieses Gutachten wird im Regelfall dem Untersuchten zugesandt und er muss dieses der Fahrerlaubnisbehörde vorlegen. Tut er das nicht, geht die Behörde davon aus, dass der Verkehrsteilnehmer nicht mehr fahrtauglich ist.



Soweit sollte es aber nicht kommen. Wie können Sie ein Fehlverhalten und den bürokratischen Weg des Entzugs der Fahrerlaubnis vermeiden? Wenn Sie als Angehöriger den älteren Fahrer nicht überzeugen können, sollten Sie sich an den Hausarzt wenden: Er kann die körperliche und geistige Fitness seines Patienten gut beurteilen. Die Beziehung und das Vertrauensverhältnis basieren auf der ärztlichen Schweigepflicht. Stellt der Arzt fest, dass der Patient möglicherweise nicht mehr verkehrstauglich ist, muss er den Untersuchten darüber informieren, ihn über die Risiken aufklären und ihm erläutern, welche Symptome darauf hindeuten oder wie sich Medikamente auf das Autofahren auswirken. Der Hausarzt wird in so einem Fall in aller Regel eine entsprechende fachärztliche Kontrolluntersuchung vorschlagen.

Wenn sich der Patient uneinsichtig zeigt, kann der Arzt sehr schnell in eine Konfliktsituation geraten. Schließlich unterliegt er der ärztlichen Schweigepflicht. Scheitern seine Bemühungen, den Patienten dazu zu bewegen, seinen Führerschein abzugeben, ist er berechtigt, „auf der Grundlage des rechtfertigenden Notstandes gemäß § 34 StGB" den Behörden und/oder der Polizei seine Bedenken zu melden. Kein Arzt geht diesen Schritt gerne. Da es aber bei bestimmten Erkrankungen keine Melde**pflicht** an die Erlaubnisbehörde gibt, muss jeder Arzt selbst abwägen, ob der Patient eine Gefahr für andere Verkehrsteilnehmer ist. Obwohl Stimmen immer lauter werden, hier eine Meldepflicht bei bestimmten Erkrankungen einzuführen, gibt es diese in Deutschland nicht. Ein Grund ist, dass zahlreiche Patienten bei einer solchen generellen Regelung den Gang zum Arzt scheuen und entsprechende Behandlungen unterbleiben würden[15].

### 5.2.5 Soll man die Fahreignung testen?

In vielen anderen Ländern sind generelle Prüfungen zur Fahrtauglichkeit bereits verpflichtend und nach Alter und Untersuchungsgegenstand gestaffelt. Während in Portugal die Fahrfähigkeit bereits mit 50 Jahren überprüft wird, müssen sich in den meisten europäischen Ländern alle Senioren mit Führerschein erst ab 70 untersuchen lassen. Ein Sehtest, ein medizinischer Check und zumindest anlassbezogen ein Fahrtest sind in den meisten Ländern üblich. In Japan wird ab 70 Jahren sogar eine Demenzuntersuchung durchgeführt. Je nach Untersuchungsergebnis dürfen die Senioren dann ihren Führerschein behalten oder nicht. Wer die Untersuchung verweigert oder nicht zu den Tests erscheint, dessen Führerschein erlischt.

In Deutschland besteht seit 1999 eine sogenannte Fahrtauglichkeitsprüfung nur für Berufsfahrer, die Personen transportieren (ab dem 50. Lebensjahr), sowie für Lkw-Fahrer und Menschen, die einen Anhänger fahren. Ein genereller Test bezüglich der Fahrtauglichkeit für ältere Verkehrsteilnehmer ist in Deutschland ein Tabu. Unter anderem haben sich die Deutsche Verkehrswacht, der ADAC und auch das Ministerium für Verkehr und digitale Infrastruktur „gegen altersdiskriminierende medizinische und psychische Tests ausgesprochen". Lediglich die Bundesanstalt für Straßenwesen empfiehlt präventive Maßnahmen unter anderem durch Hausärzte und der TÜV Süd rät zu einer Fahrprobe durch eine Fahrschule und entsprechender Rückmeldung.

Das Interessante dabei: Wenn man sich die allgemeine Verkehrssicherheit anschaut, macht es gar keinen Unterschied, ob es Fahreignungsprüfungen für ältere Pkw-Fahrer gibt. Für die Verkehrssicherheit insgesamt ist es also unerheblich, wenn man Senioren, die nicht mehr fahrtüchtig sind, den Führerschein entzieht[16]. Die Gründe dafür sind vielfältig. So passen sich, wie oben beschrieben, die meisten Fahrer durchaus an ihre nachlassenden Fähigkeiten an, etwa durch einen defensiveren Fahrstil, veränderten Fahrzeiten oder Fahrtrouten. Zudem ist die individuelle Leistungsfähigkeit älterer Personen im Alter sehr verschieden. Während einige Personen bereits stark eingeschränkt sind, sind andere im gleichen Alter noch ohne Beeinträchtigungen. Daher liegt die Vermutung nahe, dass die individuelle Leistungsfähigkeit der älteren Fahrer viel besser zur Beurteilung ihrer Fahreignung geeignet ist als das Lebensalter.



Was hätte man im Nachhinein bei meinem Vater, dem oben in unserem Beispiel erwähnten älteren Autofahrer, besser machen können? Man sollte etwas früher auf leichte Formen der geistigen Einschränkungen des Betroffenen achten und das Thema „Autofahren" ansprechen und auf seine Reaktion achten. Vielleicht lässt sich eine gemeinsame Autofahrt arrangieren, bei der der Betroffene fährt, um sein Fahrvermögen zu testen. Wenn Sie einen solchen Versuch starten wollen und es zeigen sich beim Fahrer bereits deutliche Defizite, sollten Sie auch die Gefahren ansprechen. Aber Vorsicht! Ein belehrender Ton oder zu häufiges, eindringliches Ansprechen der Problematik sind häufig kontraproduktiv.

Als nächstes sollten Sie mit dem Hausarzt reden. Dieser sollte den Betroffenen befragen, untersuchen und zum Thema „Verkehrssicherheit" beraten. In aller Regel sind ältere Personen eher geneigt, Ratschläge von neutralen Personen ihres Vertrauens anzunehmen als von den eigenen, jüngeren Familienmitgliedern.

Und zeigen Sie bei Ihrer Überzeugungsarbeit am besten gleich noch Alternativen auf. Zum Beispiel: „Wenn Du zum Arzt musst, nehme ich mir frei und fahre Dich da hin." Oder: „Ich spendiere Dir eine Jahreskarte für den Öffentlichen Nahverkehr. Du kannst dann in Deiner Region sämtliche Busse, Trambahnen oder die U- und S-Bahn umsonst nutzen. Du schützt damit auch die Umwelt und Deine Enkelkinder sind begeistert und Dir dankbar. Und einen Parkplatz musst Du auch nie mehr suchen." Versuchen Sie, Ihrem Vater, Ihrer Mutter den Verzicht auf das Autofahren zu „versüßen".

Wenn das alles nicht fruchtet, könnten Sie gezwungen sein, zu härteren Maßnahmen zu greifen. Allerdings könnte das Verstecken des Autoschlüssels oder die Manipulation des Fahrzeugs (etwa das Entfernen der Batterie) auch eine heftige Gegenreaktion auslösen.

Es bleibt ein Dilemma, und seinen Vater der Polizei zu melden ist wirklich nicht angenehm. Die Sicherheit des Vaters und anderer Verkehrsteilnehmer stehen aber an erster Stelle.

# SELBST-BESTIMMT TROTZ DEMENZ

*Wie Pflegende die Wünsche von Menschen mit Demenz respektieren und wo die Grenzen sind*

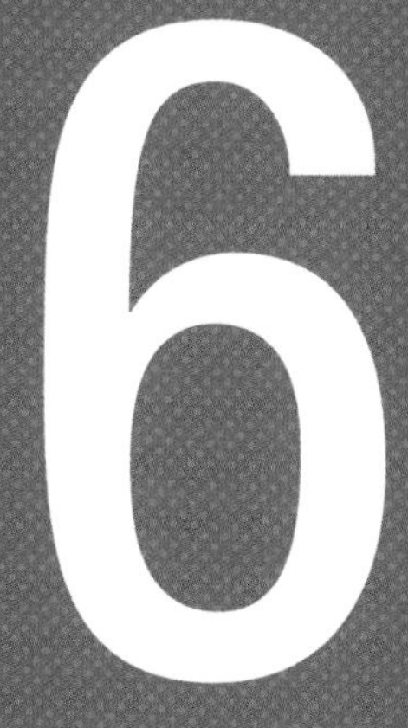

## 6.1 Selbstbestimmt leben in den verschiedenen Stadien der Demenz

*„Da mein Vater nicht mehr über die Brücke in meine Welt gelangen kann, muss ich hinüber zu ihm."*

(aus: Arno Geiger, Der alte König in seinem Exil)

Wenn Sie Angehörige mit Demenz betreuen, gibt es fast immer Probleme, häufig Konflikte und nicht selten Dilemmata, die gerade in einem späten Stadium der Erkrankung unauflösbar erscheinen und manchmal auch sind. Was meinen wir damit? Um die Unterschiede zu verdeutlichen, ein paar Beispiele:

Der Vater putzt sich nicht oder nur sporadisch die Zähne. Er hat Mundgeruch, was unangenehm ist. Das ist ein Problem. Wenn Sie ihn fragen, warum er die Zahnpflege vernachlässigt, stellt sich vielleicht heraus, dass die Zahnbürste zu hart ist, ihm das Zähneputzen Schmerzen bereitet und er Zahnfleischbluten bekommt. Manchmal sogar richtig heftig, weil er sogenannte Blutverdünner einnimmt. So ein Problem können Sie leicht lösen: Kaufen Sie ihm eine weichere Zahnbürste, besorgten Sie ihm ein angenehmes Mundwasser, versichern Sie ihm, dass er „kussfrisch" ist, und erinnern Sie ihn an die „alten Zeiten".

Ein Konflikt wäre folgende Situation: Beim Toilettengang muss die Pflegekraft den Vater nach dem Stuhlgang reinigen, ihm den Po putzen. Der Vater aber geniert sich, wenn ihm Frauen helfen. Er wartet mit dem Toilettengang, bis eine männliche Pflegekraft zur Stelle ist. Bis diese kommt, klagt er über Bauchschmerzen und Übelkeit. Die weiblichen Helfer stehen auf dem Standpunkt, dass andere ältere „Herrschaften" sich auch daran gewöhnt haben, dass eine Frau diese Arbeit übernimmt. Als Angehöriger ist es Ihre Aufgabe, in diesem Konflikt zu vermitteln. Vielleicht können Sie erreichen, dass bei Ihrem Vater doch ein Pfleger, etwa von einer anderen Station, geholt werden kann? Und gleichzeitig bitten Sie Ihren Vater, es früh anzumelden, wenn er auf die Toilette muss. So können Sie den Konflikt zumindest entschärfen.

Ein Dilemma ist eine Situation, die Ihnen als Betreuungsperson schier unlösbar scheint. Um beim Beispiel mit dem Vater zu bleiben: Der Vater wäscht sich nicht und lässt auch keine andere Person an sich heran. Er kann oder will sich nicht äußern, aber seine Abwehrbewegungen und seine Mimik sind eindeutig. Der früher so gepflegte, kluge und bewunderte Vater riecht schlecht, ist ungepflegt und seine Haut leidet unter mangelnder Hygiene. Die fehlende Körperpflege wird zu einem ernsten Gesundheitsproblem, er entwickelt zunehmend Druckgeschwüre. Wenn man sein Recht auf Selbstbestimmung ernst nimmt, darf man ihn zu nichts zwingen. Auf der anderen Seite schadet, ja gefährdet der Betroffene sich durch sein Verhalten selbst. Er sieht das aber nicht ein und kann sich auch nicht richtig äußern. Es gibt für solche Situationen keine Lösung. Sie können allenfalls versuchen, Ihren Vater in Teilbereichen zu waschen: Heute sind die Hände dran, morgen die Beine. Am besten stellen Sie dazu eine angenehme Atmosphäre her, indem Sie nebenbei Musik laufen lassen oder ein ruhiges Gespräch führen. Das ist sehr mühsam und nicht selten erfolglos. Es ist ein Dilemma und es gibt sehr häufig keine befriedigende Lösung.

Wann und wie stark herausfordernde Situationen auftreten, hängt meist vom Stadium der Demenz ab. Häufig gibt es keine perfekte Lösung für schwierige Situationen und es bleibt ein Dilemma, das sich nicht lösen lässt. Aber eines sollte Ihnen klar sein: Sie als Betreuungsperson sind nicht schuld daran!

Grundsätzlich können Probleme, Konflikte und Dilemmata in allen Stadien der Demenz auftreten. Doch was in einem frühen Stadium vielleicht nur ein Problem ist (siehe oben, das Beispiel Zähneputzen), kann im fortgeschrittenen Stadium zu einem Dilemma, werden, weil sich der Betroffene häufig nicht mehr äußern kann. Probleme sind lösbar, besonders im frühen Stadium einer Demenz. Konflikte im fortgeschrittenen Stadium gilt es zu entschärfen, besonders dann, wenn der Betroffene sich äußern kann. Aber bei Dilemmata, besonders im späten Stadium, gibt es keine Lösung. Sie können sich allenfalls darum bemühen, nicht das Dilemma an sich, sondern die Konsequenzen so gut es geht abzumildern. Im Beispiel des Vaters, der sich nicht mehr waschen will, wäre das der Versuch, ihn zumindest in Teilbereichen täglich etwas zu pflegen.

Der Grundkonflikt, in dem Sie stecken, ist das gesetzlich verankerte Recht jedes Menschen auch mit Demenz zur Selbstbestimmung, das aber kann im Gegensatz zu seiner Versorgungs- und Betreuungswirklichkeit stehen. Dieser Grundkonflikt betrifft beide Seiten: sowohl den Betreuten als auch seine Betreuer und Pfleger. Beide Seiten haben das Recht auf Selbstbestimmung als Ausdruck ihrer persönlichen Freiheit. Beide können und sollen sich selbst behaupten und können erwarten, dass man ihre Wünsche anerkennt. Diese Freiheit des Einzelnen, sich zu entscheiden und sein Leben zu gestalten, ob als Betreuer oder Betroffener, ist Ausdruck der Menschenwürde und somit unbedingt zu schützen.

Doch die Frage ist, wie und wie lange man dieses Recht auf Selbstbestimmung bei den Betroffenen aufrechterhalten kann. Denn eine Demenzerkrankung führt schleichend oder nach besonderen traumatischen Ereignissen (etwa nach Unfällen, notwendigen und aufwendigen Operationen oder anderweitigen Erkrankungen) oft schubweise zu Veränderungen der geistigen Leistung und damit auch zum Verlust der Fähigkeit, vernünftig zu entscheiden. Trotzdem oder gerade deshalb und unabhängig davon, wie sich die Krankheit entwickelt, bleibt natürlich der Betroffene immer Mensch, mit dem Anspruch und Recht auf Würde. Er bleibt auch ein Mensch mit Gefühlen, Empfindungen und Bedürfnissen. Gerade für Menschen, deren intellektuelle Möglichkeiten eingeschränkt sind, sind menschliche Wärme, Zuwendung und Liebe außerordentlich wichtig. Vielen Angehörigen fällt es daher gar nicht schwer, dem Menschen, mit dem man Jahrzehnte zusammengelebt hat, der einem vertraut ist, diese menschliche Wärme zu geben. Wären da nicht diese Konflikte und Dilemmata, die manchmal alles überlagern.

Denken Sie deshalb an den eingangs zitierten Satz von Arno Geiger: „Da mein Vater nicht mehr über die Brücke in meine Welt gelangen kann, muss ich hinüber zu ihm." So einfach, so klug:

Viele Situationen können Sie besser meistern, wenn Sie als Betreuungsperson nicht darauf beharren, dass der Betroffene sich weiterhin in unserer Welt zurechtfindet, sondern wenn Sie sich in seine neue Welt begeben.

Neben der liebevollen Zuwendung ist aber auch das Gefühl, selbst etwas entscheiden zu können, für Menschen mit Demenz besonders wichtig. Sie sollten also versuchen, Ihren Angehörigen in die Gestaltung seines Tagesablaufs einzubinden, oder ihm das Gefühl geben, ein sinnvolles Leben zu führen. Soweit die Forderung.

Sie als Betreuer sollen für den Betroffenen nicht alle Entscheidungen übernehmen, auch wenn Ihre Entscheidungen für den Betroffenen sinnvoll wären; sondern Sie sind dazu verpflichtet, durch besondere Aufmerksamkeit den Willen des Betreuten zu erkennen und diesen umzusetzen. Das nennt man „assistierte Selbstbestimmung" und bedeutet, die Autonomie des Betroffenen zu achten und zu fördern sowie gleichzeitig individuelle Besonderheiten zu verstehen. Es bedeutet aber auch, dass Sie mit Blick auf die Zukunft rechtzeitig eine Betreuung organisieren. Denn irgendwann ist der Betreute nicht mehr in der Lage, selbst zu entscheiden und sich zu äußern. Zwar können Sie die Erkrankung nicht aufhalten, den Verlauf aber etwas günstiger gestalten, wenn Sie vorausschauend mitdenken, die Lebensgewohnheiten und die Lebensgeschichte des Betroffenen berücksichtigen und so beispielsweise erreichen, dass der Betroffene mit Anpassungen seiner Wohnung seine letzten Jahre im gewohnten Umfeld verbringen kann.

Ein Thema, das immer wieder erhebliche Konflikte in der Familie erzeugt, ist der Umgang mit Geld. Auch hier gilt es, eine kluge Gratwanderung zwischen Selbstbestimmung und sinnvollem und klugem Handeln zu vollziehen. Obwohl man gerne die Selbstständigkeit des Betroffenen erhalten möchte, kann es zu Problemen kommen: Da werden beispielsweise Rechnungen nicht bezahlt, Geld wird nicht klug eingesetzt und unnötig verbraucht oder teure Geschenke werden gemacht, um sich Sympathien bei Fremden zu erkaufen und Ähnliches. Manchmal geht auch der Bezug zu Geld und Wertgegenständen im Alter und besonders bei Demenz verloren, sodass Zuwendungen an Fremde unverhältnismäßig großzügig sind. All dies kann ärgerlich werden, insbesondere wenn Sie den Eindruck haben, dass Ihr Angehöriger ausgenutzt und übers Ohr gehauen wird. Es kann aber auch passieren, dass die finanzielle Existenz des Betroffenen gefährdet ist, da unsinnige Schulden gemacht werden.

Wenn Sie Sorge haben, dass dies auch bei Ihrem Angehörigen passieren kann, sollten Sie sich möglichst frühzeitig eine Bankvollmacht geben lassen und die finanziellen Bewegungen mit dem Kontoinhaber und (sehr wichtig!) mit den weiteren Geschwistern absprechen. Sie können beispielsweise vereinbaren, dass ab einer bestimmten Summe zwei Kinder des Betroffenen gegenzeichnen müssen, um den Geldtransfer zu ermöglichen. Der Betroffene muss diesem Vorgehen natürlich vorab zustimmen. Die Tatsache, dass mehrere Angehörige involviert sind, trägt meist zur allgemeinen Beruhigung aller Beteiligten bei. Im Gegenzug ist es aber auch hilfreich, wenn Sie dem Betreuten eine kleinere Summe zur persönlichen Verfügung überlassen. Sie kennen vermutlich die Geschäfte, in denen Ihr Angehöriger einkauft. Bitten Sie doch die Ladenbesitzer, Sie zu informieren, wenn Rechnungen nicht bezahlt oder unsinnig teure Einkäufe getätigt werden. Das Thema Geld ist immer sensibel, aber so können etwaige Konflikte entschärft werden (➤ Kap. 8.1 Vorsorgevollmacht).



## 6.1.1 Frühstadium

Gerade zu Beginn einer Demenz ist der Betroffene noch in der Lage, seine Wünsche und Forderungen zu artikulieren. Schwierig wird es, wenn er versteht und ihm bewusst wird, dass er an Demenz leidet. Diesen schwierigen Prozess sollten Sie als Angehörige sinnvoll begleiten. Lassen Sie Ihrem erkrankten Angehörigen deshalb Zeit, sich selbst mit der Situation abzufinden. Sorgen Sie dafür, dass er aufgeklärt wird und seine Fragen beantwortet werden, ohne ihm sämtliche Hoffnung zu nehmen. Manchmal ist es eine gute Idee, wenn der Betroffene einem Unbeteiligten, beispielsweise im Rahmen einer Demenzberatung, seine Wünsche und Sorgen mitteilen kann (➤ Kap. 8.1 Vorsorgevollmacht). Es wäre in solchen Beratungsgesprächen ein Zeichen des Respektes vor seiner Selbstbestimmung, wenn er diesen Termin allein wahrnimmt und Ihnen dann aus seiner Sicht den Inhalt des Gespräches mitteilt. Also fragen Sie ihn, ob er an so einem Gespräch interessiert ist, und vereinbaren Sie gegebenenfalls einen Termin. Sollte ein Termin ohne Ihre Hilfe nicht mehr möglich sein, so sollte der Betroffene zumindest die

Möglichkeit haben, Themen für das Beratungsgespräch mitzubestimmen.

Sie sollten zudem in dieser frühen Phase versuchen, herauszufinden, welche Wünsche und Vorstellungen Ihr an Demenz leidender Angehöriger hat, um gemeinsam mit ihm Lösungen zu erarbeiten.

Aber führen Sie nicht nur Gespräche über Versorgung und Problemlösungen, sondern stellen Sie auch Fragen, die sich auf eine emotionale Ebene beziehen, wie: „Was hat Dich glücklich gemacht?“, „Was ist Dir wichtig?“, „Was möchtest Du erleben?“ „Was ist Dir in der nächsten Zeit wichtig?“

Zur Auffrischung des Gedächtnisses ist es gut und sinnvoll, wenn Sie gemeinsam in alten Erinnerungsstücken wie Fotos oder Briefen stöbern und über die vergangene Zeit sprechen (im Fachjargon „Reminiszenz“ genannt). Das gibt dem Angehörigen die Gelegenheit, sich und Ihnen Erlebtes und Erreichtes vor Augen zu führen, und dabei auch zu erzählen, was er richtig gemacht hat (vielleicht trotz schwieriger Umstände). Diese Bilanz, dieses „Revue passieren lassen“ macht dem Betreuten bewusst, was sein Leben geprägt und mit Sinn erfüllt hat. Es mag auch im späteren Verlauf der Erkrankung ein wichtiger Anknüpfungspunkt für den Betroffenen selbst und für Sie sein, um in der Wirklichkeit „wieder Fuß zu fassen“. So können Sie beispielsweise Gespräche einleiten mit einem: „Kannst Du Dich erinnern, damals, als Du … ( z. B. in der Aufbauphase) …; jetzt haben wir eine ähnliche Situation.“

Dessen ungeachtet sollten Sie trotzdem auch wichtige Themen ansprechen, welche die Zukunft betreffen. Denn Ihr Angehöriger wird wegen der fortschreitenden Erkrankung irgendwann keine vernünftigen Entscheidungen mehr treffen können. Halten Sie das, was besprochen und beschlossen wurde, schriftlich fest (➤ Kap. 8.1 Vorsorgevollmacht). Auch dafür braucht Ihr Angehöriger Zeit, die neuen Umstände zu verstehen und sich mit ihnen abzufinden.

### 6.1.2 Fortgeschrittenes Stadium

Während im Anfangsstadium der Krankheit die Selbstbestimmung noch weitgehend möglich ist, verstärken sich im fortgeschrittenen Stadium die krankheitsbedingten Einschränkungen und der Angehörige benötigt mehr Unterstützung, Pflege und Betreuung. Selbstbestimmtes Handeln ist vielfach nur noch in den unmittelbaren Alltagsbereichen möglich: Erfahrungsgemäß können Menschen im Stadium der fortgeschrittenen Demenz nur noch die elementarsten Dinge einigermaßen bewältigen und hier ihren eigenen Wünschen nachkommen: zum Beispiel zum Ausdruck bringen, dass sie hungrig sind oder ihnen Musik gefällt. Viele andere normale Tätigkeiten sind stark durch die Hilfe anderer geprägt, darunter auch einfache Aufgaben wie Essen zubereiten, einkaufen gehen, sich waschen und die Zähne putzen sowie öffentliche Verkehrsmittel nutzen.

Selbst bei fortgeschrittener Demenz können viele Betroffene durchaus ihre Meinung äußern. Dies gelingt aber nicht immer und nicht mit ausgefeilten Argumenten, besonders dann nicht, wenn die anstehende Entscheidung komplex ist. Auf einfache oder zumindest einfach und klar formulierte Fragen dagegen kann der Betreute teils noch passend antworten. Häufig wird die Antwort des Betroffenen auch dadurch ersichtlich, **wie** er auf die Frage reagiert. Deshalb sollten Sie in solchen Gesprächen auch auf seine nonverbale Kommunikation achten. Schauen Sie, wie er sich verhält, ob er sein Gesicht verzieht oder zustimmend nickt oder Ähnliches. In dieser Phase äußert der Betroffene durch seine Mimik Freude und Ablehnung. Denn auch wenn er sich nicht mehr mitteilen kann, hat er doch seine Gründe und entscheidet. Im **Spätstadium** einer Demenzerkrankung ist dies kaum mehr möglich. Das „Gründe-Haben" für eine bestimmte Handlungsweise wird dann zunehmend abgelöst durch ein „Bedürfnisse-oder-Neigungen-Haben". Reaktionen des Menschen mit Demenz sollten Sie dann eher als automatische Reflexe verstehen, nicht mehr als willentliche Äußerung der Bedürfnisse.

### 6.1.3 Spätstadium

Mit Fortschreiten der Erkrankung verliert ein Mensch mit Demenz zunehmend die Voraussetzungen, moralisch zu handeln und zu denken. Sein Tun kann man nicht nach moralischen Kriterien beurteilen.

Plötzlich berührt er Pflegekräfte unangemessen, ist distanzlos oder bestiehlt andere. Angehörige empfinden diese Vorfälle meist als schrecklich unangenehm und peinlich. Sie erkennen ihren Vater, ihre Mutter, ihren Ehepartner nicht mehr wieder. Dann fallen häufig Sätze wie dieser: „Glauben Sie mir, sowas hat mein Vater früher nie gemacht. Er war immer sehr zurückhaltend und pflichtbewusst!"

Was ist passiert? Der Betroffene hat seinen „moralischen Kompass" verloren: Er ist wesensverändert, versteht die Aufregung nicht und ist sich keiner Schuld bewusst. Mit Fortschreiten der Demenz verliert er auch zunehmend die Verantwortung für sein Handeln, das heißt, er kann nichts dafür. Und zwar tatsächlich nicht. Denn wie ein Mensch mit Demenz handelt, ist nicht mehr Ausdruck seines eigenen freien Willens. Sondern sein Handeln ist Folge der fortschreitenden Schädigung der Kontrollmechanismen des Gehirns. Dies ist leider eine schmerzliche Erkenntnis. Und besonders enge und vertraute Angehörige des Betroffenen können sehr darunter leiden.



Wann beginnt aber ein spätes Stadium? Wann kann der Mensch mit Demenz nicht mehr vernünftig entscheiden? Und wie kann man vernünftige von unvernünftigen Äußerungen unterscheiden? Was ist, wenn er sich nicht mehr äußern kann? Ist das ein Beleg oder Beweis der Unvernunft? Und kann man oder muss man dann für ihn entscheiden?

Es gibt keine klaren Kriterien, die einem helfen, festzulegen, wann der Mensch (noch) selbstbestimmt handeln kann. Wenn Sie die Latte sehr hoch hängen, was eine klare Selbstbestimmung ist, dann wird schon früh im Krankheitsverlauf die Grenze erreicht sein, jenseits derer Sie Äußerungen der Betroffenen nicht mehr als Entscheidungen, sondern nur noch als undifferenzierte, manchmal unrealistische Wünsche auffassen werden. In dieser Situation ist es manchmal unmöglich festzustellen, wie der Betreute für sich entscheiden würde. Dies ist umso problematischer, wenn ein Betreuer die Person mit Demenz nur kurz und oberflächlich kennt. Je mehr Sie aber mit dem Betroffenen im frühen Stadium über seine aktuellen und zukünftigen Wünsche sprechen, desto sicherer werden Sie im späten Stadium sein, dass Sie Entscheidungen in seinem Sinne treffen.

Deshalb noch einmal unser Appell: Nutzen Sie die Gespräche am Anfang der Krankheit dazu, um gemeinsam zu überlegen, wie etwa eine Patientenverfügung oder eine Vorsorgevollmacht gestaltet werden könnte.

Solange der Betroffene noch weitestgehend selbst die Konsequenzen seiner Entscheidungen verstehen kann, kann er sich zu den meisten Themen äußern. Er kann Vollmachten selbst erstellen und unterschreiben. Ist die Demenz einmal weit fortgeschrittenen, ist es zu spät. Wurden Sie erst in einem fortgeschrittenen Stadium mit der Betreuung beauftragt, so suchen Sie die Gespräche mit engen Angehörigen oder Pflegern, um sich ein Bild vom Betreuten zu machen und sich zu informieren.

In dieser späten Phase ist es extrem hilfreich, wenn bereits im frühen Stadium folgende Fragen geklärt wurden:

- **Was ist mir wichtig?** Was war mir in meinem Leben wichtig? Wie sehe ich mich jetzt und in Zukunft?
- **Wer soll mir helfen? Wer soll mich unterstützen und wie?** Wer darf mir bei der Körperpflege und dem Toilettengang helfen? Wer soll meine finanziellen Dinge erledigen? Wer darf mich über finanzielle, gesundheitliche und familiäre Dinge informieren?
- **Wo möchte ich zukünftig leben?** Fühle ich mich zu Hause sicher? Will ich zu meinen Angehörigen ziehen und wenn ja, zu wem? Soll meine Wohnung/mein Haus verkauft oder aufgelöst werden?

Wie gesagt, es ist gut, wenn diese Fragen in einer frühen Phase geklärt wurden. Aber es kann sein, dass Sie die Forderungen und Wünsche Ihres erkrankten Angehörigen im späten Stadium einer Demenzerkrankung nicht immer erfüllen können. Zwar dürfen diejenigen, die für Pflege und Betreuung verantwortlich sind, die Ansprüche des Kranken nicht mit der pauschalen Begründung ignorieren, diese seien unerheblich oder sie, die Pflegenden selbst, wüssten besser, was für die Betroffenen gut sei. Doch die Pflegenden können berechtigte Gründe haben, den Wünschen der Pflegebedürftigen zu widersprechen und ihnen nicht zu folgen. Mehr noch: Es ist sogar ihre Pflicht, die Wünsche nicht zu befolgen, wenn diese den Betroffenen und Dritte erheblich gefährden oder schädigen würden und der Betroffene die Tragweite seiner Forderung nicht erkennen kann. Zum Beispiel, wenn ein Mensch geistig und körperlich nicht mehr in der Lage ist, Auto zu fahren, dann haben die Pflegenden die Pflicht, ihn davon abzuhalten und ihm eventuell sogar die Autoschlüssel abzunehmen (➤ Kap. 5.2 Senioren den Führerschein entziehen – ist das nötig?).

Gleichwohl ergibt sich, wie oben geschildert, in solchen Situationen ein Dilemma und die Situation ist damit unauflösbar. Etwa dieses: Ein Betreuter verweigert das Essen und das Trinken, weil er seinem Leben ein Ende setzen will. Der Angehörige will ihn aber ausreichend ernährt wissen und beide können sich nicht verständigen. Leider ist diese Situation gar nicht so selten. Für die pflegenden Angehörigen ist es schrecklich, einen geliebten Menschen leiden, verdursten und verhungern zu sehen. Andererseits ist es für den Betroffenen ebenso eine Qual, zum Trinken und Essen gezwungen zu werden. Eine Kommunikation zwischen beiden Seiten ist nicht möglich. Wahrlich ein Dilemma, für das es keine Patentlösung gibt. Der einzige sinnvolle Lösungsansatz sind die sehr wichtigen Gespräche am Beginn der Demenz, in denen die Wunschvorstellungen der Beteiligten erkundet werden können (siehe oben). Wenn es diese nicht gegeben hat, können Sie nur nach bestem Wissen und Gewissen entscheiden. Wenn Ihr „Kompass" das vermutliche Wohl und die Gesundheit des Betroffenen ist, dann liegen Sie nicht grundsätzlich falsch. Vielleicht hilft es, wenn Sie sich selbst fragen: „Wie würde ich entscheiden, wenn ich an Stelle des Betroffenen wäre? Wäre ein Leben so für mich lebenswert?"

## 6.2 Körperpflege und Hygiene

Ein wichtiges, aber sehr konfliktträchtiges Thema ist die Hygiene: Beim Waschen und der Hautpflege spielen Themen wie Intimität, Schamgefühl, oder Kontinenz, also die Kontrolle über die Blasenentleerung und den Stuhlgang, eine wichtige Rolle. Die Pflege des eigenen Körpers ist eine sehr intime, persönliche Angelegenheit, bei der man sich nicht gerne helfen lässt. Deshalb gestehen Menschen mit Demenz zunächst weder sich selbst noch den Angehörigen ein, dass sie Hilfe beim Waschen und Toilettengang benötigen. Gerade Reinigung und Pflege im Intimbereich ist sehr schambesetzt.

Sobald Menschen mit Demenz beginnen, ihre Körperpflege zu vernachlässigen, merken Sie das: Der Vater, der Freund, der Großonkel ist ungepflegt, unrasiert und riecht schlecht. Das ist nicht nur für den Betroffenen unangenehm, sondern auch für den Betreuer: Denn schnell unterstellt man ihm ein mangelndes Engagement beim Waschen und Pflegen.

Nun sind Sie als Betreuungsperson gefordert: Gerade in dieser Situation ist es sehr wichtig, dass sie die Selbstbestimmung des Erkrankten über seinen Körper respektieren. Sie helfen ihm in dieser Phase am besten, wenn Sie es ihm ermöglichen, die Körperpflege so lange es geht eigenständig durchzuführen. Wie kann das gelingen?

Erstens: Seien Sie sich dessen bewusst, dass das Ausziehen und Nacktsein schambehaftet ist – besonders für ältere Betroffene (siehe oben). Die Betroffenen finden es häufig problematisch, wenn ihnen jemand des anderen Geschlechts hilft: Also etwa wenn ein Sohn seine Mutter betreut oder die Tochter den Vater. Das hat sicherlich auch mit dem Wechsel der familiären Rollen zu tun. Der Sohn wurde von der Mutter gewickelt und gebadet, 50 Jahre später kommt es zum Rollentausch. Häufig empfinden beide Seiten die veränderten Rollen als unangenehm und unangemessen. Manchmal ist es dann hilfreicher, wenn eine Person des gleichen Geschlechts diese Aufgaben übernimmt.

Wenn der Erkrankte sich aber zu sehr geniert, ist es besser und meistens eine gute Lösung, wenn Sie sich dafür Unterstützung von professionellen und fremden Pflegekräften suchen. Etwa bei einem ambulanten Pflegedienst (➤ Kap. 8.5 Leistungen der Pflegeversicherung), der zum Betroffenen nach Hause kommt, eventuell kombiniert mit der Tagespflege – hier findet die Betreuung in den Räumen des Pflegedienstes statt.

### 6.2.1 Baden, duschen oder waschen?

Der Mensch – und besonders der ältere Mensch – ist ein Gewohnheitstier. Er wird in aller Regel versuchen, seine Waschgewohnheiten aus früheren Zeiten beizubehalten. In Zeiten, als warmes Wasser nicht oder nicht immer sofort verfügbar war, wurde, einem Ritual gleich, am

Samstagabend in einer Wanne gebadet. Während der Woche wurden mit wechselnden Waschlappen die entsprechenden Regionen sauber gehalten. Heute haben sich Vorstellungen von Körperhygiene sehr gewandelt, die jüngere Generation duscht oder badet deutlich häufiger und pflegt sich viel bewusster.

Es ist aber älteren Menschen, besonders wenn sie zunehmend durch die Demenz beeinträchtigt sind, schwer zu vermitteln, dass Duschen einfacher und vielleicht auch hygienischer ist als Waschen. Lassen Sie sich auf keinen Streit ein. Grundsätzlich ist es für die Körperhygiene unerheblich, ob man duscht oder badet. Vielmehr kann die Erinnerung an frühere Zeiten ein „Anker" sein, um den Betroffenen zu überzeugen, dass in regelmäßigen Abständen ein Bad auch etwas Schönes ist. Erinnern Sie ihn daran à la: „Weißt Du noch? Am Samstag baden, am Sonntag ausschlafen und den freien Tag genießen/den Herrgott einen guten Mann sein lassen." Ohne Zweifel ist Baden jedoch gefährlicher als Duschen. Die hohe Wannenkante, das tiefe Wasser, das Liegen in der Wanne und danach das mühsame Aufstehen – all das können Argumente und Gründe sein, dass ein älterer Mensch mit Demenz das Waschen ganz einstellt. Zudem kann es auch für die Pfleger problematisch sein, wenn sie einen Betroffenen allein ohne Aufsicht im Bad lassen. Letztlich muss und kann auch in diesem Fall der Betroffene in einem frühen Stadium entscheiden, welche Form der Körperpflege er möchte. Dabei sollte ihm jedoch klar sein, dass bei körperlicher Einschränkung regelmäßiges Duschen viel leichter zu bewerkstelligen ist als Baden.

Wenn ein Badezimmer behinderten- oder seniorengerecht umgestaltet werden muss, gibt es dafür Fördermittel vom Staat (➤ Kap. 8 Vorsorge, Betreuung und andere rechtliche Fragen – Wie Sie im Paragrafendschungel den Überblick behalten).

Wenn Ihr Angehöriger sowohl Dusche und Bad ablehnt und/oder wenn sich die Demenz in einem fortgeschrittenen Stadium befindet, muss man zum Waschlappen greifen. Manchmal hilft es, wenn Sie die entsprechenden Utensilien zurechtlegen und den Betroffenen kurz, aber liebevoll instruieren, wie er sich waschen soll. So wie Sie das vielleicht bei Ihren Kindern gemacht haben. Bei einem Menschen mit Demenz fördern Sie auf diese Weise seine Selbstständigkeit und können dessen mögliche Abhängigkeit durch ein Fortschreiten der Demenz ein wenig zeitlich verzögern. Geben Sie Ihre Anweisungen zum Waschen immer nur Schritt für Schritt. Drücken Sie dem Erkrankten also beispielsweise zunächst die Zahnpasta auf die Bürste. Dann erklären Sie, was er nun zu tun hat. Erst danach legen Sie den Waschlappen bereit, geben einen Tropfen Waschlotion darauf und sagen, was jetzt zu tun ist. Anschließend reichen Sie ihm das Handtuch. Eins nach dem anderen, um niemanden zu überfordern.

Selbst wenn umfangreiche Hilfe bei der Körperpflege nötig ist, sollten Sie dem Betroffenen die Möglichkeit geben, sich wenigstens im Intimbereich selbst zu waschen, sofern er dazu noch in der Lage ist. Hier können Sie mit einfachen Mitteln die Situation entschärfen und die Würde wahren: Der Betroffene muss sich nicht komplett vor Ihnen entblößen. Er kann zunächst nur den Oberkörper frei machen und diesen waschen. Dann zieht man wieder ein Unterhemd oder T-Shirt über, bevor man Hose und Unterhose auszieht und den Unterleib wäscht. Achten Sie darauf, dass das Badezimmer warm ist. Denken Sie auch immer daran, die Atmosphäre liebevoll und ruhig zu gestalten, etwa indem Sie im Hintergrund leise Musik laufen lassen oder über ein angenehmes Thema plaudern.

Ein ganz banales, aber wichtiges Beispiel ist das Rasieren von Männern mit Demenz: Denn unrasiert wirken und fühlen sich die Betroffenen schnell ungepflegt. Der sogenannte 3-Tages-Bart mag bei Jüngeren schick aussehen, ist aber bei älteren Männern nicht jedermanns Geschmack. Wer sich Zeit seines Lebens nass rasiert hat, wird sich nur schwer umstimmen lassen, jetzt auf einen Elektrorasierer umzustellen. Aber bei der Nassrasur ist die Gefahr groß, sich dabei zu verletzen. Wer sich überzeugen lässt, künftig auf einen Elektrorasierer umzusteigen, wird das Rasieren noch lange Zeit selbst übernehmen können. Und das wäre unser Ziel.

### 6.2.2 Inkontinenz: fehlende Kontrolle über die Blasenentleerung und den Stuhlgang

Wenn jemand den Harn und den Stuhl nicht halten kann, wird das als Inkontinenz bezeichnet. Fehlende Kontrolle des „Wasserlassens“ ist bei älteren Menschen, mit oder ohne Demenz, sehr viel häufiger als unkontrollierter Stuhlabgang.

Es gibt verschiedene Gründe der Harninkontinenz, die von der Demenz völlig unabhängig sind. Bei älteren Frauen, die Kinder geboren haben, kommt es häufig zu der sogenannten Senkung (des Beckenbodens) und einer relativen Harninkontinenz: Das heißt, wenn ältere Damen lachen, niesen oder husten, verlieren sie einige Tröpfchen Harn. Männer mit Prostataproblemen oder gar Prostataoperationen haben häufig auch Schwierigkeiten, den Urin zu halten. Auch Harnwegsinfekte können ein Grund für die fehlende Kontrolle sein.

Auch Stuhlinkontinenz kann verschiedene medizinische Gründe haben, wobei die Darmbeweglichkeit und die Konsistenz des Stuhls häufig eine entscheidende Rolle spielen. Ist der Stuhl hart und füllt den ganzen Enddarm aus, funktioniert der Mechanismus „Stuhldrang → Entspannung des Schließmuskels und Entleerung“ nicht mehr und der Betroffene „schmiert“: Er verliert in kleinen Portionen Stuhl in die Unterhose. Hat der Betroffene Durchfall, schafft er es nicht rechtzeitig zur Toilette. Auf jeden Fall sollten andere Ursachen ausgeschlossen und, wenn möglich, entsprechend behandelt werden.

Wenn Menschen Urin verlieren und/oder „in die Hose machen“, ist das für Angehörige und Bekannte sehr unangenehm und ekelig. Noch unangenehmer ist es für die Betroffenen. Voller Scham versuchen sie, das Malheur zu verheimlichen. Manche verstecken die durchnässten Kleidungsstücke im Schrank oder in der Schublade, andere hängen die Kleidungsstücke und Laken über die Heizung zum Trocknen. Es bedarf wenig Fantasie, um sich den Geruch im Zimmer vorzustellen.

Verheimlichte Inkontinenz ist wirklich ein Problem und kann sich zu einem Konflikt entwickeln. Manchmal sind die Gründe dafür ganz banal: beispielsweise weil die Betroffenen das stille Örtchen nicht rechtzeitig erreichen. Oder sie finden die Toilette nachts bei schlechter Beleuchtung nicht. Oder sie können die Hose nicht rechtzeitig aufmachen, Unterhose und die Strumpfhose nicht schnell genug herunterziehen. Solche Probleme können Sie als Angehörige versuchen zu vermeiden:

- Beschriften Sie die Toilettentür in großer Schrift oder kennzeichnen Sie diese mit einer bestimmten Farbe.
- Sorgen Sie für eine gute Beleuchtung: Vor allem nachts können Lämpchen oder Leuchtstreifen den Weg weisen.
- Überprüfen Sie die Kleidung: Vielleicht kann man Knopflöcher vergrößern, auf schwer schließbare Gürtel verzichten, Reißverschlüsse gängiger machen oder Klettverschlüsse anbringen. Alles, was hilft, dass Hosen und Röcke schnell geöffnet werden können, ist sinnvoll.
- Empfehlen Sie dem Menschen mit Demenz, abends wenig zu trinken und alle vier Stunden oder je nach Tagesrhythmus vorsorglich auf die Toilette zu gehen.
- Kümmern Sie sich, wenn nötig, um den Umbau der Toilette (dafür gibt es Zuschüsse vom Staat, ➢ Kap. 8.5 Leistungen der Pflegeversicherung).

Entscheidend ist, dass der Toilettengang ohne Eile erfolgt. So lässt sich manches Malheur verhindern. Nicht nur, dass etwas daneben geht, sondern auch, dass ältere Menschen sich verletzen: Denn wer in Hektik ist, stürzt oft und kann sich schwer verletzen.

All diese Tipps helfen jedoch nur im frühen oder mittleren Stadium der Demenz.

Im späten Stadium ist es mit Umbaumaßnahmen im Bad und der Toilette nicht mehr getan und Sie als Pflegende oder Betreuer sollten sich fragen, ob (auch im Sinne des Erkrankten) nicht professionelle Hilfe und Beratung sinnvoll sind. Oder ob sogar trotz aller Widerstände („einen alten Baum verpflanzt man nicht") der Umzug in ein Heim notwendig wird. Auf jeden Fall sollten Sie als Betreuer sich beraten oder – noch besser – sogar schulen lassen, wenn im fortgeschrittenen Stadium die Pflege zu Hause erfolgen sollte. Denn Pflege will gelernt sein. Es gibt spezielle Kurse, in denen pflegende Angehörige nicht nur Pflegetechniken und praktische Tipps und Tricks lernen, sondern auch psychologische

Hilfestellung bekommen. So erfahren Sie in diesen Kursen auch, wie Sie mit schwierigem, manchmal sogar aggressivem Verhalten von Menschen mit Demenz psychologisch angemessen umgehen können. Auf diese Kurse haben Sie Anspruch, finanziert werden sie durch die Pflegeversicherung (➤ Kap. 8.5 Leistungen der Pflegeversicherung).

Wenn Sie sich auch im Spätstadium der Demenz weiterhin um Ihren Angehörigen kümmern wollen oder die Arbeit der professionellen Pflegekräfte aktiv begleiten möchten, sollten Sie über einige grundlegende Themen Bescheid wissen:

## Blasenkatheter

Der Blasenkatheter ist ein dünner Schlauch, der über die Harnröhre oder die Bauchdecke in die Blase führt und so den Urin in einen hygienischen Beutel entleert. Ein Blasenkatheter ist bei Pflegekräften sehr beliebt, denn er erleichtert die Pflege des Betroffenen erheblich – weil man sich so nicht mehr darum kümmern muss, dass der Mensch mit Demenz rechtzeitig auf die Toilette kommt. Er verhindert auch, dass Ihr an Demenz leidender Angehöriger nachts verwirrt oder unkontrolliert aufsteht, die Toilette sucht, hinfällt und sich etwas bricht (eine klassische Situation). Gleichwohl ist der Blasenkatheter keine Dauerlösung und Sie sollten darauf hinwirken, dass er bald gezogen wird. Denn wenn jemand einen Katheter zu lange trägt, wirkt sich das negativ auf die Kontinenz aus. Auch Harnwegsinfekte treten häufiger mit Katheter auf und je länger der Katheter liegt, desto höher ist das Risiko, an einem solchen Infekt zu erkranken. So wird der sprichwörtliche Teufel mit dem Beelzebub ausgetrieben. Problematisch ist auch, dass verwirrte Personen manchmal versuchen, den Katheter gewaltsam herauszuziehen, und sich dabei etwa an der Harnröhre selbst verletzen. Häufig passiert dies im Schlaf.

## Hautpflege

Im späten Stadium und bei Menschen, die nur noch eingeschränkt beweglich sind, ist die Hautpflege von großer Bedeutung. Die Haut älterer Menschen ist generell empfindlicher und dünner als in jungen

Jahren. Medikamente wie etwa Kortison können diese Tendenz noch erheblich verstärken. Und wenn durch schlechte Ernährung (➤ Kap. 6.3 Essen und Trinken) das Unterhautfettgewebe fehlt, entstehen sehr schnell Druckstellen, und zwar an Liegeflächen, die einen wichtigen Teil des Körpergewichts auffangen. Diese Druckstellen gilt es unbedingt zu vermeiden. Wichtig ist daher:

- Nach dem Waschen, Baden oder Duschen die Haut vorsichtig, aber konsequent abtrocknen. Dabei besonders auf die Hautfalten achten: in der Leistenregion, auf der Innenseite der Oberschenkel, unter den Achseln. Denn in diesen Regionen ist es warm und dunkel. Wenn es hier zusätzlich feucht ist, ist dies ein idealer Nährboden für Bakterien und Pilze.
- Pflegen Sie trockene Hautpartien mit einer milden Feuchtigkeitscreme. So halten Sie die Haut geschmeidig und beugen Hautrissen oder -verletzungen vor.
- Für Patienten, die viel liegen müssen und sich selbst wenig aktiv bewegen (können), ist die Gefahr groß, dass sie sich wundliegen – Ärzte und Pflegekräfte sprechen dann von „Dekubitus". Bevorzugte Stellen sind der Rücken, vor allem die Stelle über dem Kreuzbein, und die Fersen. Solche Wunden können eine wahre Herausforderung sein. Sie sollten das Augenmerk deshalb vor allem auf die Vorbeugung legen.
- Motivieren Sie Ihren Angehörigen, sich regelmäßig zu bewegen. Wenn er das selbstständig nicht mehr kann, dann nutzen Sie Lagerungsrollen oder -kissen: Diese schieben Sie an kritische Körperstellen wie Rücken oder Kreuzbein beziehungsweise unter die Knie oder Unterschenkel, damit die Fersen frei liegen. So können Sie den Druck verteilen. Schon kleine Positionswechsel reichen, um den Körper zu entlasten.

Vergessen Sie bei der Hautpflege bitte Hände und Füße nicht!! Besonders Zehennägel verändern ihre Form, reißen leicht ein oder wachsen in die Haut ein. Bei gestörter Durchblutung ist Fußpflege besonders wichtig. Im Alter ist Fußpflege mehr als nur Kosmetik. Denn wenn die Füße nicht ordentlich gepflegt werden, hat man Schmerzen beim Gehen und es beginnt ein Teufelskreis: Wem das Gehen schwerfällt, der bewegt sich weniger und ist somit körperlich weniger aktiv. Er bleibt zu Hause und hat weniger soziale Kontakte. All das wirkt sich negativ auf die Demenz aus. Nehmen Sie die Fußpflege aber nicht selbst in Angriff, sondern überlassen Sie diese ausschließlich ausgebildeten medizinischen Fußpflegern, sogenannten Podologen. Einige Podologen bieten auch Hausbesuche an.

Auch Fingernägel und -kuppen sind sensibler als in jungen Jahren. Sie reißen leicht ein und die Risse sind recht schmerzhaft. Der Betroffene wird dadurch zunehmend manuell ungeschickt und verliert wieder ein Element seiner Selbstständigkeit. Und genau das wollen wir möglichst verhindern oder zeitlich nach hinten verschieben.



## 6.3 Essen und Trinken

Im Abschnitt „Demenz vorbeugen" (➤ Kap. 3 Demenz vorbeugen – Was man tun kann, um geistig fit zu bleiben) haben wir bereits geklärt, was eine gesunde Kost ist und was gegessen werden sollte. Bei fortschreitender Demenz ist manchmal die Frage, wie viel gegessen werden soll und im Spätstadium gegessen werden kann, noch wichtiger.

Der Körper des älteren Menschen verändert sich: Die Muskelmasse und das Körperwasser nehmen in aller Regel ab und das Körperfett nimmt zu. Ältere Menschen nehmen also normalerweise an Gewicht zu, ihr Kalorienbedarf nimmt jedoch ab. Denn der Bedarf an Energie richtet sich nach der Aktivität. Menschen mit Demenz, die im Wesentlichen sitzen oder gar liegen, benötigen weniger Kalorien. Der Bedarf an Nährstoffen jedoch bleibt gleich, im Falle des Vitamins D verdoppelt er sich sogar ab einem Alter über 65 Jahre. Es gilt also die Faustregel: Passen Sie den Kalorienbedarf an das Alter und die Aktivitäten an, halten Sie aber die Zusammensetzung an Nährstoffen gleich oder erhöhen Sie diese sogar.

Für die gesteuerte Wunschkost bedeutet dies: Verwenden Sie zum Kochen weniger tierische Fett, sondern nehmen Sie stattdessen zum Beispiel Rapsöl. Achten Sie (ohne es zu übertreiben) auf ballaststoffreiche Ernährung. Wenn Sie nicht für sich selbst kochen, sondern für einen demenzkranken Angehörigen, so erkundigen Sie sich immer wieder, ob es dem Betroffenen auch schmeckt und was er gerne essen möchte. Das ist keine übertriebene Fürsorge, sondern hat einen handfesten Hintergrund: Denn Geschmack und Geschmacksempfinden können sich im Alter ändern und plötzlich wird die Lieblingsspeise verschmäht und bislang Verschmähtes gewünscht.

Neben dem Essen ist auch das Trinken sehr wichtig. Alle Menschen müssen genügend trinken. Der Bedarf eines Älteren liegt etwa bei 1,5 Liter Flüssigkeit am Tag. Diese Menge kann aber deutlich höher sein, wenn man schwitzt, Fieber oder Durchfall hat oder sich erbrechen muss. Zudem sollte man auch mehr trinken, wenn es draußen warm ist. Bei Fieber gilt die Faustregel: ein halber Liter Flüssigkeit pro Grad erhöhter Körpertemperatur. Hat man 38 Grad Körpertemperatur statt 37 Grad, sollte die Trinkmenge 2 Liter pro Tag betragen. Doch keine Regel ohne Ausnahme: Leidet jemand an einer Nieren- oder Herz-Kreislauf-Erkrankung, sollten Sie sich bei den behandelnden Ärzten erkundigen, wie viel Flüssigkeit Ihr Angehöriger trinken darf.



Diese Trinkmenge sollte nicht auf einmal, sondern über den Tag verteilt getrunken werden. Lieber tagsüber mehr, dafür abends etwas weniger. Nicht zuletzt deshalb, damit der Betroffene nicht zu häufig nachts aufstehen und zur Toilette gehen muss. Gerade ältere Menschen trinken sehr häufig zu wenig oder vergessen zu trinken. Ein alter Medizinerspruch lautet daher: „Es verdursten mehr Menschen im Bett als in der Saharawüste“ und das ist sicherlich richtig. Achten Sie also darauf, dass Ihr Angehöriger genügend trinkt.

Wenn jemand zu wenig trinkt, können Sie dies leicht erkennen. Dazu ein paar Tipps und Tricks:

- Teilen Sie die Trinkmenge in „handliche Portionen“ ein: Befüllen Sie am besten mehrere Tassen, kleine Trinkflaschen oder kleine Kannen mit einem festen Volumen. So können Sie sofort erkennen, wie viel getrunken wurde. Schauen Sie in den Mund Ihres an Demenz erkrankten Angehörigen: Ist die Zunge trocken, belegt, die Mundschleimhaut nicht mehr glänzend, finden sich Krusten in der Mundhöhle oder an den Lippen, dann benötigt Ihr Angehöriger dringend mehr Flüssigkeit. Wenn der Urin sehr dunkel ist und stärker riecht, ist er konzentriert und ein ziemlich sicheres Zeichen dafür, dass zu wenig getrunken wurde. Das sehen Sie im Beutel eines Blasenkatheters besonders leicht.

- Ziehen Sie eine Hautfalte am Handrücken etwas hoch und lassen Sie die Falte los. Wenn die Hautfalte gleich verschwindet, enthält das Unterhautfettgewebe genügend Flüssigkeit. Bleibt die Falte stehen, ist vermutlich zu wenig getrunken worden. Aber Vorsicht: Eine faltige Haut und wenig Unterhautfettgewebe kann das gleiche Phänomen auslösen.

Wenn Menschen zu wenig trinken, sprechen Mediziner von „Dehydration". Ist der Betroffene „dehydriert", sind häufig Verwirrtheit und Apathie die Folgen.



Wir Ärzte erinnern uns an eine alte Patientin, die in einem desolaten Zustand in unsere Klinik kam. Sie war völlig verwirrt und kaum ansprechbar. Unsere einzige Maßnahme war es, der Patientin vorsichtig Flüssigkeit über Infusionen zukommen zu lassen. Und bei jeder Visite bekam sie immer zwei Schluck Tee aus der Schnabeltasse. Es war beeindruckend zu sehen, wie die Patientin geradezu aufblühte und in einem sehr viel besseren Allgemeinzustand nach Hause gehen konnte. Flüssigkeit geben – eine sehr effektive und praktisch kostenlose Therapie.

Wenn jemand an leichter Demenz leidet, passiert es schnell, dass eine Verwirrtheit, die durch Flüssigkeitsmangel ausgelöst wurde, als Verschlechterung der Demenz interpretiert wird. Das ist aber oft falsch. Ein Blick in den trockenen Mund, auf den dunklen Urin und auf eine faltige Haut genügt, um zu sehen, dass die betreffende Person schlicht zu wenig Flüssigkeit hat. Das Trinken von Wasser, Tee, Saft oder was immer dem Betroffenen schmeckt, kann das Befinden des Patienten schnell und nachhaltig deutlich verbessern. Nur alkoholhaltige Getränke sind ungeeignet, denn der Betroffene muss vermehrt Wasser lassen und das verstärkt die Mangelversorgung mit Flüssigkeit. Das oben erwähnte gelegentliche Glas Rotwein zum Essen ist davon ausgenommen, wenn es bei einem bleibt und das Wassertrinken nicht vergessen wird.

### 6.3.1 Unterernährung

Neben einer drohenden Unterversorgung mit Flüssigkeit spielt auch das Thema Unterernährung eine wichtige Rolle. Diese wird allerdings häufig erst sehr spät erkannt, weil sie im Vergleich zur Dehydration auch erst spät Folgen nach sich zieht.

Was führt zur Unterernährung? Meist ist es einfach der fehlende Appetit. Die Regelmechanismen des Körpers, die eine lebensbedrohliche Unterversorgung erkennen und die entsprechenden Maßnahmen (nämlich essen und trinken) ergreifen, können im Alter verloren gehen. Wenn keine regelmäßigen Mahlzeiten stattfinden (idealerweise mit Angehörigen und Familienmitgliedern), gehen den Betroffenen diese Ankerpunkte im Tagesablauf verloren. Sie essen (und trinken) zu wenig und meistens auch keine vollwertige Kost. Die Konsequenzen sind erheblich: Das Wohlbefinden ist beeinträchtigt, die Muskelmasse schrumpft, auch das Fettgewebe, das als (Fett-)Polster eine wichtige Rolle spielt, wird weniger. Die Betroffenen werden schwächer, in ihren Bewegungen unsicher, fallen aus Schwäche und fehlender Balance häufiger hin und verletzen sich. Typisch ist ein Bruch (Fraktur) der Hüfte.

Woran erkennen Sie als Angehöriger eines Menschen mit Demenz nun eine drohende oder bereits vorhandene Unterernährung? Und was können Sie dagegen tun? Ein erstes Anzeichen ist die Appetitlosigkeit des Betroffenen. Nach einigen Bissen schiebt er den Teller weg und verweigert das Essen. Wie oben beschrieben, verändert sich im Alter der Geschmackssinn. Deshalb fragen Sie ihn, worauf er Appetit hat, erinnern Sie an alte Zeiten: „Das hat Dir doch immer so gut geschmeckt." Oder Ähnliches. Manchmal reicht es, wenn Sie das Essen anders darreichen: beispielsweise das Essen bunter gestalten (gelb, grün, rot) anstatt alles in einer braunen oder grauen Sauce zu ertränken. Viele Menschen mit Demenz entwickeln eine besondere Vorliebe für süße Speisen. Bittere und scharfe Lebensmittel und besonders bittere Säfte lehnen sie häufig ab. Das ist auch gut so, denn solche bitteren Säfte wie Grapefruit- und Bitterorangensaft beeinflussen die Wirkungen von verschiedenen sehr relevanten Medikamenten: etwa Kortison, Fettsenkern und, ganz wichtig, Beruhigungs- und angstlösenden Arzneien. Bevor Sie solche

Säfte anbieten, sollten Sie sich mit einem Arzt oder Apotheker kurzschließen. Auch wenn es Ihnen schwerfällt: Zwingen Sie Ihren Angehörigen nie zum Essen, es bringt mittel- und langfristig nur Nachteile und führt zu schwerwiegenden Aversionen gegen das Essen bis hin zur Nahrungsverweigerung.

Einseitige Ernährung kann ebenfalls zu einer Unterernährung führen, denn wichtige Nährstoffe, die vor allem der ältere Körper braucht (wie etwa Eiweiße und Vitamine), werden nicht eingenommen. Deshalb unser Rat: Verhandeln Sie mit dem Betroffenen und erzielen Sie einen Kompromiss à la: „Okay, heute bekommst Du die Currywurst, aber morgen gibt es etwas Gemüse oder Obst. Wie möchtest Du Dein Gemüse zubereitet haben?"

Achten Sie darauf, dass nicht ganze Mahlzeiten ausfallen und diese durch Zwischenmahlzeiten kompensiert werden – denn diese sind häufig nicht nahrhaft oder sogar ungesund. Wenn dies doch der Fall ist, versuchen Sie mit Zwischenmahlzeiten, die schmecken, wie Kuchen oder Schokolade, zumindest ansatzweise das Defizit zu kompensieren. In diesem Fall ist die ungesunde Zwischenmahlzeit besser als nichts. Vielleicht helfen auch energiereiche Getränke wie warme Schokolade, Sahnekaffee oder Fruchtsäfte. Wenn Ihr Angehöriger Gewicht verliert, erkennen Sie dies zuerst im Gesicht und merken es an schlotternder Kleidung. Nichts passt mehr. Spätestens dann sollten Sie den Betroffenen wiegen. Ein gutes Maß ist der Body Mass Index (BMI). Diesen können Sie einfach errechnen:

BMI = Körpergewicht (kg) : (Körpergröße [m] × Körpergröße [m])

Ein Beispiel: Wiegt Ihr Angehöriger 60 Kilo und ist 1,70 Meter groß, lautet die Rechnung:
60 : (1,70 m × 1,70 m). Das ergibt einen BMI von 20,76. Laut ➤ Tab. 6.1 ist dies für einen 65-Jährigen zu niedrig. Denn der BMI ist auch altersabhängig.

Bei älteren Menschen (egal ob demenzkrank oder nicht) sollte der BMI nicht unter 21 absinken. Dann sind Gegenmaßnahmen unbedingt (aber liebevoll) geboten.

| Tab. 6.1 Idealer BMI in Abhängigkeit vom Alter | |
|---|---|
| **Alter** | **Idealer BMI** |
| 25–34 | 22–27 |
| 35–54 | 23–28 |
| 55–64 | 24–29 |
| 65–90 | 25–30 |

## 6.3.2 Ernährung im Frühstadium

Im Anfangsstadium der Demenz ist es von entscheidender Bedeutung, wie Sie die Mahlzeiten gestalten. Versuchen Sie immer, die Mahlzeiten zu einem kleinen Höhepunkt im Tagesablauf zu machen - sofern Ihnen dies möglich ist. Das Essen sollte möglichst in Ruhe und in einer angenehmen Atmosphäre stattfinden, nicht direkt vor oder nach unangenehmen Situationen. Es kann auch helfen, wenn Ihr Angehöriger bei der Zubereitung der Mahlzeiten dabei ist und im Rahmen seiner Fähigkeiten beim Kochen mithilft.

Die Mahlzeit selber erfordert die volle Konzentration des Betroffenen. Achten Sie daher bitte darauf, dass es währenddessen keine Ablenkung und keine Unruhe gibt. Auch schwierige Gespräche sollten Sie vermeiden. Demenzkranke sind damit beschäftigt, Messer, Löffel und Gabel korrekt handzuhaben und die Essenabfolge einzuhalten. Fordern Sie den Betroffenen immer wieder auf, zwischendurch auch etwas zu trinken. Aber ohne ihn zu stressen. Und bitte vermeiden Sie diesen speziellen (herablassenden) Pflegerton: „So und jetzt essen wir (wer ist wir?) die Erbsen und trinken wieder einen Schluck!“ Schrecklich!

- Ihr Ziel sollte es sein, den Betroffenen möglichst lange selbstständig essen zu lassen, denn es unterstützt sein Selbstwertgefühl und das (siehe oben) verlangsamt die Entwicklung hin zu einer fortgeschrittenen Demenz. Dazu ein paar Tipps: Speisen und Getränke sollten leicht erkannt werden. Schwierig ist es, wenn in einer Suppe die Zutaten nicht sofort sichtbar sind. Es besteht die Gefahr des Verschluckens, weil man Zutaten wie Nudeln möglicherweise nicht kaut, sondern versehentlich schluckt.

- Vorsicht mit grobkörnigen Gewürzen wie etwa grob gemahlenem Pfeffer, die selbst bei gesunden Personen leicht „in den falschen Hals" geraten und zu heftigem Husten führen.
- Servieren Sie das Essen in einer für den Betroffenen gewohnten Art und Weise. So verhindern Sie, dass Sie Verwirrung oder Ablehnung provozieren: also in Tellern und Schüsseln und nicht in anderen modischeren Darreichungsformen. Bieten Sie den Salat beispielsweise wie gewohnt im Salatschälchen an und nicht geschichtet in einem Weckglas.
- Wenn die Handhabung von Messer und Gabel schwierig wird, sollten Sie das Essen vorab mundgerecht schneiden, sodass Ihr Angehöriger es mit einem Löffel zum Mund führen kann.
- Die einzelnen Essensanteile sollten nicht zu hart, aber auch nicht zu weich gekocht werden, damit sie leicht auf Gabel oder Löffel geladen werden können. Sozusagen, ein Essen „al dente"!



Wenn es Ihre Zeit ermöglicht, dann sind Mahlzeiten morgens und mittags besser für den Betroffenen als abends. Abends lässt häufig die Konzentration nach und der Angehörige ist müde und schläfrig. Empfehlenswert ist dann ein einfaches, nicht zu spätes Abendbrot. Zudem haben sich feste Essenszeiten bewährt: Denn ein strukturierter Tagesablauf (siehe oben) erleichtert es dem Betroffenen, sich auf das Geschehen (in diesem Fall das Essen) einzustellen und sich auch hoffentlich zu freuen.

Mahlzeiten in Gesellschaft machen nicht nur Gesunden viel mehr Spaß. Auch Menschen mit Demenz schmeckt es in Gesellschaft besser, allerdings nur, wenn alle Personen am Tisch mitmachen, das gleiche Essen (sofern möglich) zu sich nehmen und genießen. Und das Essen loben! Bei schönen, nicht zu aufregenden Gesprächen kann ein leicht Demenzkranker die Essmanieren und Speiseabfolge der anderen Tischgenossen beobachten und sie kopieren. So eine gemeinsame Mahlzeit gelingt vermutlich nicht an allen Tagen. Aber vielleicht können Sie dies einmal die Woche oder am Wochenende (der berühmte Sonntagsbraten) einrichten? Für Ihren Angehörigen wird dies sehr anregend sein.

Stellen Sie sich drauf ein, dass so ein Familienessen etwas anders ablaufen wird, als Sie es vielleicht gewöhnt sind: dass die Tischmanieren des Betroffenen mitunter zu wünschen lassen und eher denen eines Kleinkindes ähneln als denen eines Erwachsenen. Bleiben Sie gelassen und freundlich. Gute Tischmanieren sind schön, aber nicht das Maß aller Dinge und ein verschüttetes Glas ist keine Katastrophe.

### 6.3.3 Ernährung im fortgeschrittenen Stadium

Im fortgeschrittenen Stadium ist häufig selbstständiges Essen nicht mehr möglich. Der Pflegende ist zunehmend gezwungen, dem betroffenen Angehörigen das Essen anzureichen, ihn zu füttern. Dieses Füttern stellt eine besondere Belastung für den Pflegenden dar. Es passiert, dass der Betroffene während des Essens hustet oder spuckt. Das Essen wird schnell ein recht unappetitlicher Vorgang. Es ist völlig normal, dass man selbst gegen Übelkeit ankämpfen muss. Dies ist sicherlich **kein** Zeichen fehlender Empathie und Zuwendung.

Diese Situation ist für alle Beteiligten eine echte Herausforderung. Hier kommt die Gratwanderung zwischen Selbstbestimmung und Pflegerealität voll zum Tragen. Zwar kann der Betroffene, zumindest durch Minenspiel und Gestik, seine Wünsche äußern, beispielsweise den Kopf wegdrehen und Grimassen schneiden, aber auf der anderen Seite muss er ja ernährt werden. In diesem Stadium kann das Anreichen von Essen wirklich anstrengend und nervenaufreibend sein. Es erfordert viel Geduld, den Angehörigen ruhig und stressfrei zu füttern und sich zu zwingen, nicht hektisch und zu fordernd zu sein. Das ist manchmal ein Konflikt, den man nicht lösen kann. Man kann aber versuchen, ihn zu entschärfen: allerdings ohne dabei zu versuchen, den Betroffenen zu zwingen, sich füttern zu lassen. Aber es gibt Tipps und Tricks, wie man ihn mit etwas Glück und, wie gesagt, mit viel Geduld ernähren und dem Körper Energie und Vitamine zuführen kann.

- Geben Sie als Pflegender Ihrem Angehörigen den Löffel in die Hand. Dann führen Sie seine Hand samt Löffel zum Mund. Häufig öffnet der Betroffene dann reflexartig seinen Mund und nimmt die Nahrung an. Wenn das nicht möglich ist, setzen Sie sich seitlich neben den Betroffenen und führen den Löffel nicht von vorne (quasi drohend) zum Mund, sondern seitlich – mit aufmunternden Worten und Gesten.

- Wenn der Betroffene immerzu den Kopf wegdreht, seien Sie geduldig und beenden Sie das Essen in der Hoffnung, etwas später mehr Glück zu haben. Ja, manchmal ist das organisatorisch schwierig, denn Sie können sich vermutlich nicht den ganzen Tag mit dem Füttern Ihres demenzkranken Angehörigen beschäftigen. Wenn sich aber die Situation hochschaukelt, ist es besser, abzubrechen und auf eine gehaltvolle Zwischenmahlzeit zu hoffen.

**Schluckstörungen** können die Prozedur zur Qual werden lassen. Es ist aber sehr wichtig, auf diese zu achten. Speisereste, die in die Lunge und nicht in den Magen gelangen, führen zu recht anstrengenden Hustenattacken und Luftnot. Das ist nicht nur unangenehm, sondern kann sich bei Vorerkrankten, zum Beispiel bei Betroffenen mit Lungenerkrankungen, besonders negativ auswirken. Nahrungsreste, die nicht vollständig ausgehustet werden, können auch Lungenentzündungen hervorrufen und/oder begünstigen.

Ständiges Verschlucken können Sie verhindern, wenn Sie ein paar Dinge beachten:

- Richtige Haltung des Betroffenen: möglichst aufrecht, gerade und etwas vorgebeugte Kopfhaltung.
- Beim Füttern Ruhe verbreiten und jegliche Hetze, Ablenkung und Aufregung vermeiden.
- Der Angehörige sollte während des Essens nicht sprechen.
- Speisen so wählen, dass ein problemloses Schlucken möglich ist: trockene Speisen mit etwas Flüssigkeit einweichen. Lieber dickflüssige Getränke wählen, zum Beispiel Smoothies. Speisen mit nicht sichtbaren Inhaltsstoffen vermeiden: etwa Suppen mit kleinen Nudeln oder Joghurt mit Fruchtstücken. Besser ist es, das Essen in seiner Konsistenz einheitlich zu gestalten, also Cremesuppe nicht mit festen Bestandteilen wie Erbsen oder Croutons mischen.

Grundsätzlich sollten Sie zudem wissen: Menschen mit Demenz (und ältere Menschen generell) haben manchmal Schwierigkeiten, die Temperatur des Essens und der Getränke richtig einzuschätzen. Manchmal verbrühen sie sich im Mundbereich und Zunge, manchmal beklagen sie ein kalt gewordenes Essen oder ein zu kaltes Getränk. Bleiben Sie geduldig und achten Sie darauf, dass alle Speisen und Getränke die richtige Temperatur haben.

### 6.3.4 Ernährung im Spätstadium

**Beispiel**

*Mein Vater war inzwischen 90 Jahre alt, Vater, Großvater von sechs Enkeln. Ein volles Leben voller Glück und auch Enttäuschungen. Nun war er ein alter Mann und am Ende seines Lebens. Er lag im Krankenhaus und ich konnte ihn täglich besuchen. Das Essen schmeckte ihm nicht und er bat mich stets, ihm Cheeseburger oder Shrimps in würziger Tomatensoße zu bringen. Außerdem wollte er mit mir immer Prosecco trinken. Es waren nette Nachmittage mit vielen Geschichten aus der alten, aus seiner Zeit.*
*Irgendwann hatte er keinen Appetit mehr, selbst den Prosecco ließ er stehen, und er wurde, wie man so sagt, „immer weniger". Ich war etwas verzweifelt und recht verunsichert. Ein erfahrener Palliativmediziner hatte eine salomonische Lösung. Zu den Mahlzeiten wurde meinem Vater das Essen gebracht und er hatte alle Möglichkeiten, zu essen und um Hilfe beim Essen zu bitten. Mein Vater aber aß nichts mehr, denn er wollte nicht mehr leben. Er war des Lebens wahrlich müde. Wir haben es respektiert und am Tag vor seinem 91. Geburtstag starb er friedlich in meinem Beisein. Ich weiß, wir haben die richtige Entscheidung getroffen, und ich bin dem klugen Palliativarzt auch im Nachhinein sehr dankbar, meinem Vater selbst die Entscheidung überlassen zu haben.*

Michael H. Schoenberg

6

Trotz aller Zuwendung, Geduld, Tricks und konstruktiver Ideen kommt es vor, dass Menschen mit Demenz über längere Zeit einfach zu wenig essen und trinken. Die Essensprozedur ist nicht mehr nur frustrierend, sondern wird zur Qual und lässt alle Beteiligten verzweifeln. Unerträglich, den Angehörigen langsam verhungern und verdursten zu sehen.

Eine Möglichkeit, dieses Dilemma erträglicher zu gestalten, kann (nicht muss) die sogenannte PEG-Sonde sein (perkutane endoskopische Gastrostomie). Der Patient wird über diese Sonde ernährt und vor dem Verhungern bewahrt. Diese PEG-Sonde ist für viele die „Ultima Ratio", für andere ein unstatthafter Eingriff in die Autonomie des Betroffenen. Selbst die Meinungen der Fachleute sind nicht eindeutig. Manche sehen die PEG-Sonde als eine Maßnahme, die den natürlichen Sterbevorgang künstlich nach hinten verschiebt. Andere sehen in der PEG-Sonde eine Möglichkeit, einen Betroffen adäquat zu ernähren und ihn am Leben zu erhalten. Bei schwerer Demenz ist die Sondennahrung lediglich eine Möglichkeit, die Ernährungsdefizite zu kompensieren. Die Entscheidung für oder gegen eine PEG-Sonde ist immer schwierig und muss individuell diskutiert werden. Hier ist es von entscheidender Bedeutung, wenn Sie in der Frühphase der Demenz entsprechende Gespräche geführt haben (siehe oben): Was will der Betroffene? Wie stellt er sich sein künftiges Leben vor? Was ist ihm wichtig? Was macht sein Leben aus? Was empfindet er als lebenswert?

Wir Autoren würden sicherlich eine PEG-Sonde ablehnen, wenn wir an einer fortgeschrittenen Demenz leiden würden und nicht mehr normal essen und trinken könnten. Es gibt auch keine überzeugenden Hinweise dafür, dass eine PEG-Sonde die Überlebenszeit der Betroffenen, den Ernährungszustand oder die Lebensqualität verbessert. Eine schützende Wirkung gegen Druckgeschwüre ist ebenfalls nicht nachgewiesen. Es können allerlei Komplikationen auftreten: Die Sonde kann verstopfen, abbrechen und abreißen. Die Halteplatte kann in die Magenwand einwachsen, es kann zu Hautirritationen oder -infektionen an der Austrittsstelle kommen. All diese unerwünschten Effekte können sehr schmerzhaft sein und den Betroffenen zusätzlich beeinträchtigen. Außerdem ist das Füttern des Betroffenen ohne PEG mit menschlicher Zuwendung verbunden, die mit Sonde wegfällt. Auch bei bestehender PEG ist es sinnvoll, Essen und Trinken zusätzlich anzubieten, schon allein aus dem Grund, dass Menschen ohne Nahrungsaufnahme auf normalem Weg keinerlei Geschmackserlebnisse mehr haben. Falls der Erkrankte wieder beginnt, eigenständig zu essen, kann die Sonde grundsätzlich auch wieder gezogen werden. Sie als pflegender Angehöriger können die Ernährung über eine PEG-Sonde selbst durchführen, müssen aber zunächst von Fachpersonal eingewiesen werden. Als weniger gravierenden Eingriff lässt sich manchmal auch mit einer Nasensonde eine ausreichende Ernährung gewährleisten. Dabei wird ein Schlauch durch die Nase in den Magen geschoben, der Schnitt durch die Bauchdecke entfällt. Aber auch bei diesem Eingriff kommt es häufig zu Komplikationen, wie Druckgeschwüren an der Nase durch den Schlauch.

Das Dilemma Sondennahrung ja oder nein bleibt trotzdem bestehen und das richtige Maß zwischen dem therapeutisch Sinnvollen und menschlich Zumutbaren ist schwer zu finden. Entscheidend ist immer die Gesamtsituation. Manche Menschen wollen bewusst durch Nahrungsverzicht aus dem Leben scheiden. Andere wollen weiterleben, können sich aber nicht äußern. Dem Betroffenen eine ungewollte Therapie aufzudrängen oder eine vermeintlich gewünschte Behandlung zu versagen, gehört sicherlich zu den schwierigsten Fragen, die ein liebender Angehöriger zu entscheiden hat.

Die Deutsche Gesellschaft für Ernährung e. V. (DGE) hat sogenannte Leitlinien zur Ernährung von Menschen mit Demenz formuliert, die bei den Entscheidungen helfen sollen. Sie empfiehlt zunächst die regelmäßige Überwachung des Ernährungszustands und des Flüssigkeitsbedarfs der Betroffenen (➤ Kap. 6.3 Essen und Trinken). Bei einem Ernährungsdefizit sollten frühzeitig „individuelle" Maßnahmen ergriffen werden, wobei das Ziel die Verbesserung und – ganz wichtig – die Erhaltung einer ausreichenden Energie- und Nährstoffversorgung ist. Sondennahrung und/oder Ernährung über Infusionen werden in den Leitlinien nur für eine begrenzte Zeit empfohlen, um eine akute, krisenhafte Situation zu überwinden. Bei Menschen mit fortgeschrittener und schwerer Demenz soll diese Art der Ernährung generell nicht angewendet werden. Wie oben beschrieben, ist die Ernährung über PEG-Sonde eine Möglichkeit, der drohenden Unterernährung zu begegnen; die Entscheidung muss aber individuell, soweit möglich unter Berücksichtigung des Patientenwillens, erfolgen[1]. Ist dies nicht möglich, weil beispielsweise der Betroffene nicht ansprechbar ist oder keine Patientenverfügung vorliegt, ist ein Gespräch mit den anderen Angehörigen, Pflegekräften, dem Hausarzt und gegebenenfalls dem rechtlichen Betreuer notwendig. Erst wenn kein Konsens gefunden wird, muss das Betreuungsgericht eingeschaltet werden. Vielleicht sollte man aber davor die „7 Schritte zur ethischen Entscheidungsfindung" von Ruth Baumann-Hölzle (➤ Kap. 7.5 Lösungen finden) anwenden, um eine breite Zustimmung für das weitere Vorgehen zu erreichen.

## 6.4 Allein leben



Die in ➤ Kap. 1 erwähnte Schweizer Studie zur Alterszufriedenheit älterer Mitbürger hat es klar gezeigt: Da Autonomie eine wichtige Rolle spielt, möchte ein Großteil der älteren Mitbürger den Lebensabend am liebsten zu Hause verbringen[2]. Die Senioren empfinden die Lebensqualität daheim dann als hoch, wenn die gewohnte Umgebung mit familiärer und sozialer Einbindung kombiniert ist[3]. Dies wurde auch in einer aktuellen deutschen Untersuchung bestätigt: Die meisten älteren Mitbürger bevorzugen das Leben in den gewohnten vier Wänden, auch wenn die Lebensumstände, also die Versorgung mit Essen und Körperpflege, in einer anderen Wohnmöglichkeit besser wären[4].

Das Zuhause ist ein Ort, das einem Menschen mit Demenz das Gefühl von Sicherheit und Geborgenheit vermittelt. Er kann sich zu Hause und im Viertel gut orientieren, kennt die Nachbarn, Freunde und hat sich in all den Jahren ein soziales Netzwerk aufgebaut. Er hat das Gefühl, dass sich die alltäglichen Aufgaben so besser bewältigen lassen: Er muss sich nicht übermäßig konzentrieren und eher komplexe Vorgänge wie Einkaufen gelingen ohne Probleme, denn er kennt die Geschäfte, die Verkäuferinnen. Sie kennen ihn und wissen, was sein Geschmack ist. In der Tat bietet dieses häusliche Umfeld für Menschen mit Demenz normalerweise die besten Voraussetzungen, um ein Fortschreiten der Krankheit nach hinten zu verlagern und damit die Selbstständigkeit lange zu verteidigen.

Aus diesem Grund sollten Sie als Angehöriger (gegebenenfalls mit Unterstützung von Freunden und Nachbarn) versuchen, dem Betroffenen diese Option so lange wie möglich zu erhalten. Es gibt auch finanzielle Hilfen von Staat und Pflegeversicherungen, mit denen man die Wohnsituation zu Hause so verändern kann, dass kranke und alte Menschen möglichst lange in den eigenen vier Wänden wohnen können und die gute Lebensqualität aufrechterhalten können (➤ Kap. 8 Vorsorge, Betreuung und andere rechtliche Fragen – Wie Sie im Paragrafendschungel den Überblick behalten).

Ideal ist es, wenn Menschen mit Demenz mit den pflegenden Angehörigen in einem Haus oder einer Wohnung leben: dann sind die Voraussetzungen sehr gut, dieses Arrangement fortzuführen. Die tägliche Routine ist eingespielt, die Älteren können im Rahmen ihrer Möglichkeiten mithelfen, die Angehörigen entlasten und zum Beispiel die Enkel beaufsichtigen. Bei einer Demenz im Anfangsstadium geht das häufig noch, hängt aber vom Einzelfall und vom Alter und der Einsichtsfähigkeit des Kindes ab.

Dieses idyllische (nicht immer konfliktfreie) Bild ist heute aber selten geworden. Meist wohnen Eltern und Kinder mehr oder weniger weit entfernt, die Eltern allein in einem Haus oder einer Wohnung. Es stellt sich daher schon in der Frühphase der Demenz die Frage, ob der Erkrankte noch weiterhin allein zu Hause leben kann. Hier gilt es abzuwägen zwischen dem Anspruch an Selbstbestimmung des Betroffenen und der Realität der Pflegesituation im häuslichen Umfeld. Die Generation der Angehörigen, also Sie, liebe Leser, ist mobiler, die Wohnungen sind viel beengter und es ist sicher nicht immer einfach (vorsichtig formuliert), den Schwiegervater und/oder die Schwiegermutter neben der schon anstrengenden Berufs- und Alltagsroutine zusätzlich zu betreuen oder gar zu sich zu holen. Umso wichtiger ist es, dass Sie frühzeitig eine gute Hilfestruktur organisieren. Doch selbst wenn diese vorhanden ist, wird später im fortgeschrittenen Stadium das sichere Alleinleben nicht mehr möglich sein, und auch Angehörige, die mit im selben Haushalt leben, können an ihre Grenzen gelangen.

Was also tun, wenn Betroffene allein leben und die Familienmitglieder und engste Verwandte weit entfernt zu Hause sind? In dieser

Situation gibt es im Umfeld des Betroffenen hoffentlich Freunde, Bekannte und Nachbarn, kurz gesagt ein soziales Netzwerk, das bereit ist, ihm zu helfen – zumindest übergangsweise oder unterstützend, bis eine dauerhafte Lösung gefunden ist. Dieses Netzwerk zu hegen und pflegen kann auch für Sie als Angehörigen eine wichtige Aufgabe sein. Versuchen Sie, vorab ein sehr gutes und vertrauensvolles Verhältnis zu einem Freund oder Nachbarn Ihres Angehörigen aufzubauen, zu erhalten und auch mit dieser Person regelmäßig zu telefonieren. Gleichwohl sind diese sozialen Netzwerke in aller Regel sehr unterschiedlich belastbar und können nicht alle Kümmernisse und Probleme lösen. Zudem ist es älteren Menschen häufig sehr unangenehm, geradezu peinlich, um Hilfe zu bitten. Sie neigen dazu, ihre Situation so lange anzupassen, um nicht zu sagen zu vertuschen, und weitreichende Kompromisse einzugehen, um möglichst lange Hilfe von Fremden zu vermeiden und auf der anderen Seite ihre Autonomie zu verteidigen (➤ Kap. 1.2 Herr Doktor, wie erkennt man eigentlich eine Demenz?). Als Angehöriger sollten Sie sich in regelmäßigen Abständen davon überzeugen, dass das soziale Netzwerk auch noch hält, wobei leider manchmal die Aussagen des Betroffenen nicht immer für bare Münze zu nehmen sind. Wir Mediziner nennen diese Handlungsweise der Menschen mit Demenz: „Er dissimuliert." Kurz: Er beschönigt, sagt nicht oder nur teilweise die Wahrheit. Sollte aber ein netter Freund, eine zuverlässige Nachbarin ansprechbar sein, so fragen Sie diese direkt, was Sie vom Allgemeinzustand Ihres Angehörigen halten. Diese Auskünfte sind meistens zuverlässiger.

Um es ehrlich zu sagen: Menschen mit Demenz können eigentlich nur in der Frühphase noch alleine leben. Schreitet die Demenz fort, wird die häusliche Situation schnell untragbar. Die Grenze des Sinnvollen und des für alle Beteiligten Zumutbaren ist manchmal schwer zu definieren. Aber sie ist häufig schnell erreicht und manchmal überschritten. Deshalb ist es entscheidend, dass Sie sich durch Augenschein und zuverlässige Informationen regelmäßig ein Bild von der aktuellen Situation machen.

Grundvoraussetzung, damit ein Mensch mit Demenz alleine leben kann, ist, dass Einkäufe erledigt werden, der Haushalt, die Ernährung und Körperpflege bewältigt werden sowie die Kleidung gereinigt wird.

Inwieweit Ihr Angehöriger diese Aufgaben selber übernehmen kann, ist abhängig von seinen geistigen und körperlichen Fähigkeiten und muss, am besten von Ihnen oder einer erfahrenen Pflegekraft, realistisch eingeschätzt werden. Bei Einkauf und Haushalt können manchmal Freunde oder Nachbarn helfen, die Körperpflege sollten Fachkräften oder enge Angehörige übernehmen, wenn das nötig ist.

Probleme werden am ehesten in der Körperpflege und in der Bewältigung des Haushalts offensichtlich. Die Wohnung ist nur sehr oberflächlich aufgeräumt, die Küche nicht wirklich sauber, die Luft muffig und es zeigt sich, dass die Abläufe im Haushalt nicht wirklich funktionieren. Und das bei Ihrem Vater/Ihrer Mutter, selbst wenn die immer so akkurat waren. Das Vorher und Nachher, also der offensichtliche Unterschied, wie Sie die häuslichen Verhältnisse kannten und wie Sie sie jetzt erleben, ist immer ein guter Beleg für die Gefahr, dass etwas kippt.

So kann es sein, dass Sie während Ihrer Besuche vor allem mit Aufräumen, Putzen und Wäschewaschen beschäftigt sind. Statt mit dem Betroffenen zu reden, sich Geschichten aus alter Zeit zu erzählen, etwas Nettes gemeinsam zu unternehmen oder aber auch, sich die Sorgen und Nöte anzuhören, wird der Besuch zu einem sicher notwendigen, aber auch nicht immer als dankbar empfundenen „Arbeitseinsatz". Haben Sie kein schlechtes Gewissen, wenn Sie Pflegekräfte zu Hilfe nehmen – vorausgesetzt, das ist finanziell möglich. Das gibt Ihnen die Möglichkeit, die Zeit, die Sie mit Ihrem Angehörigen verbringen, besonders herzlich und empathisch zu gestalten. Dann wird der Besuch keine Pflichtveranstaltung, sondern für alle Beteiligten erfreulich.



### 6.4.1 Was muss man organisieren?

Damit Ernährung und Körperpflege und andere wichtige Haushaltspflichten funktionieren, muss zunächst das Einkaufen organisiert werden. Lebt der Betroffene in seinem gewohnten Umfeld, so ist auch in der frühen Phase der Demenz das Einkaufen kein Problem. Er kennt die Wege und besucht die bekannten Geschäfte. Häufig kennen die Geschäftsinhaber, Verkäuferinnen ihre alten Kunden und die Betroffenen werden gut bedient. Schwierig wird es, wenn sich die Gesamtsituation ändert:

Straßen oder Wege werden gesperrt, Busverbindungen und Buslinien ändern sich, durch Geschäftsschließungen müssen andere Einkaufmöglichkeiten gesucht werden, das soziale Netz wird löchrig. Auf einmal kennt keiner mehr den Betroffenen und das Einkaufen verliert seinen wichtigen sozialen Charakter: nämlich das Gespräch mit den Verkäuferinnen und den anderen Kunden im Geschäft. In einem Supermarkt sind die Preise vielleicht billiger, aber soziale Begegnung und Austausch fallen meist unter den Tisch.

Dazu kommt, dass es in einem Haushalt nicht nur ums Kochen und (Wäsche-)Waschen geht, sondern auch Arbeiten wie putzen, besonders Fenster putzen (gefährliche Tätigkeit!), staubsaugen, Gardinen waschen und wieder aufhängen und ähnliches müssen in regelmäßigen Abständen erfolgen. Diese Tätigkeiten sind sehr anstrengend und zum Teil sehr gefährlich. Hier ist unterschwellige Hilfe sinnvoll. Es gibt dafür professionelle Reinigungsdienste, die sich um solche Aufgaben kümmern, die der Betroffene selbst nicht mehr erledigen kann und für die Ihre Zeit zu schade ist. Eine professionelle Fensterreinigung beispielsweise ist sicherlich sinnvoll. Wenn die Kosten für die externe Fensterreinigung das Budget übersteigen, können sie über die Pflegekasse abgerechnet werden (➤ Kap. 8.5 Leistungen der Pflegeversicherung). Es gibt auch Angebote von (Pflege-)Firmen, die in der Wohnung einmal wöchentlich eine sogenannte Grundreinigung durchführen und deren Tätigkeit bezuschusst wird (➤ Kap. 8.5 Leistungen der Pflegeversicherung). Nicht immer wird die Hilfe von außen dankbar angenommen. Viele Ältere fühlen sich überfahren, wenn plötzlich fremde Menschen in der Tür stehen und in ihrem Haushalt tätig werden wollen. Nicht selten wird ihnen der Zugang verwehrt und alle Beteiligten sind frustriert.

Sicher kennen Sie den Spruch: „Das Gegenteil von gut ist gut gemeint." Besprechen Sie vorher mit dem Betroffenen vorsichtig, dass zu einem bestimmten Termin Fachkräfte kommen, um beispielsweise die Fenster zu putzen. Männer dieser Generation sind in dieser Beziehung etwas unproblematischer als Frauen. Frauen betrachten ihren Haushalt häufig als ihre Domäne und das Eindringen von Fremden als einen unstatthaften Eingriff in ihr Reich. Dazu kommt, dass sie sich in einer Mischung von beleidigt und peinlich-berührt jede Hilfe verbieten.

Wie ist so ein Konflikt zu entschärfen? Beim Anrücken der Putzkolonne sollte eine vertraute Person, möglichst ein Familienmitglied, anwesend sein, um das Vertrauen herzustellen. Ist erst das Eis gebrochen, lassen sich solche Aktionen leichter durchführen.

Nicht so schwierig ist in aller Regel die Einrichtung eines Einkaufsservice. Viele Supermärkte liefern mittlerweile Lebensmittel direkt nach Hause. Über ein Online-Portal können Sie, als Angehöriger, die Waren bestellen. Leider machen die Supermärkte diesen Service nicht umsonst und verlangen eine Lieferpauschale. Das kann natürlich zu unliebsamen Diskussionen mit Ihrem Angehörigen führen. Unser Tipp: Besuchen Sie einmal zusammen mit dem Betroffenen den Supermarkt, zeigen Sie ihm die Waren. Vielleicht gelingt es Ihnen, einen Verkäufer zu sprechen, um Vertrauen zu erzeugen. Dann ist für den Betroffenen das Einkaufen und Liefernlassen mit einer Person verbunden und schafft weniger Diskussionsstoff.

Gleiches gilt für Essen und Trinken. Wie wichtig Ernährung generell bei Älteren ist, haben wir oben (➤ Kap. 6.3 Essen und Trinken) dargestellt. Auch wenn der Betroffene noch kochen kann, verliert das ausreichende Essen und Trinken zunehmend an Bedeutung. Es fallen Mahlzeiten aus, Unterernährung droht (siehe oben). Am Telefon beteuert er zwar, genug zu essen, die Realität sieht aber anders aus. Vielleicht berichtet Ihnen auch die Nachbarin, dass Ihr Angehöriger nicht gut aussieht und abgenommen hat.

Was tun? Sie können natürlich regelmäßig zu Ihrem Angehörigen mit Demenz fahren, vorkochen und das Essen portioniert in den Kühlschrank legen. Das ist sehr aufwendig und häufig, zumal bei längeren Entfernungen, nicht praktikabel. Eine Lösung des Problems ist das Konzept „Essen auf Rädern". Diesen Dienst bieten Wohlfahrtsverbände, private Lieferdienste und die meisten Pflegedienste an. Es gibt in der Regel drei Varianten: Entweder das Essen kommt einmal täglich warm an die Haustür. Oder es kommt (Variante zwei) einmal wöchentlich als portionierte Tiefkühlgerichte, die der Kunde selber erhitzen muss. Die dritte Möglichkeit ist eine Mischung aus beiden: Hier wird einmal täglich tiefgefrorene Kost geliefert. Dieses Essen kann dann ohne Probleme in einem Mikrowellenherd aufgewärmt werden. Das setzt natürlich voraus, dass Ihr Angehöriger erstens einen solchen Herd hat und ihn zweitens bedienen kann. Bei Menschen mit Demenz ist unserer Meinung nach die erste Variante die beste, denn nur so ist sichergestellt, dass täglich eine warme Mahlzeit auf den Tisch kommt. Achten Sie darauf, dass die Lieferung zu den üblichen Essenszeiten erfolgt und die Mahlzeit bei Bedarf auf einem Teller angerichtet wird. Idealerweise sind die ausliefernden Personen im Umgang mit Menschen mit Demenz geschult. Wenn der Service über Pflegedienste organisiert wird, dürfen Sie dies erwarten.

Soweit die unterschwellige Hilfe, also eine Unterstützung, die hilft, die Selbstständigkeit des Betroffenen zu erhalten, und kleine organisatorische Stolpersteine aus dem Weg räumt. Wichtig erscheint uns, dass diese Unterstützung regelmäßig ist und einem geregelten Tagesablauf folgt. Diese Tagesstruktur gilt es mit dem Betreuten zu verhandeln und durch regelmäßige Telefonate sicherzustellen. Dabei geht es nicht darum, Ihren Angehörigen zu kontrollieren, sondern ihn zu motivieren. Es sollten im Tagesablauf Fixpunkte festgelegt werden, die einem Menschen mit beginnender Demenz zur Orientierung dienen. Sie können zum Beispiel zusammen mit Ihrem Angehörigen folgenden Tagesablauf festlegen: Frühstück bis 10 Uhr, bei gutem Wetter machst Du einen Spaziergang im Park, mittags kommt Essen auf Rädern, danach legst Du Dich etwas hin, abends leichtes Abendbrot, um 21 Uhr rufe ich Dich an, wir reden über den Tag und was morgen ansteht, danach gehst Du ins Bett.

### 6.4.2 Allein leben, aber nicht allein sein

Menschen mit Demenz, die allein wohnen, brauchen nicht ständig allein zu sein. Neben der notwendigen Hilfe im Haushalt oder beim Essen sollten soziale Aktivitäten im Alltag nicht zu kurz kommen. Es gibt verschiedene Angebote. Wählen Sie zusammen mit Ihrem erkrankten Angehörigen die Art der Aktivität und den zeitlichen Umfang aus. Wenn es ihm gefällt, ergibt sich meist die Möglichkeit, diese Aktivität auszubauen und öfter anzunehmen.

Solche Betreuungsangebote finden entweder im Haushalt als Einzelbetreuung statt oder in kleinen Gruppen, etwa als Demenz-Café. Organisatoren sind beispielsweise Wohlfahrtsverbände, teilweise in

Kooperation mit Kirchengemeinden und mithilfe von Ehrenamtlichen. Es gibt aber auch privatgewerbliche Betreuungsangebote, die häufig an einen von den Pflegekassen zugelassenen Pflegedienst angegliedert sind. Auch für diese Angebote gibt es Geld von der Pflegeversicherung (➤ Kap. 8.5 Leistungen der Pflegeversicherung).

Eine weitere Möglichkeit ist die sogenannte Tagespflege. Das ist eine Einrichtung, die mit professioneller Betreuung ein- oder mehrmals pro Woche Aktivitäten anbietet, die älteren Menschen (also nicht nur Menschen mit Demenz) Freude bereiten und/oder ihre Fähigkeiten und Ressourcen fördern. Diese Tagespflege wird teilweise über die Pflegeversicherung (➤ Kap. 8.5 Leistungen der Pflegeversicherung) finanziert und ein Hol- und Bringdienst stellt sicher, dass auch Senioren, die nicht mobil sind, an diesen Angeboten teilnehmen können.

Sicher ist es für manche Betroffene schwer, sich in einem neuen Kreis von Menschen, auch wenn sie gleichen Alters sind, zurechtzufinden. Die professionellen Helfer kennen diese Probleme und wissen meistens damit umzugehen. Vielleicht hilft es, wenn Bekannte, Freunde oder ehemalige Arbeitskollegen Ihres Angehörigen in diesen Gruppen mitmachen. Wenn man jemanden kennt, fällt es einem in aller Regel viel leichter, etwas Neues zu beginnen.



### 6.4.3 Allein leben im fortgeschrittenen Stadium

Beim Fortschreiten der Demenz wird es immer schwieriger, den Betroffenen allein leben zu lassen. In dieser Situation gibt es nun drei Möglichkeiten:

1. Der Betroffene bleibt in der Wohnung und wird durch professionelle Pflegedienste entsprechend versorgt.
2. Der Angehörige muss umziehen: Neben dem bekannten Pflegeheim gibt es heute als Alternative auch spezielle Wohngemeinschaften für Menschen mit Demenz.
3. Natürlich können Sie Ihren demenzkranken Angehörigen auch zu sich holen, allerdings sollten Sie sich diesen Schritt sehr gut überlegen (siehe unten).

Wenn der Betroffene zu Hause bleibt, benötigt er einen professionellen Pflegedienst. Diese Pflegedienste sind von den Pflege- und Krankenkassen zugelassen und unter bestimmten Voraussetzungen übernehmen die Kassen auch die Kosten für die Pflege (➤ Kap. 8.5 Leistungen der Pflegeversicherung). Um den Qualitätsstandard aufrechtzuerhalten, werden die Mitarbeiter und die Pflege regelmäßig von unabhängigen Gutachtern überprüft. So können Sie als Angehöriger sich relativ sicher sein, dass der benötigte Pflegestandard nicht unterschritten wird. Allerdings sollten Sie vorher genau festlegen, welche Aufgaben die Pflegekräfte übernehmen sollen. Die Aufgabenbereiche umfassen meistens nicht nur die Körper-, sondern auch, wenn nötig, die Krankenpflege des Betroffenen. Zum Teil können die Mitarbeiter der Pflegedienste auch den Haushalt mitbetreuen. Wann die Kassen welche Kosten übernehmen, erfahren Sie in ➤ Kap. 8 (Vorsorge, Betreuung und andere rechtliche Fragen – Wie Sie im Paragrafendschungel den Überblick behalten).



Bei fortschreitender Demenz reicht die stundenweise Betreuung tagsüber nicht mehr aus. Der Betroffene bedarf einer Rund-um-die-Uhr-Betreuung, um weiter zu Hause bleiben zu können. Diese Alternative kann für den Betroffenen sehr gut funktionieren und entlastet Sie als Angehörigen. Unabhängig ob Sie sich selber Pfleger suchen und diese einstellen oder aber ob Sie sich für eine Betreuungsfirma entscheiden: Lassen Sie sich seriös durch Wohlfahrtsverbände oder Vermittlungsagenturen in Deutschland beraten. Es muss Ihnen klar sein, dass die Pflegekräfte legal nur nach deutschem Recht beschäftigen werden können. Das bedeutet: Für eine Rund-um-die-Uhr-Betreuung benötigen Sie mindestens zwei, besser drei Pflegekräfte. Pflegekräfte haben ein Recht auf geregelte Arbeitszeiten (Wochenarbeitszeit nicht über 48 Stunden) und entsprechende Ruhezeiten. Sie als Auftraggeber müssen auch Sozialabgaben und den Mindestlohn bezahlen. Ebenso haben die Pflegekräfte das Recht auf ein eigenes Zimmer, um sich zu erholen und zu entspannen.

Wichtig ist, dass Ihnen die Pflegekräfte vertrauenswürdig scheinen und dem Betroffenen sympathisch sind. Achten Sie auch darauf, dass die Betreuer keinen unsachlichen Einfluss auf den Betroffenen ausüben und die Grenzen der Fairness und Professionalität nicht überschreiten:

Wir meinen hier das leider nicht seltene Thema „Zudringlichkeiten“ und Einfluss auf das Erbe.

So ein Arrangement mit (meist ausländischen) Pflegekräften kann sehr teuer sein und die Kosten eines Platzes in einem gut geführten Heim schnell übersteigen. Lassen Sie sich am besten von seriösen Organisationen beraten. Caritas und Diakonie haben Programme ins Leben gerufen, die Sie bei der Anstellung von Hilfskräften aus Osteuropa unterstützen: Sie heißen CariFair (www.carifair.de) und FairCare (www.vij-faircare.de).

Auch wenn alle Voraussetzungen und Regelungen eingehalten werden, bedarf es unserer Meinung nach auch immer Kontrollbesuche Ihrerseits oder aus der Nachbarschaft, um zu überprüfen, ob alles gut funktioniert. Natürlich wollen Sie der Pflegekraft nichts unterstellen, doch führen Sie diese Besuche besser unangemeldet durch, damit Sie sich ein objektives Bild über die Pflegerealität Ihres Angehörigen machen können.



### 6.4.4 Wenn es zu Hause nicht mehr geht

Irgendwann ist der Punkt gekommen, an dem ein Mensch mit Demenz nicht mehr sicher und ausreichend betreut zu Hause leben kann. Das soziale Netzwerk, das liebevoll aufgebaut wurde, wird löchrig. Das liegt sehr häufig nicht an dem fehlenden Engagement der Betreuer und Helfer, sondern schlicht am Fortschreiten der Krankheit. Überlegen Sie deshalb schon frühzeitig, ab wann ein Umzug notwendig wird, und besprechen Sie es behutsam und wiederholt mit dem Betreuten. Wichtig ist auch, dass Sie klären, wohin der Betroffene hinziehen möchte und welche Wohnform er bevorzugt. Es sind verschiedene Optionen denkbar: in eine betreute Wohngemeinschaft, in ein Pflegeheim in der Nachbarschaft oder ein Umzug näher zu den Familienangehörigen.

Für Sie ist es wichtig, vorab Kriterien festzulegen, die einen Umzug unabdingbar machen. Höchste Zeit für Veränderungen, für die Auflösung der bisherigen Wohnsituation ist natürlich gegeben, wenn:

- Ihr Angehöriger verwahrlost und den Haushalt trotz Hilfe nicht mehr führen kann; die hygienischen Verhältnisse sich derart verschlechtern, dass Ihr Angehöriger sich selbst gefährdet und die Körperpflege zum Erliegen kommt (➤ Kap. 6.2 Körperpflege und Hygiene).

- der Betroffene aus Unvernunft oder eingeschränkter Wahrnehmung sich und andere in gefährliche Situationen bringt. Wenn trotz Umrüstung des Herdes in der Küche der Umgang mit Feuer problematisch ist. Wenn er unzureichend bekleidet und aus unklaren Motiven die Wohnung verlässt und herumirrt.
- sich der Betroffenen zusehends unzureichend ernährt und zu wenig trinkt; wenn er trotz Pflegedienst und Essen auf Rädern abnimmt und/oder verdorbene Speisen hortet und isst.

Doch Vorsicht! Wie in ➤ Kap. 6.1 (Selbstbestimmt leben in den verschiedenen Stadien der Demenz) dargestellt, gilt ohne Einschränkung das Recht auf Selbstbestimmung und manchmal fehlt die Einsicht der Betroffenen, dass die Situation zu Hause unhaltbar ist. Rechtlich kann und gelegentlich muss eine andere Person gegebenenfalls mit richterlicher Genehmigung entscheiden, dass der Betroffene wegen Fremd- und Eigengefährdung anderweitig untergebracht werden muss.

Lassen Sie es aber nicht soweit kommen. Wir plädieren in solchen Fällen für einen rechtzeitigen Umzug. Denn so können Sie Ihrem Angehörigen auch die Gelegenheit geben, mitzuentscheiden, wie er zukünftig leben möchte, und ihm die Chance geben, sich in die neue Umgebung einzugewöhnen.

Manche Angehörige entschließen sich, das betroffene Familienmitglied bei sich aufzunehmen – vorausgesetzt, die Wohnung/das Haus bietet entsprechend Platz und Sie haben ein Zimmer leer stehen. Dieser Gedanke ist zwar liebevoll und sehr familienorientiert, aber:

- Besprechen Sie das mit allen Familienmitgliedern.
- Schützen Sie sich vor Überforderung.
- Rechnen Sie damit, dass auch in Ihrem häuslichen Umfeld das soziale Netz, trotz aller Vorschläge und Beteuerungen, nach einiger Zeit löchrig wird.

Und seien Sie realistisch, selbstkritisch und vor allem erwarten Sie keine Dankbarkeit.

Wenn es klappt, Gratulation! Und freuen Sie sich, denn die Zeit mit Ihrem Angehörigen kann auch sehr wertvoll für alle Beteiligten sein.

**Beispiel**

*An einem Samstagabend erreicht mich ein Anruf einer befreundeten Familie. Die Freundin Silke* am Telefon ist völlig aufgelöst. Ihre 87-jährige Mutter wurde zu Fuß herumirrend am Rand eines Autobahnzubringers von der Polizei aufgegriffen. Sie spazierte buchstäblich zwischen den Balken und hinter den Schutzplanken dem Verkehr entgegen. Silke hatte sie von der Polizei abgeholt und nach Hause gebracht. Dort erwartete sie eine weitere Katastrophe. Die Wohnung der Mutter war in einem unbeschreiblichen Zustand: verwahrlost, schmutzig und der Kühlschrank voller verdorbener Speisen. Ein richtiger Messi-Haushalt. Die Tochter hat ein sehr schlechtes Gewissen und macht sich Vorwürfe, ihre Mutter zu selten besucht zu haben. In ihrer Not ruft sie deshalb mich an. Ich solle etwas tun. Ich bitte sie, am Montag früh zusammen mit ihrer Mutter in meine Praxis zu kommen. Beide Damen erscheinen, sie wirken geordnet, gepflegt, unauffällig. Ich untersuche die Mutter und versuche, die Situation zu verstehen. Bekannt ist, dass die Mutter seit einiger Zeit zunehmend eine Demenz entwickelt, sich aber strikt weigert, in ein Heim zu ziehen. Die Familie hatte über eine Agentur Pflegekräfte aus Osteuropa organisiert; das Arrangement ist teuer, scheint aber gut zu laufen. Doch nun stellt sich heraus, dass die Pflegekraft von einem auf den anderen Tag nicht mehr erschienen ist, wegen einer eigenen Familienangelegenheit. Folglich war die Mutter tagelang nicht betreut. Und niemand hatte die Tochter informiert.*

*Wir brauchen also eine schnelle Lösung. Bei der Untersuchung der alten Dame stelle ich fest, dass Blutzucker und Blutdruck zu hoch sind und sie einen Flüssigkeitsmangel hat. Also rufe ich einen befreundeten Klinik-Arzt an und bitte ihn, diese alte Patientin aufzunehmen. Er willigt nach einer Diskussion ein. Die Mutter wird gut therapiert. Sie erholt sich schnell und auf meinen Rat hin besorgt Silke ihrer Mutter einen Kurzzeitpflegeplatz in einem nahegelegenen Pflegeheim. Dort erholt sich die alte Dame weiter zusehends und wird wieder munter, auch die Verwirrtheit bessert sich.*

*Bereits während der Kurzzeitpflege bemüht sich Silke um einen festen Platz in diesem Pflegeheim und hofft insgeheim, dass die Mutter hier bleiben würde. Schließlich genießt sie ja bereits die Kurzzeitpflege. Doch es ist nichts zu machen! Die Mutter, nun bei Kräften, will unbedingt wieder nach Hause. Doch allein, ohne Pflegekraft, ist das unrealistisch.*
*Von Freunden hört Silke von Wohngemeinschaften für Pflegebedürftige und Menschen mit Demenz. Sie besucht mit ihrer Mutter diese Wohngemeinschaften und hat den Eindruck, dass ihrer Mutter diese Senioren-WGs eigentlich zusagen. Beiden gefällt das Konzept, dass die Mutter nicht allein auf einem Stuhl dahinvegetieren würde, nach dem Motto „Hauptsache warm, satt, trocken", sondern nach gemeinsamen Absprachen mit den Betreuern der Senioren-WG im Rahmen ihrer Möglichkeiten an der Gestaltung des Zusammenlebens in der WG teilnehmen würde. Einem Umzug in diese WG stimmt die Mutter von Silke schließlich zu. Ihre Wohnung wird geräumt, das neue Zimmer in der WG mit ihren Möbelstücken und persönlichen Gegenständen möbliert. Die Mutter wird gut betreut und nicht „aufgeräumt" und sieht ihre Tochter deutlich häufiger.*
*Ein strukturierter Tagesplan mit einigen Aktivitäten, für die die Bewohner selbst verantwortlich sind, lassen den Tag nicht langweilig werden. Nach anfänglichem Fremdeln findet sich Silkes Mutter ganz gut zurecht und fasst sogar zu einem älteren Herrn Vertrauen. Na denn!*



Da die Zahl der Menschen mit Demenz ansteigt, gibt es in Deutschland etwas mehr als 10.000 klassische Pflegeheime, die sich auf die besonderen Ansprüche solcher Bewohner einstellen. Auf der Webseite www.pflegeheimfinden.de/pflegeheime-fuer-demenzkranke können Sie sich erkundigen, welche Pflegeheime mit speziellen Demenzstationen es in Ihrer Nähe gibt. Doch das Pflegeheim, so wie wir es vielfach kennen, ist nicht die einzige Alternative zur eigenen Wohnung. Besonders in städtischen Regionen gibt es verschiedene und kreative Wohnformen und Wohnmöglichkeiten: etwa Pflegeeinrichtungen mit Wohn- und Betreuungsangeboten, Hausgemeinschaften, Wohngruppen oder Pflegeoasen,

* Name geändert

die speziell auf Menschen mit Demenz ausgelegt sind. Entscheidend ist, dass Sie zusammen mit dem Betroffenen die richtige Wahl treffen (sofern eine realistische Wahlmöglichkeit besteht!).

Vielfach ist die Entscheidung für oder gegen etwas aber auch eine Frage des Preises. Betreiber von klassischen Pflegeheimen müssen immer eine Gratwanderung vollziehen: Auf der einen Seite möchte man die Wünsche der Betroffenen erfüllen, auf der anderen Seite müssen die Kosten gedeckt werden. Große Pflegeheime mit langen Fluren, vielen Zimmern und entsprechend vielen Bewohnern lassen sich unter Umständen günstig betreiben. Familiär wirkende, übersichtliche Anlagen kommen den Bedürfnissen demenzkranker Menschen sehr viel mehr entgegen, sind aber tendenziell teurer.

Es wäre aber nicht richtig, generell zu behaupten, dass die großen institutionellen Pflegeheime von Stadt, Kirche oder Wohlfahrtsverbänden ihre Schutzbefohlenen schlecht betreuen. Welche speziellen Angebote die Einrichtung Menschen mit Demenz machen kann, hängt von vielen Faktoren ab. Angehörige und Betroffene sollten sich deshalb immer selbst vor Ort ein Bild machen und die Möglichkeiten erfragen.

Moderne Pflegeheime orientieren sich vielleicht etwas mehr an den Bedürfnissen älterer Menschen. Das bedeutet, in diesen Pflegeheimen sind die einzelnen Gruppen kleiner und der Einzelne wird (ganz wichtig) von festen Pflegekräften individueller betreut. So entsteht Vertrauen zu den Pflegekräften und insgesamt ein soziales Gefüge, in dem die Betroffenen mit Rechten, aber auch Pflichten eingebunden werden. Die Heimbewohner arbeiten beispielsweise freiwillig beim Kochen oder Waschen mit, natürlich entsprechend ihren Möglichkeiten. Auch die Raumaufteilung und -gestaltung passt sich diesen neuen Konzepten an: Die Zimmer der Betreuten sind meist um die Küche und das Esszimmer herum gruppiert und Wohnlichkeit, mit eigenen Möbeln und Einrichtungsgegenständen, wird großgeschrieben. Aber Vorsicht: Nicht immer herrscht Harmonie, denn nicht alle Mitglieder dieser Wohngemeinschaften haben Verständnis, wenn sich Menschen mit Demenz nicht an die Regeln halten. Denn nicht alle Mitglieder sind dement und haben ihre klaren und oft wenig flexiblen Vorstellungen, wie die Wohngemeinschaft organisiert werden soll.

Es gibt aber auch spezielle Wohngruppen für Menschen mit Demenz, in denen ein Verhalten nach festgelegten Regeln nicht so wichtig ist. Man nennt dieses Konzept „Domusprinzip". Hier sind die Regeln nicht so starr und die Wohngemeinschaft passt sich den Gegebenheiten in der Gruppe an. Mögliche Reibungen mit geistig gesunden Heimbewohnern entfallen und die Menschen mit Demenz stehen weniger unter Stress. Darüber hinaus erhalten in gut geführten Wohngemeinschaften Menschen mit Demenz zusätzliche Angebote wie Gedächtnistraining, Singen, Malen bis hin zu Bewegungsangeboten wie Gymnastik, Wanderungen oder Schwimmen. Solche Aktivitäten werden selbst von Betroffenen mit fortgeschrittener Demenz dankbar angenommen und fördern das Zusammengehörigkeitsgefühl und vertreiben die Langweile.

### 6.4.5 Wie sucht man die richtige Unterbringung aus?



Zunächst sollten Sie, wie bereits beschrieben, möglichst früh mit Ihrem Angehörigen über das Thema sprechen. Versuchen Sie, die Mauer der Ablehnung zu überwinden, und gehen Sie sehr behutsam vor. Wie oben beschrieben, sollten Sie herausfinden, welche Wünsche und Vorstellungen Ihr Angehöriger hat. Dann können Sie gemeinsam Lösungen erarbeiten. Aber führen Sie bitte nicht nur Gespräche über das Umziehen und den Verlust der Wohnung. Sondern stellen Sie auch Fragen, die wie er sich auch emotional das weitere Leben vorstellt. „Welche Gegenstände und Möbel sind Dir wichtig und haben für Dich emotional Bedeutung? Könntest Du Dir vorstellen, in einer WG zu wohnen? Möchtest Du näher bei uns leben?"

Wenn es Ihre Zeit erlaubt, dann besuchen Sie mit Ihrem Angehörigen verschiedene Wohn- und Heimmöglichkeiten. So vermeiden Sie, dass Sie im Fall der Fälle eine Entscheidung übers Knie brechen müssen. Letztlich aber müssen Sie auch im Hinblick auf die Kosten für den Betroffenen eine Entscheidung treffen.

Wenn Sie ein Wohnheim oder eine Senioren-WG besuchen, sollten Sie auf Folgendes achten:

- Was sagt Ihnen Ihr Bauchgefühl? Haben Sie den Eindruck, dass eine freundliche Atmosphäre, ein netter Ton zwischen Bewohnern und Pflegekräften herrscht und die Betroffenen zufrieden sind?

- Ist die Wohnatmosphäre angenehm und für Menschen mit Demenz sinnvoll? Gibt es Einzelzimmer und sind sie bezahlbar? Ist der Wohnbereich klar strukturiert? Gibt es einen gemeinschaftlichen Wohnraum und eine Wohnküche, um die sich die Zimmer gruppieren? Sofern ein Garten vorhanden ist: Ist dieser abgesichert? Können ihn die Bewohner leicht nutzen?
- Es bestehen Mindestanforderungen an Anzahl und Qualifikation des Pflegepersonals, die auch regelmäßig von den Pflegekassen überprüft werden. Sie selbst können aber erspüren, ob das Personal gehetzt ist, unfreundlich und sichtbar überlastet erscheint. Fragen Sie nach Pflegekonzepten für Menschen mit Demenz und ihre tägliche, wöchentliche Umsetzung. Fragen Sie nach, wie das Betreuungspersonal über Nacht organisiert ist.
- Erkundigen Sie sich, ob es regelmäßige Gymnastik- oder Musikangebote gibt. Ob die Mahlzeiten mit den Betroffenen gemeinsam zubereitet werden und die Gemeinschaft auch gelebt wird – freiwillig, ohne Zwang und Gruppendruck.
- Gibt es vom Pflegepersonal Ansprechpartner für Fragen und Wünsche von Angehörigen? Fragen Sie, ob und inwieweit Sie an der Betreuung Ihres Angehörigen mitwirken und eigene Ideen einbringen können. Ziel dieser Konzepte ist es, dass Angehörige nicht als billige Arbeitskräfte missbraucht werden, sondern mit ihren spezifischen Erfahrungen ihren und gegebenenfalls anderen Betroffenen helfen, sich zu integrieren. Dies darf allerdings nicht dazu führen, dass jede Entscheidung der Pflegekräfte in einer Diskussionsrunde mündet.
- Klären Sie die Kosten und ihre Übernahme durch die Pflegekassen (➢ Kap. 8.5 Leistungen der Pflegeversicherung).

Papier ist geduldig, das wissen wir. In der Realität ist es leider oft so, dass Sie nur zwischen wenigen Unterbringungsmöglichkeiten wählen können. Aber dennoch sollten Sie möglichst viel vorab klären und besprechen.

# PFLEGENDE ANGEHÖRIGE

*Wie Sie für sich die richtige Balance finden*

## 7.1 Selbstbestimmung der Pflegenden

Wie bereits mehrfach erwähnt, haben auch Betreuer einen Anspruch auf Selbstbestimmung und Menschenwürde. Eine Pflege von Angehörigen mit Demenz kann man nur dann fordern, wenn die Angehörigen dazu in der Lage sind. Es geht also darum, was man Angehörigen und Betreuern **zumuten** darf und kann.

Dabei ist das Verhältnis der Betreuer zum Betroffenen von entscheidender Bedeutung. Wer aus persönlicher Verbundenheit einen Angehörigen pflegt, wird sich dazu verpflichtet fühlen, dessen Wünsche regelmäßig zu erfüllen. Das darf aber nicht bedeuten, dass sich der Angehörige dabei selbst aufgibt. Selbst Ehepartner, die einander Liebe und Unterstützung in Gesundheit und Krankheit versprochen haben, sind manchmal so erschöpft, dass sie die Pflege für einen Menschen mit Demenz ablehnen dürfen oder sogar müssen. Das gilt für körperliche Erschöpfung ebenso wie für seelische Erschöpfung. Dann aber müssen Sie als Angehöriger rechtzeitig Hilfe von außen holen.

In vielen deutschen Städten gibt es lokale Alzheimer-Gesellschaften, die eine große Hilfe sein können (www.deutsche-alzheimer.de). In der Regel werden Gruppen für Angehörige angeboten, außerdem unterstützt man Sie bei der Organisation der Finanzierung der häuslichen Pflege, bei der Einbeziehung von ambulanten Diensten und bei der Auswahl eines geeigneten Pflegeheims. Auf der Seite der Verbraucherzentrale finden Sie hilfreiche Tipps zur Pflegeheimsuche (www.verbraucherzentrale.de/wissen/gesundheit-pflege/pflege-im-heim/so-finden-sie-das-passende-pflegeheim-12023). Nutzen Sie dieses Angebot.



## 7.2 Bin ich allein in dieser Situation oder geht es anderen auch so?

**Beispiel**

*Einmal im Jahr treffen sich meine Frau und ihre alten Schulfreundinnen im Wechsel an dem jeweiligen Wohnort einer der Freundinnen. Diesmal treffen sich alle an einem Wochenende bei uns in München. Beim Aperitif berichten alle über ihr Leben, ihre Familie und ihre Kinder. Seit einigen Jahren aber wird sehr bald über ein Thema gesprochen, das alle haben: die lieben Eltern. Da die Probleme sich sehr ähneln und alle Freundinnen belasten, wird Folgendes vereinbart: Wir reden zwar über die Probleme mit unseren alten Eltern, aber nur eine Stunde lang, und dann muss dieses Thema erledigt sein.*

*Eine dieser Freundinnen, Helga*, schildert dabei die Probleme mit ihrer alten Mutter sehr eindrücklich. Die Freundin hat ihren Lebensmittelpunkt mit Familie und Kindern in einer süddeutschen Stadt. Ihre Mutter, mittlerweile verwitwet, lebt in Hamburg. Da Helga als Künstlerin zeitlich flexibel ist, besucht sie ihre 85-jährige Mutter regelmäßig und reist zwischen München und Hamburg hin und her. In letzter Zeit bemerkt sie, dass ihre so gebildete, auch sehr hanseatische Mutter zunehmend „tüttelig" wird. Sie hält Termine nicht ein, vergisst die Namen der drei Enkel und wirkt manchmal am Telefon etwas verwirrt.*

*Bei den letzten Besuchen fällt der Tochter auf, dass das Haus, in dem die Mutter lebt, ungepflegt, geradezu schmutzig ist. Auch körperlich übertüncht das Parfüm, das die Tochter an ihrer Mutter so gut kennt, nur mangelhaft die Tatsache, dass sie die tägliche Körperpflege nicht mehr so strikt einhält. Das wäre alles nicht so schlimm, denn für ihre 85 Jahre ist die alte Dame noch sehr rüstig. Seit dem Tod ihres Mannes 15 Jahre zuvor hat Helgas Mutter tatsächlich alle Belange des täglichen Lebens und der Finanzen recht ordentlich für sich organisiert. In letzter Zeit aber bleiben Rechnungen unbezahlt liegen, werden Zahltermine versäumt und mehr als einmal klagt die Mutter, dass ihr alles „über den Kopf wächst" und sie sich über die Mahngebühren schrecklich ärgert.*

*Helga würde gern helfen, aber das ist nahezu unmöglich. Ihre Mutter lehnt jede Unterstützung oder jedes Gespräch zum Thema „Daseinsfür- und -vorsorge" recht unwirsch ab. Helga schlägt auch vor, dass sie Überweisungen von Süddeutschland erledigen könne, eine Putzfrau könne für Ordnung sorgen. Aber die Reaktionen ihrer Mutter sind immer heftig ablehnend: „Mir kommen keine fremden Menschen in mein Haus, die stehlen wie*

* Name geändert

*die Raben." Deshalb traut sich Helga auch gar nicht, ihrer Mutter vorzuschlagen, eine Hilfe anzunehmen, die ihr zumindest dreimal die Woche bei der morgendlichen Körperpflege helfen würde. Diskussionen gar zu einem Umzug in ein „Seniorenheim" werden sofort und beleidigt unterbunden.*
*Helga (die sowieso immer ein angespanntes Verhältnis zu ihrer Mutter hatte) gibt zu, dass die regelmäßigen Besuche bei ihrer Mutter in Hamburg reine Pflicht sind. Immer die gleichen Geschichten und leider auch die gleichen Vorwürfe. Auf der einen Seite beschwert sich die Mutter, dass sie einsam und verlassen ist, auf der anderen Seite drängt sie Helga, wieder zurück zu ihrer Familie zu fahren, sie komme ja alleine ganz gut zurecht. Gleichwohl hat die Tochter ständig Schuldgefühle, weil sie sich nach ihrer Ansicht zu wenig um ihre Mutter kümmert. Es gilt eine Balance zu finden zwischen dem Respekt vor der Autonomie der Mutter, der Sorge um deren Zukunft (was, wenn ihr was passiert?), aber auch den Pflichten und Wünschen in ihrer eigenen Familie.*
*Helga ist nach den kurzen Aufenthalten in Hamburg immer erschöpft und froh, wenn sie wieder Richtung München aufbricht. Dennoch: Es ist ihre Mutter und wie sehr hätte sie sich über schöne Mutter-Tochter-Gespräche etwa über vergangene Zeiten gefreut. Helgas Mann reagiert zunehmend mit Unverständnis, denn er hatte zur Schwiegermutter schon immer ein eher distanziertes Verhältnis. Mehrfach drängt er seine Frau, die Schwiegermutter endlich in ein Heim „zu stecken". Manchmal ist Helga wirklich verzweifelt, in Sorge und fühlt sich alleingelassen und hilflos. Ein Dilemma.*

---

So wie Helga geht es vielen Söhnen und Töchtern, die erleben, dass ihre Eltern ihren Alltag nicht mehr so gut bewältigen können wie früher. Sei es, dass sie körperlich dazu nicht mehr in der Lage sind, oder wegen geistiger Einschränkungen.

In Deutschland leben gegenwärtig rund 1,7 Millionen Menschen mit Demenz. Die meisten von ihnen sind von der Alzheimer-Krankheit betroffen. Jahr für Jahr treten mehr als 300.000 Neuerkrankungen auf. Infolge der demografischen Veränderungen kommt es zu weitaus mehr Neuerkrankungen als zu Sterbefällen unter den bereits Erkrankten. Aus diesem Grund steigt die Zahl der Demenzkranken kontinuierlich an. Sofern kein Durchbruch in Prävention und Therapie gelingt, wird sich nach Vorausberechnungen der Bevölkerungsentwicklung die Krankenzahl bis zum Jahr 2050 auf knapp drei Millionen erhöhen[1]. In Deutschland werden rund 80 Prozent aller Demenzkranken werden von ihren Angehörigen versorgt und begleitet, also von (Ehe-)Partnerinnen und Partnern, Kindern und Schwiegerkindern, Enkelkindern oder anderen Familienmitgliedern sowie von Freundinnen und Freunden. Die Bezugspersonen übernehmen eine schwere und verantwortungsvolle Aufgabe, die sich in der Regel über viele Jahre hinzieht.

Laut Pflegereport der Barmer Krankenkasse aus dem Jahr 2018 gibt es somit in Deutschland rund 2,5 Millionen pflegende Angehörige[2]. Ein Großteil davon kümmert sich um Demenzkranke. Zwei Drittel der Pflegenden sind Frauen, zumeist Ehepartnerinnen, Töchter oder Schwiegertöchter. Nur ein Drittel aller Pflegenden ist berufstätig, jeder Vierte musste seine Tätigkeit aufgrund der Pflege reduzieren oder ganz aufgeben. Das geht aus der Befragung hervor, die repräsentativ für alle pflegenden Angehörigen in Deutschland steht. So bestimmt die Pflege der Betroffenen nahezu vollständig (85 Prozent) das tägliche Leben auch der pflegenden Angehörigen. Die Hälfte von ihnen kümmert sich sogar mehr als zwölf Stunden täglich um die pflegebedürftige Person. „Viele pflegende Angehörige sind an der Grenze der Belastbarkeit angekommen. Fast 40 Prozent von ihnen fehlt Schlaf, 30 Prozent fühlen sich in ihrer Rolle als Pflegende gefangen und jedem Fünften ist die Pflege eigentlich zu anstrengend. Und 7,4 Prozent oder 185.000 gaben sogar zu, dass sie kurz davor sind, diesen ‚Dienst' einzustellen", heißt es in dem Report.

Diese statistisch ermittelten Zahlen spiegeln ein Dilemma wider, das tagtäglich in vielen Haushalten zu finden ist. Denn ohne pflegende Angehörige geht es nicht. Deshalb fordert der Autor des Pflegereports, die Pflegenden besser zu unterstützen und zu entlasten. Denn er stellte außerdem fest, dass mehr als die Hälfte der Hauptpflegepersonen niemanden findet, der sie längere Zeit oder zumindest tageweise vertritt, damit die Pflegenden sich erholen können. Die Folge ist, dass pflegende Familienangehörige viel häufiger an Angstzuständen und Stress leiden als Menschen vergleichbaren Alters. Und ein Drittel der Pflegenden, die sich um demenzkranke Angehörigen kümmern, leidet an einer ausgeprägten Depression[3].

Dies kommt besonders häufig bei älteren Menschen vor, die ihre erkrankten Angehörigen pflegen. Diese betagten Pfleger sind oft selbst gesundheitlich angeschlagen und durch die Pflege körperlich wie mental schnell überfordert. Zudem zeigt sich, dass deren normale Widerstandskraft gegen Entzündungen und Infektionen deutlich nachlässt, besonders wenn der Pflegende häufig überlastet ist[4]. Zudem leiden viele pflegende Angehörige an Herz-Kreislauf-Erkrankungen[5] und sterben früher[6].

Und damit beginnt ein Teufelskreis: Denn wenn die Lebensqualität der Pflegekräfte sehr schlecht ist, spiegelt sich das in der Lebensqualität der Betreuten wider (➢ Kap. 4.4 Lebensqualität aus Sicht der Betroffenen und Betreuenden). Schlimmer noch, pflegende Ehepartner von Patienten, die an Demenz leiden, sind selbst gefährdet, an Demenz zu erkranken. Besonders gefährdet sind Frauen. Interessanterweise kann auch bei einer leichten Form der Demenz eines Angehörigen der Verlust an Lebensqualität des Betreuers erheblich sein[7, 8].

Auch Angstzustände und Depressionen der Pflegenden haben einen sehr negativen Einfluss auf die Lebensqualität der Patienten. Denn wenn der pflegende Angehörige selbst erkrankt, auch im Sinne einer Überforderung (etwa einem Burn-out), müssen demente Angehörige häufig in ein Heim gehen, damit sie weiterhin versorgt sind[9]. Deshalb ist es so wichtig, auch die Lebensqualität und Gesundheit der pflegenden Angehörigen im Blick zu haben. Da der pflegende Angehörige sich selbst häufig vergisst, sind hier seine engsten Angehörigen gefragt: Partner, Kinder – sie sollten nicht nur über die regelmäßigen ärztlichen Kontrollen des Demenzkranken sprechen, sondern auch den pflegenden Angehörigen im Auge haben und „pfleglich" behandeln.



## 7.3 Gründe und Konsequenzen der Überlastung

Bevor wir darauf eingehen, was Sie als Pflegender konkret gegen eine drohende Überlastung tun können, schauen wir uns an, was die Auslöser dafür sein können.

Die geistigen Einschränkungen des Erkrankten beeinflussen die Lebensqualität der Familienangehörigen zunächst nicht so stark wie eine Verschlechterung des körperlichen Gesundheitszustands und Veränderungen des Charakters. Das ist leicht nachvollziehbar. Denn verschlechtert sich der körperliche Zustand, können die Pfleger auch an ihre eigenen körperlichen Grenzen stoßen: Es gehen ihnen im wörtlichen Sinn die Kraft und die Puste aus, um eine vernünftige Pflege zu bewerkstelligen. Körperpflege oder Toilettengang der zu Betreuenden werden regelrecht zu einem Kraftakt. Wenn aber Betroffene plötzlich depressiv oder aggressiv werden, ist es für die Pflegenden schwierig und ungewohnt, damit umzugehen. Es fällt ihnen dann noch schwerer, Zugang zum Betroffenen zu finden.

Auch die zeitliche Belastung kann erheblich sein, besonders dann, wenn Pfleger und Patient in einem gemeinsamen Haushalt leben. Die räumliche Nähe und die permanente Beanspruchung haben besonders negative Auswirkungen auf die Lebensqualität der Betreuer. Die Pfleger fühlen sich in hohem Maße fremdbestimmt: Auf einmal fehlt ihnen die Möglichkeit, sich spontan freie Zeit zu nehmen oder weiterhin einem Hobby nachzugehen. Besonders gravierend empfinden dies diejenigen, die durch die äußeren Umstände gezwungen wurden, diese Pflege zu übernehmen, und keine Möglichkeit hatten, sich bewusst **für** diese Aufgabe zu entscheiden.

Neben dem zeitlichen Stress und der körperlichen Belastung können auch seelische Herausforderungen die Lebensqualität der Pflegepersonen deutlich verschlechtern. Über 80 Prozent der Pflegenden fühlen sich häufig verlassen, hilflos und verzweifelt, da eine Besserung der Situation nicht in Sicht ist. Die Belastung durch die Pflege führt neben Angstzuständen manchmal sogar zu erheblicher Verärgerung und Zorn. Besonders wenn eine Auszeit von der Pflege fehlt, führt dies zu großer Unzufriedenheit und beeinträchtigt in erheblichen Maßen die Pflege.

**Info** In der Literatur wird das Erleben der Demenz aus Sicht aller pflegenden Angehörigen hauptsächlich als Belastung beschrieben, wobei der Grad an Belastung sehr unterschiedlich wahrgenommen wird. Dies hängt zunächst von der emotionalen Beziehung zwischen dem an Demenz erkrankten Menschen und dem betreuenden Familienmitglied ab[10].

## Die besondere Situation der älteren Pflegenden

Besonders prekär ist die Situation, wenn die Pflegenden selbst nicht mehr jung (über 60 Jahre) sind. Diese Gruppe der älteren Pflegenden steigt parallel zur demografischen Entwicklung der Bevölkerung stark an. Und dieser Anstieg wird sich weiter fortsetzen, sodass die Gruppe der Pflegenden, die über 85 Jahre und älter sind, überproportional zunehmen wird. Häufig leiden ältere Angehörige, die Menschen mit Demenz betreuen, unter besonders starken seelischen Belastungen. Körperlich sind sie nur bedingt in der Lage, den Anforderungen der Pflege gerecht zu werden. Da der ältere Pflegende mit dem Erkrankten vielfach schon lange verheiratet ist oder in Partnerschaft lebt, empfinden die Pflegenden Verhaltensveränderungen, wie beispielsweise Antriebslosigkeit, mangelnde Kooperationsbereitschaft und nachlassende Kommunikationsfähigkeit des Erkrankten, als besonders schmerzlich. Es ist für die Pflegenden häufig geradezu qualvoll mitzuerleben, wie sich die Persönlichkeit des Patienten verändert. Diese Wesensänderung wird meistens als belastender empfunden als körperliche Probleme.

Ein wichtiger Aspekt in einer Partnerschaft auch unter den besonderen Bedingungen der Pflege ist die Intimität. Wie die Ergebnisse verschiedener Studie zeigen, schwindet mit dem Fortschreiten der Erkrankung oft die Vertrautheit untereinander, auch körperliche Nähe und Zärtlichkeit mit dem Partner werden weniger. Auch dieses Fehlen von Intimität kann zu einer Unzufriedenheit bei den Pflegenden führen.

Belastungen treten auch in sozialer Hinsicht auf. Die Mehrheit der älteren pflegenden Angehörigen klagt über enorme Einschränkungen hinsichtlich ihrer persönlichen Lebens- und Freizeitgestaltung. Eine

Studie konnte belegen, dass ältere Angehörige noch mehr als jüngere Pflegende (90 bis 96 Prozent) massive Einschränkungen in Bezug auf ihren persönlichen „Freiraum" hinnehmen müssen[3]. Ein soziales Leben ist kaum noch möglich, da sich der Pflegende ständig den Bedürfnissen des Patienten anpassen muss. Dies führt unweigerlich zu einem Verlust von Freunden und Hobbys bis hin zur Isolation. Aufgrund der ständigen hohen seelischen und körperlichen Anforderungen erkranken besonders ältere Pflegende häufiger an einer Depression (siehe oben).

Zudem nehmen ältere pflegende Angehörige deutlich seltener Hilfsangebote wie etwa ambulante Pflegedienste oder Tagespflegeeinrichtungen in Anspruch. Gründe dafür sind hauptsächlich, dass sie diese Entlastungsangebote sehr kritisch beurteilen und die Bitte um Hilfe von außen als beschämend und als ein Eingeständnis des Versagens erlebt wird. Erst wenn es „gar nicht mehr geht" und die älteren Pfleger völlig überfordert sind, nehmen sie Hilfe in Anspruch; häufig auf Zutun der Kinder oder naher Verwandter. Erst dann wird erwogen, ein an Demenz erkranktes Familienmitglied im Heim unterzubringen.

Nicht selten kommen zu diesen Belastungen finanzielle Sorgen hinzu. Im Rahmen des Pflegereports der Barmer Ersatzkasse 2018 zur Lebensqualität im Alter haben die Studienautoren eine briefliche Befragung zur Lebensqualität bei älteren Pflegepersonen in Deutschland durchgeführt und es zeigte sich, dass etwa 20 Prozent der Pflegenden ihre finanzielle Situation als unterdurchschnittlich erachteten und sich Sorgen machten[2]. Ein Grund dafür sind oft die zusätzlichen Kosten, die aufgrund der Pflege entstehen. Auch das sogenannte soziale Netz, das früher den Familien zur Seite stand, wird immer „löchriger" und ist nur noch selten eine verlässliche Größe. Gerade diese (vielleicht auch finanzielle) Unterstützung durch die (jüngeren) Familienmitglieder und Freunde würde jedoch so dringend benötigt, denn sie hat einen enorm positiven Einfluss auf die seelische und körperliche Lebensqualität der Pflegenden und wirkt sich damit auch auf die Qualität der Pflege aus.

# 7.4 Pflegewirklichkeit aus Sicht der Pflegenden

## 7.4.1 Frühstadium

Leidet Ihr Angehöriger, um den Sie sich kümmern, nur an einer leichten Demenz, sollten Sie seine Autonomie unbedingt respektieren. In aller Regel wird sie vom Betroffenen auch eingefordert. Eine richtig verstandene Pflege bei diesen Menschen bedeutet, sie in ihrem Willen zu bestärken und ihnen zu helfen die eigenen Wünsche auszusprechen und, sofern realistisch, auch durchzusetzen. Eine Unterstützung der Autonomie, so schwer es manchmal ist, ist die richtige Strategie und verbessert sowohl das seelische Wohlbefinden der Betroffenen als auch die Qualität der Pflege[11]. In der wissenschaftlichen Literatur wird in diesem Zusammenhang häufig das englische Wort „Empowerment" verwendet: Es bezeichnet Strategien und Maßnahmen, die den Grad der Selbstbestimmung (in diesem Fall des Menschen mit Demenz) stärken, sodass diese Personen ihre Interessen wahren und selbstbestimmt leben können (➤ Kap. 4.1 Empowerment und Shared Decision Making – Was steckt dahinter?). Das Gegenteil, nämlich keinen Einfluss auf seine persönlichen Geschicke zu haben, wird als sehr schädlich für die Betroffenen erachtet: Es fördert nämlich ein Abhängigkeitsverhältnis, schränkt die Selbstverwirklichung stark ein und fördert tatsächlich indirekt das Fortschreiten der Demenz[12].

Menschen mit Demenz im Frühstadium wollen häufig den Angehörigen nicht zur Last fallen oder bitten nur um wenig Unterstützung. Diese Rücksichtnahme ist sehr stark auch vom Wunsch nach Unabhängigkeit und Selbstbestimmung geprägt. Angehörige verwechseln dies aber häufig mit Starrköpfigkeit – und das erschwert natürlich den Umgang miteinander. Andererseits dürfen die Angehörigen den Wunsch des Betroffenen nach mehr Autonomie nicht als Aufforderung verstehen, nur noch unzureichende Unterstützung anzubieten.

Diese Situation empfinden viele Angehörige als ein Dilemma, denn es ist sehr schwierig, das richtige Maß an Pflege und Selbstbestimmung zu finden. Siehe oben: Wunsch und Wirklichkeit. Viele pflegende

Angehörige fühlen sich hilflos, unsicher, haben Schuldgefühle, Angst und empfinden die Situation besonders seelisch als äußerst anstrengend. Ja, es ist auch schwierig, die richtige Balance zu finden, vielfach ist es eine Gratwanderung und ein Tauziehen der Pflegenden und Betroffenen zwischen „zu viel und zu wenig" Pflege sowie „zu viel und zu wenig" Respekt vor der Selbstbestimmung des Betroffenen. Hier sind Gespür und Sensibilität gefragt. Denken Sie an Helga aus dem Eingangsbeispiel.

### 7.4.2 Fortgeschrittenes Stadium

Im weiteren Verlauf der Erkrankung, wenn die Demenz zunimmt, kann man das Konzept eines weitgehend selbstbestimmten Lebens des Betroffenen nicht mehr voll aufrechterhalten. Auch in dieser Situation gilt es die richtige Balance zu finden. Obwohl das Abhängigkeitsverhältnis zwischen Ihnen und dem Betroffenen dann zumeist ausgeprägter ist, müssen Sie darauf achten, dass Sie in Ihrer Fürsorge nicht zu „paternalistisch" (also väterlich und von oben herab) und nicht zu bestimmend sind. In dieser Phase der Pflege ändern sich die Verantwortlichkeiten: Die Verantwortung den Eltern oder dem Betroffenen gegenüber wandelt sich in eine Verantwortung **für** den Betroffenen oder die Eltern. Das bedeutet aber dennoch, dass Sie nicht alles bestimmen sollen, müssen und können, sondern unterstützen und fördern Sie als Pflegender weiterhin vernünftige Autonomiebestrebungen. Sorgen Sie beispielsweise für soziale Kontakte und Ansprache.

### 7.4.3 Spätstadium

Am schwierigsten ist wohl die dritte Pflegephase: nämlich dann, wenn Sie sich um Menschen mit fortgeschrittener Demenz kümmern. Grundlage Ihres Handelns sollte weiterhin die liebevolle Unterstützung und Fürsorge sein, nicht die empathielose Führung. Ja, das ist leichter gesagt (beziehungsweise geschrieben) als getan. Wenn sich die Betroffenen immer mehr zurückziehen, die eigenen Kinder oder Schwiegerkinder, die sie pflegen, nicht mehr erkennen und weiter „verfallen", wird es immer schwieriger, stets liebevoll zu sein. Besonders schlimm ist es, wenn der Mensch mit Demenz aggressiv und bösartig (re)agiert. Die Angehörigen erkennen den sonst vertrauten Menschen nicht mehr und sind manchmal völlig verstört. In solchen Fällen entschließen sich die pflegenden Angehörigen oft trickreich, mit alten Geschichten oder Versprechungen oder mit erheblichen Durchsetzungswillen zum (vermeintlich) Besten für die Patienten zu entscheiden, und engagieren beispielsweise eine Haushaltshilfe oder einen Pflegedienst – allen Widerständen zum Trotz.

Trotzdem können die pflegenden Angehörigen nicht schalten und walten, wie sie wollen, sondern haben die Pflicht herauszufinden, was der mutmaßliche Wille des Patienten ist. Trauen Sie sich deshalb, rechtzeitig auf Ihren Angehörigen mit Demenz zuzugehen und offen über die Wünsche und Vorstellungen für die Zukunft zu sprechen. Nur so können Sie später Entscheidungen im Sinne des Betroffenen fällen, auch wenn Ihr Angehöriger sich nicht mehr selbst dazu äußern kann. Wichtig ist auch, dass Sie frühzeitig und offen über wichtige Entscheidungen am Ende des Lebens sprechen. Welche lebenserhaltenden Maßnahmen durchgeführt oder eben unterlassen werden sollen, hält man am besten in einer Patientenverfügung rechtsverbindlich fest (➢ Kap. 6.3.4 Ernährung im Spätstadium).

Entscheidungen im besten Interesse für einen anderen Menschen zu fällen, ist eine große Herausforderung, besonders dann, wenn im Rahmen der zu treffenden Entscheidung ein Wertekonflikt entsteht. Also wenn der Wunsch des Betroffenen (ausgesprochen, belegt oder vermutet) unvernünftig und geradezu gefährdend ist.



## 7.5 Lösungen finden

Wie treffen Sie eine Entscheidung, die umsichtig ist und zugleich den Wunsch des Betroffenen respektiert? Das schweizerische Ethik-Forum entwickelte ein Verfahren, das sich an den „7 Schritte(n) zur ethischen Entscheidungsfindung“ von Ruth Baumann-Hölzle orientiert[13]. Es sieht vor, dass grundsätzlich jede betreuende Person bei involvierten Familienmitgliedern oder dem Betreuer des Erkrankten ein sogenanntes „Ethisches Entscheidungsfindungsgespräch“ beantragen kann, wenn es die Situation bei dem Menschen mit Demenz erfordert. Als betreuende Personen gelten die pflegenden Angehörigen, der zuständige Arzt beziehungsweise die zuständige Ärztin, gegebenenfalls die Heimleitung sowie weitere nahestehende Angehörige. Sofern das Entscheidungsfindungsverfahren zustande kommt, werden alle Personen, die wichtige Informationen beitragen können und die von der Entscheidung mitbetroffen sind, zu einer gemeinsamen Sitzung eingeladen. Diese läuft in folgenden sieben Schritten ab:

1. Welche Entscheidung steht an?
2. Über welche für die Entscheidung relevanten Informationen verfügen die am Entscheidungsprozess beteiligten Personen? Was gilt es noch auszutauschen und zu klären?
3. Die für die Entscheidung relevanten Werte werden erörtert.
4. Es folgt die Suche nach konkreten Lösungen: Welche Entscheidungsmöglichkeiten gibt es?
5. Die Vorschläge werden besprochen.
6. Abschließend wird (wenn möglich, im gegenseitigen Einvernehmen) stellvertretend für den Betroffenen eine Entscheidung getroffen.
7. Idealerweise wird das Gespräch protokolliert und von allen anwesenden Personen unterschrieben.



Zugegeben, das ist ein sehr formales Verfahren, das zwar nicht alle Unsicherheiten beseitigt, aber dennoch ein Leitfaden ist, wie zumindest unter den Beteiligten ein Konsens hergestellt werden kann und keiner im Nachhinein behaupten kann, er wäre nicht informiert gewesen. Auch ein Vorteil. Gleichwohl bleibt vielfach das Dilemma Autonomie versus Pflegewirklichkeit, das bei allen Beteiligten Unsicherheit und vermutlich auch Unzufriedenheit erzeugt.

## 7.6 Pflege und Betreuung als Bereicherung

In den vorangegangenen Kapiteln haben wir von der Pflege demenzkranker Angehöriger ein recht düsteres Bild gemalt. Aber wie (fast) alles im Leben hat auch diese Aufgabe zwei Seiten. Die Pflege von Menschen mit Demenz kann auch positive Auswirkungen nicht nur auf die Pflegebedürftigen, sondern auch auf die Betreuer haben. Diese sind auch wissenschaftlich nachgewiesen. Wissenschaftler[14] stellten in einer Studie fest, dass pflegende Angehörige durchaus eine besondere Befriedigung und Glücksmomente aus der Tatsache ziehen können, wenn sie ihnen vertraute Menschen pflegen. Diese Pflege und die Befriedigung daraus gelingen, wenn die Beziehung zu dem Patienten durch besondere Nähe gekennzeichnet ist und liebevoll war.

Dabei gibt es allerdings kleine Unterschiede zwischen männlichen und weiblichen Betreuern. Wie bereits in ➤ Kap. 4.5 (Veränderte Rollenverteilung) beschrieben, spielen bei Frauen die emotionale Zusammengehörigkeit und Nähe zum Betroffenen eine besonders große Rolle; männliche Betreuer dagegen macht das Gefühl, dass sie Probleme in der Pflege dank ihrer besseren körperlichen Möglichkeiten und einem funktionierenden Sozialnetz lösen, oft sehr zufrieden. Die Frau fühlt sich mehr als „Pflegende", der Mann mehr als „Macher", der Probleme löst (➤ Kap. 4.5 Veränderte Rollenverteilung). Beide Konzepte, die vielfach natürlich zumindest in Teilen klischeehaft sind, haben aber ihre Vor- und Nachteile, die gegeneinander abzuwägen sind. Je schwieriger die Pflege wird, desto mehr Probleme hat oft ein pflegender Mann mit der Situation. Frauen dagegen werden häufig emotionaler und fühlen sich noch stärker gebraucht. Hier dominiert mehr die Hingabe als die Aktion, sofern Sie uns diesen etwas altmodischen Begriff erlauben.

Diese Zuwendung zu Menschen mit Demenz hat aber auch eine gewisse Vorbildfunktion, beispielsweise innerhalb der Familie. Wenn Betreuer bereits in ihrer Jugend erlebt haben, dass Angehörige gepflegt wurden, entstand so etwas wie eine ethische Verpflichtung oder eine Art Familientradition, den Schwachen zu helfen. Zudem ziehen diese Betreuer aus dieser Aufgabe eine gewisse Genugtuung, auch weil sie jetzt selber ethische Standards setzen. Dieses Gefühl der Verpflichtung ist nicht bei allen Gesellschaften gleich ausgeprägt. Während in einem familienbezogenen und vielleicht sogar religiösen Umfeld die Pflege der Patienten eine Selbstverständlichkeit ist – vielleicht auch, weil die soziale Versorgung nicht immer gut funktioniert –, kann in Gesellschaften, in denen der Staat eine tragende Rolle in der Pflege spielt (wie etwa in Skandinavien), diese Aufgabe weitestgehend delegiert werden. Grund für diese Entwicklung ist zumeist die Tatsache, dass Frauen (die in den meisten Fällen die Patienten betreuen) im Beruf stehen und arbeiten.

Ein Gefühl der Zufriedenheit stellt sich natürlich besonders ein, wenn Angehörige die Entscheidung, die Pflege zu übernehmen, **autonom** getroffen haben, also auf eigenen Wunsch, und diese nicht aufgezwungen wurde. Besonders wenn mehrere Familienmitglieder zur Pflege zwar aufgerufen sind, aber nur ein Teil der Familie die Pflege tatsächlich übernimmt, kann dies zu Unzufriedenheit und Streit führen. Solche Situationen sollten Sie unbedingt vermeiden und Zuständigkeiten vorab **(verbindlich!)** klären.

Wichtig ist aber auch, dass Sie ganz einfache organisatorische Fehler vermeiden. Das Wichtigste: Die Pflegenden sollten sich nicht völlig aufopfern, sondern auch auf sich achten. Wie bereits oben dargestellt, sollten Sie sich Zeit für Ihre Hobbys, Ihre Freunde und für Entspannung nehmen. Gestalten Sie die Auszeit ähnlich wie vor der pflegerischen Aufgabe – so haben Sie nicht das Gefühl, dass Sie selbst plötzlich zu kurz kommen. Auch zu lange Anfahrtswege zum Patienten und von ihm wieder nach Hause können zu Unzufriedenheit führen. Überlegen Sie, ob es Mitfahrgelegenheiten gibt oder ob es zu anderen Uhrzeiten vielleicht bessere Verkehrsverbindungen gibt; dann müssen Sie nicht unbedingt jeden Tag in den unvermeidlichen Staus Zeit verlieren. Und seien Sie versichert: Wenn Sie als Pflegender auch auf sich selbst achten, hat das nichts mit Egoismus zu tun. Sondern die Zufriedenheit der Betreuerinnen und Betreuer spiegelt sich, wie bereits mehrfach erwähnt, in der Lebensqualität der Patienten wider.

**Fazit** Die wichtigste Grundlage dafür, dass Pflege von Angehörigen funktioniert, ist eine liebevolle Beziehung zu dem Betroffenen. Wichtig sind aber auch eine positive Einbindung oder zumindest Unterstützung durch Familie und andere Angehörige sowie genügend Freizeit für sich und kurze Wege. Die Entscheidung, zu pflegen, sollte möglichst nicht erzwungen werden. In der Realität jedoch ist die Entscheidung häufig den Umständen geschuldet und nicht dem unabhängigen, freien Willen. Häufig aber fühlen sich pflegende Angehörige als Menschen bestärkt, definieren sich neu und finden durch die Aufgabe einen neuen Lebenssinn („Meaning in Life") für sich.

## 7.7 Selbstfürsorge und Selbstachtsamkeit

Was aber wenn die Pflege nicht gelingt, wenn der Stress überhandnimmt und die unterschiedlichen Probleme einem den Schlaf rauben?

Wie oben beschrieben, werden die meisten Menschen, die an Demenz erkrankt sind, zu Hause von Familienmitgliedern betreut. Doch diese erkranken, wie gesagt, oft selbst an Demenz oder an Depressionen und entwickeln körperliche Symptome wie Herz-Kreislauf-Probleme oder Magenkrämpfe – deutliche Zeichen einer seelischen wie körperlichen Überforderung. Pflegende nehmen häufiger als nicht pflegende Altersgenossen zum Teil starke Medikamente ein und werden häufiger in ein Krankenhaus eingewiesen. Die Gründe dafür sind lang andauernder Stress. Wenn die Pflegeperson (meist sind es sind Partnerinnen und [Schwieger-]Töchter) ausfällt, ist oft „Katastrophe" angesagt. Wer pflegt jetzt den Angehörigen mit Demenz?

Doch soweit muss es nicht kommen; es gibt Möglichkeiten, dem vorzubeugen: In verschiedenen Studien wurde versucht, den Stress durch Meditation zu vermindern. Als relativ gut durchführbar und als relativ erfolgreich erwies sich hier die sogenannte „achtsamkeitsbasierte Meditation" oder „achtsamkeitsbasierte Therapie"[15].

Zu allen Zeiten und in allen Kulturkreisen finden sich Meditationstechniken, die auch heute nur mit geringen Änderungen übernommen werden können. Besonders die jahrtausendealte buddhistische Tradition hat meditative Techniken entwickelt und bis heute kultiviert. In den hier vorgestellten achtsamkeitsbasierten Verfahren werden Meditationsformen eingesetzt, die aus dieser Meditationstradition übernommen wurden. Dennoch ist das Achtsamkeitsprinzip an keinen bestimmten spirituellen oder kulturellen Kontext gebunden, weshalb Achtsamkeitsübungen auch unabhängig von religiösen Orientierungen und weltanschaulichen Haltungen praktizierbar sind.

Der amerikanische Psychologe Jon Kabat-Zinn entwickelte in den frühen 1990er-Jahren das Prinzip „Achtsamkeit" für die Klinik.

„Achtsamkeit" ist die bewusste, absichtsvolle und nicht wertende Lenkung der Aufmerksamkeit auf den gegenwärtigen Augenblick.

Es geht also nicht darum, den Stress zu vergessen und sich zu entspannen, sondern sich der Gegenwart bewusst zu werden und sie in die empfundene Wirklichkeit, in das Jetzt, zu holen. Dabei soll die aktuelle Tätigkeit zunächst *bewusst,* das heißt aufmerksam, wahrgenommen werden. Beispielsweise sollte man beim Essen den Vorgang des Essens tatsächlich wahrnehmen, anstatt gleichzeitig fernzusehen, zu lesen oder gedanklich bei den Erledigungen des nächsten Tages zu sein. *Absichtsvoll* ist diese Aufmerksamkeitslenkung, weil sie mit dem bewussten Ziel verbunden ist, Achtsamkeit möglichst in allen Lebenssituationen aufrechtzuerhalten. Und *nicht wertend* bedeutet, dass die auftretenden Gedanken (Kabat-Zinn spricht von Bewusstseinsinhalten) nicht als positiv oder negativ, angenehm oder unangenehm eingeteilt werden, sondern einfach als „so ist es" bewusst wahrgenommen werden sollen.



In der achtsamkeitsbasierten Meditation ist auch der Begriff der *Akzeptanz* sehr wichtig. Akzeptanz ist eine Haltung, in der man alle Aspekte seiner Persönlichkeit so nimmt, wie sie sind[16]. Was heißt das nun konkret? Im Rahmen der „Achtsamkeitsmeditation" übt man, sich selbst mit seinen Stärken und Schwächen zu akzeptieren und jeden Augenblick so anzunehmen, wie er einem begegnet. Diese Haltung hat etwas Stoisches, man kann auch sagen, Abgeklärtes an sich, denn es gilt seine Stärken und Schwächen zu akzeptieren und die eigenen Charakterzüge weder zu verurteilen oder noch zu überhöhen. Fühlen Sie sich beispielsweise gestresst, sollten Sie in einer Meditationsübung das Gefühl „ich bin jetzt gestresst" für sich annehmen, akzeptieren und in keinem Fall sich dafür innerlich verurteilen oder sich einreden: „Du darfst jetzt nicht gestresst sein!" Das bedeutet aber nicht, dass Sie jetzt passiv bleiben, resignieren und damit den Wunsch, etwas zu ändern, unterdrücken. Das wäre in der Tat falsch verstandene Akzeptanz. Jon Kabat-Zinn möchte, dass wir in einer solchen Situation die Lage nicht wertend, sondern unvoreingenommen betrachten. Auf die Pflege von Demenzkranken übertragen heißt das: Erst wenn der Pflegende frei von Urteilen, Ängsten und vorgefassten Vorstellung ist, kann er die Anforderungen besser erkennen und entsprechend handeln[17].

Diese Achtsamkeitsmeditation kann man üben. Im Rahmen des Trainings legt man einen bestimmten Zeitraum fest, in dem man sich dieser Meditation widmet und darauf konzentriert. Es ist sinnvoll, wenn Sie so eine Meditation unter Anleitung von Psychotherapeuten oder Psychiatern erstmals anwenden. Sie lernen dabei, mit Ihrer Aufmerksamkeit zunächst im gegenwärtigen Augenblick zu bleiben, die Situation bewusst wahrzunehmen und eine akzeptierende Haltung einzunehmen. Schweift die Aufmerksamkeit ab, nehmen Sie dies zunächst bewusst und nicht wertend zur Kenntnis, bevor Sie wieder sanft zur Übung zurückkehren. Es geht also in der Trainingsphase nicht darum, ein gewisses Ziel zu erreichen, sondern den Augenblick im Hier und Jetzt wahrzunehmen.

Sie mögen jetzt einwenden: Das hört sich ja gut an, aber wie soll ich in meinen eh schon stressigen Alltag auch noch so eine Achtsamkeitsmeditation einbauen?

Ohne jetzt im Detail die stufenweisen Übungen zur Achtsamkeitstherapie zu beschreiben, nur so viel: Zunächst gilt es, sich Zeit zu nehmen. Wir wissen, das kann angesichts der vielen Aufgaben schwierig sein, aber Sie brauchen diese Pause **für sich**. Machen Sie sich bewusst, dass diese Zeit indirekt auch Ihrem dementen Angehörigen zugutekommt. Damit die Entspannung wirklich gelingt, brauchen Sie etwa 40 Minuten, in denen Sie sich ganz auf sich und Ihren Körper konzentrieren können. Es gilt, den Körper wahrzunehmen und das Wälzen von Problemen einzustellen. Deshalb nennt man diese Übung „Body-Scan“. Und wie bei einem Scanner werden die einzelnen Körperfunktionen und auch Körperteile „gescannt“: also einzeln wahrgenommen. Das hilft Ihnen, das Denken, ja auch das Grübeln einzustellen und sich auf das Fühlen und Spüren einzulassen.

### 7.7.1 Die achtsamkeitsbasierte Meditation – eine kurze Einführung

Legen oder setzen Sie sich bequem hin, achten Sie auf eine angenehme Temperatur, ein schönes Licht und eine ruhige Atmosphäre.

Richten Sie Ihr Bewusstsein langsam auf Ihren Körper. Schließen Sie Ihre Augen oder lassen Sie die Augen halb geöffnet. So fällt Ihnen die „Introspektion", die „innere Sicht" leichter. Beobachten Sie Ihre Atmung, das Heben und Senken der Brust und versuchen Sie dann, die einzelnen Regionen des Körpers zu spüren. Die Arme, die Beine, den Bauch. Wenn es Ihnen nicht gelingt, die jeweilige Körperregion zu erspüren, ist das kein Mangel, kein Fehler. Nehmen Sie dann das „Nicht-spüren" wahr. Wichtig ist, dass es bei dieser Übung nicht darum geht, einen bestimmten Zustand zu erreichen. Entspannung und Wohlbefinden stellen sich häufig von selbst ein, sind aber nicht Ziel der Übung. Wenn Sie merken, dass Sie abschweifen und sich in andere Gedanken verlieren, so sollten Sie sich der Körperregion erneut widmen, die Sie gerade „verlassen" haben, ohne sich darüber zu ärgern oder sich Vorwürfe zu machen.



Viele schlafen bei diesen Konzentrationsübungen regelmäßig ein – vielleicht sagt Ihnen Ihr Körper auf diese Weise, dass Sie mehr Schlaf brauchen. Geben Sie Ihrem Körper die Gelegenheit, sich auszuruhen. Mit der Zeit werden Sie merken, dass Sie nach diesen Übungen wacher sind.

Wenn Sie alle Körperregionen erspürt und „gescannt" haben, beenden Sie den Body-Scan. Beginnen Sie, sich sanft zu dehnen (wie eine Katze beim Aufwachen), bewegen Sie die Finger und die Zehen, machen Sie die Augen auf und orientieren Sie sich. Wenn Sie diese Übung im Liegen vollzogen haben, setzen Sie sich langsam auf und stehen ganz behutsam auf.

Im Anschluss daran machen Sie sich Ihre Gedanken bewusst, die während dieser Übung aufgetaucht sind. Manche schreiben sich ihre Assoziationen auf und haben sie dann wörtlich „vor ihren Augen". Die Gedanken und Erfahrungen werden nicht gewertet und eingeteilt in gut, neutral, unangenehm, schlecht oder falsch, sondern sie sind „in

Ordnung", und jedes Im-Hier-und-Jetzt-sein ist positiv und wohltuend. Es gibt Ihnen die Chance, einen neuen Anfang zu wagen.

Der nächste Schritt ist achtsame Körperarbeit. Bei dieser Stufe werden nicht die einzelnen Körperregionen bewusst erspürt, sondern die Bewegungsabläufe. Ein gutes Beispiel ist das Gehen. Legen Sie zunächst fest, wie schnell Sie welche Strecke zurücklegen wollen. Danach setzen Sie bei dieser Achtsamkeitsübung möglichst langsam einen Fuß vor den anderen und achten auf den Bewegungsablauf und das Tempo. Dieses langsame Fortschreiten und das bewusste Setzen eines Fußes vor den anderen ist eine ideale Übung zur Bewegungsmeditation.

Auch Sitzen kann ein Beispiel für Achtsamkeitsübungen sein. In dieser Übung nimmt man seinen Körper, seine Anspannung, seine Haltung wahr und konzentriert sich darauf. Man spürt den Boden unter den Füßen und lenkt seine Aufmerksamkeit auf die Atmung. Wenn Sie bei diesen Übungen mit den Gedanken abschweifen, dann nehmen Sie auch dies gefühlsneutral wahr, ärgern Sie sich nicht und lenken Sie Ihre Konzentration wieder auf die Atmung zurück.

Neben diesen Techniken gibt es auch sogenannte „informelle" Trainingsansätze und Übungen, die geeignet sind, eine achtsame Haltung zu trainieren. Beispiele sind das Zähneputzen oder Kochen. Hier spüren Sie die Bewegung der Hand, nehmen die Düfte und Gerüche wahr und fühlen die Wärme im Badezimmer oder in der Küche. Bei körperlichen Einschränkungen können Sie die betreffenden Übungen zur Körperwahrnehmung so abwandeln, dass die Konzentration und Achtsamkeit möglich sind, selbst wenn sie nur in der Vorstellung Gestalt annehmen können. Das heißt, Sie stellen sich einfach nur vor, Sie würden durch einen Park laufen oder kochen, und tun dies dann in Ihren Gedanken.

Letztlich kann man alle Alltagsaktivitäten und auch die zwischenmenschliche Kommunikation als eine Achtsamkeitsübung begreifen. Wenn Sie also einmal mit den Grundlagen dieser Technik vertraut sind, können Sie Ihre Achtsamkeit nahezu in jedem gegenwärtigen Augenblick verbessern.

Jon Kabat-Zinn konzipierte diesen therapeutischen Ansatz „Achtsamkeitsbasierte Stressreduktion" (MBSR = **M**indfulness **b**ased **S**tress

Reduction) als Therapie für Patienten mit chronischen und stressbedingten Erkrankungen. Mittlerweile gibt es mehrere Studien, die die Wirksamkeit der MBSR belegen[18]. Es zeigte sich, dass sich das regelmäßige Praktizieren formeller und informeller Achtsamkeitsübungen positiv auf die physische und psychische Gesundheit auswirkt und dass achtsamkeitsbasierte Ansätze einen großen Bereich der unterschiedlichsten Erkrankungen abdecken können[15, 19].

Seit einigen Jahren befasst sich auch die neurowissenschaftliche Forschung mit den Effekten achtsamkeitsbasierter Meditation. Aufnahmen im Kernspintomografen zeigen, dass die Achtsamkeitstherapie im Gehirn zu einer Zunahme der Aktivität in jenen Hirnarealen führt, die für Aufmerksamkeitsleistungen zuständig sind. Zudem konnten die Forscher feststellen, dass bei Personen, die schon lange auf diese Weise meditieren, die altersbedingte Abnahme der grauen Substanz in diesen Bereichen deutlich geringer ausgeprägt war[20, 21]. Noch ein Grund mehr, die achtsamkeitsbasierte Meditation so früh wie möglich zu beginnen: So können Sie dem misslichen Zusammenhang, dass Betreuer von dementen Angehörigen häufiger selber dement werden, entrinnen.



Wenn Sie einen Angehörigen mit Demenz pflegen, ist diese Pflege zwar keine Erkrankung, die man mit MBSR therapieren würde. Aber es ist eine stressige Beschäftigung und führt, wie bereits mehrfach erwähnt, zu tatsächlichen seelischen wie physischen Problemen und Krankheiten. Daher lag es für Wissenschaftler nahe, die achtsamkeitsbasierten Therapien auch auf Pflegende von Menschen mit Demenz anzuwenden mit dem Ziel, deren Stress zu reduzieren und so Pflegenden und mittelbar den Betroffenen entscheidend zu helfen.

Es hatte sich nämlich in Untersuchungen gezeigt, dass MBSR besonders bei Krankenschwestern, Hebammen und Medizinstudenten (also bei Berufsgruppen im Gesundheitsbereich) tatsächlich den empfundenen Stress reduzieren konnte. Das gleiche Ergebnis ergaben auch Studien mit Lehrern in der Grundschule – ebenfalls ein stressiger Beruf[22]!

Es lag daher nahe, auch bei Pflegenden und Betreuern von Menschen mit Demenz (deren Alltag ebenfalls durch Stress und lange Arbeitszeiten gekennzeichnet ist) diese Techniken der Achtsamkeitstherapie und deren Auswirkungen zu untersuchen. Dies geschah in einer großen Sammelstudie (Meta-Analyse), die die Ergebnisse von fünf wissenschaftlichen Untersuchungen mit insgesamt 201 pflegenden Angehörigen verglich[23]. In dieser Statistik zeigt sich, dass die Achtsamkeitstherapie bei den meisten Pflegenden zu einer Verminderung depressiver Symptome und zu weniger Angstzuständen geführt hat (trotz unterschiedlichem und damit schlecht zu vergleichendem Studienaufbau). Dieser Effekt war besonders deutlich während der Trainings-oder Übungsphase zu beobachten. Weitergehende Auswirkungen nach dem unmittelbaren Training wurden nicht untersucht. Es wäre sicher aufschlussreich, künftig auch die Langzeiteffekte eines solchen Trainings zur achtsamkeitsbasierten Stressreduktion zu erforschen.

### 7.7.2 Die progressive Muskelentspannung – eine kurze Einführung

**Beispiel**

*Eines Nachmittages kommt Frau Wagner* in meine Praxis. Eine nette, kluge und zupackende Frau mit einer großen Familie mit Eltern, Großeltern, Kindern im Schulalter und einem treusorgenden Ehemann und Vater. Sehr solide Verhältnisse, ländliche Strukturen – eine Familie, in der Liebe, Solidarität und Fürsorge keine leeren Worte sind. Frau Wagner kommt selten zu mir in die Praxis und wenn, dann sind es „handfeste" Erkrankungen und Sorgen, die ernst zu nehmen sind und die meinen ärztlichen Rat und Therapie benötigen.*

*Heute ist es anders, Frau Wagner wirkt richtig erschöpft und verzweifelt. Sie schildert mir zuerst ihre Symptome, die man als banal abtun könnte, aber ich spüre, es ist mehr dahinter. Also bohre ich nach: Was machen die Eltern, die Großeltern, die Kinder? Fragen um mit der Patientin ins Gespräch zu kommen. Plötzlich fängt Frau Wagner zu weinen an, es ist ihr peinlich, aber sie kann die Tränen nicht zurückhalten. Sie ist völlig erschöpft. Die Großeltern, die in der Nähe wohnen, brauchen dringend Unterstützung, die Großmutter ist zunehmend dement. Ihre eigenen Eltern*

* Name geändert

*sind damit völlig überfordert: Die Mutter ist gehbehindert und der Vater mochte die Schwiegereltern noch nie. Frau Wagners Kinder pubertieren und darunter leidet auch die Ehe von Frau Wagner. „Nie hast Du Zeit für mich" oder „mich gibt es auch noch" hört sie immer öfter von ihrem Ehemann. Sie weiß nicht mehr ein noch aus. Am besten wäre es, wenn die Großeltern ins Altersheim gehen würden, aber sie weigern sich und sind, wenn Frau Wagner sie darauf anspricht, sehr verletzt und verstimmt.*
*Das Problem kenne ich auch von anderen Patientinnen. Die familiären Verhältnisse und die Seelenlage der Einzelnen kann ich nicht ändern, aber vielleicht hilft Frau Wagner eine Technik zur Entspannung und Verminderung der Überlastung: Ich empfehle ihr die progressive Muskelentspannung, die ihr eine mir bekannte Physiotherapeutin beibringen kann. Zwei Monate später treffe ich durch Zufall Frau Wagner im Supermarkt. Sie berichtet mir ganz aufgeräumt, wie gut ihr die progressive Muskelentspannung getan hat. Auch die Spannungskopfschmerzen und ihre Rückenprobleme sind besser geworden.*

---



Die progressive Muskelentspannung (PME) nach Edmund Jacobsen ist ein bewährtes Verfahren, um Stress zu reduzieren. Ziel dieser Technik ist die bewusste Anspannung und Entspannung verschiedener Muskelgruppen. So entsteht ein Gefühl von tiefer Entspannung.

Die Logik, die hinter diesen Übungen steckt, ist einfach: Wir neigen dazu, in Stresssituationen unwillkürlich unsere Muskeln anzuspannen, auch wenn diese Muskelkraft nicht im Rahmen einer bestimmten Tätigkeit eingesetzt werden muss. Wir sind angespannt, wie „unter Strom". Dies ist eine durch die Evolution bedingte, völlig natürliche Stressreaktion, denn in der Steinzeit etwa war dies lebensrettend, wenn es galt, vor wilden Tieren und Feinden zu fliehen oder sich zu verteidigen.

Heute sind es andere Situationen, in denen wir Stress empfinden, sei es im Beruf oder im Alltag. Es ist normal, dass jemand, der demente Angehörige pflegt, gelegentlich an seine körperlichen und seelischen Grenzen kommt und dabei unbewusst die Muskeln anspannt und sich verspannt. Aber ein Wegrennen, ein sich Verteidigen ist in so einer

Situation nicht möglich. Wenn der Anspannungszustand chronisch ist, merken wir gar nicht, wie gestresst wir sind. Durch die progressive Muskelentspannung lernen Sie Ihren Körper und die Anspannung der Muskeln besser kennen und können den Unterschied zwischen Anspannung und Entspannung neu spüren.

Die progressive Muskelentspannung ist leicht zu erlernen. Suchen Sie einen Raum auf, in dem Sie die nächste halbe Stunde ungestört sind. Legen Sie sich auf eine angenehme Matte oder setzen Sie sich bequem hin. Schließen Sie Ihre Augen und achten Sie (sehr wichtig!) auf Ihre Atmung. Sie sollte ruhig und gleichmäßig fließen. Dann „wandern" Sie durch Ihren Körper: Spannen Sie nacheinander die einzelnen Muskelgruppen 5 bis 10 Sekunden lang an und konzentrieren Sie sich ganz auf dieses Angespanntsein. Danach lassen Sie locker und entspannen diese Muskelgruppe 30 bis 45 Sekunden lang. Dieser Entspannungsphase fühlen Sie nach. Genießen Sie es.

Die erste Muskelgruppe, die Sie anspannen, besteht aus der Muskulatur der beiden Hände, Unterarme und Oberarme. Spannen Sie diese Muskelgruppe 5 bis 10 Sekunden lang an. Atmen Sie dabei ruhig weiter und lösen Sie danach gleichzeitig die Anspannung der Hände, Unter- und Oberarme und lockern Sie Ihre Muskeln. Nun folgt die 30 bis 45 Sekunden lange Entspannungsphase.

Lassen Sie Hände und Arme ganz entspannt und ruhig liegen und wenden Sie sich der nächsten Muskelgruppe zu: der gesamten Gesichts- und Nackenmuskulatur. Beißen Sie die Zähne aufeinander und ziehen die Mundwinkel zur Seite und nach unten sowie Ihr Kinn in Richtung Brustbein. Der ganze Kopf wird gleichzeitig nach hinten in Richtung Rücken angespannt. Auch hier entspannen Sie nach wenigen (5–10) Sekunden die Muskulatur und relaxen.

Diese An- und Entspannungsübungen führen Sie nacheinander auch bei den Muskeln des Brustkorbs, der Schultern, des gesamten Rückens und des Bauches durch. Als letzte Muskelgruppe wird die Muskulatur beider Füße, beider Unter- und beider Oberschenkel stark angespannt und entspannt.

Je häufiger Sie diese Entspannungsmethode durchführen, desto mehr gewöhnen Sie sich an den Ablauf. Bei regelmäßiger Anwendung wird sie zu einem „Ritual“ und es stellt sich ein Gefühl der inneren Ruhe ein, die es Ihnen ermöglicht, besser mit Druck und Stress umzugehen.

Tatsächlich konnte in verschiedenen Studien gezeigt werden, dass die progressive Muskelentspannung bei Menschen mit Angst- und Spannungszuständen gut wirkt. Der Muskeltonus lässt nach, es stellt sich das Gefühl innerer Ruhe ein, sogar Herz- und Atemfrequenz und der Blutdruck sinken messbar[19, 23].

Wenn wir ehrlich sind, belegen die wissenschaftlichen Studien zu den verschiedenen Meditationsformen eigentlich nur das, was einem auch der sogenannte gesunde Menschenverstand sagt: Ein Pfleger, der sich auf Dauer in einem Teufelskreis von überzogenen Anforderungen und einem daraus resultierenden schlechten Gewissen befindet, nimmt seelisch und körperlich Schaden. Die Achtsamkeitstherapie nach Jon Kabat-Zinn und Entspannungstechniken (wie PME) ermöglichen dem Pflegenden etwas, was am besten mit dem schönen, alten deutschen Wort des „Innehaltens“ beschrieben ist.

Zu diesen und anderen Entspannungs- und Meditationspraktiken gibt es umfangreiches Informationsmaterial, beispielsweise auf der Webseite der Techniker Krankenkasse (www.tk.de/action/techniker/2000046/tksearch?q=progressive+muskelentspannung und www.mbsr-verband.de/).

# VORSORGE, BETREUUNG UND ANDERE RECHTLICHE FRAGEN

*Wie Sie im Paragrafendschungel den Überblick behalten*

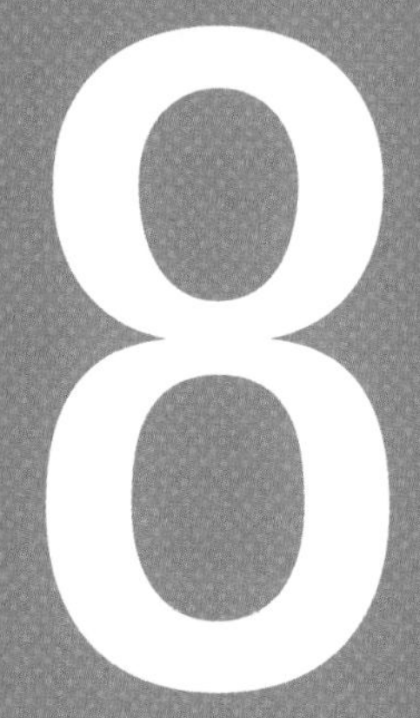

## 8.1 Allgemeines

Vorsorge für die Zukunft zu treffen ist in jedem Lebensabschnitt sinnvoll. Je älter man wird, desto dringlicher wird es, sich zu überlegen (im besten Fall zusammen mit den Angehörigen), welche Wünsche man selbst für das Alter und einen eventuellen Krankheitsfall hat. Außerdem sollte man selbst darüber bestimmen, wie das eigene Leben zu Ende gehen und was danach mit den Habseligkeiten geschehen soll. Am besten hält man diese Entscheidungen schriftlich fest. Konkret formulierte Vorstellungen sind nicht nur für den wichtig, der die Vorsorge trifft, sondern sie sind auch eine unglaubliche Erleichterung für die Angehörigen: Denn im Falle von schwerer Krankheit oder Tod haben sie schon genug Sorgen und müssen dann nicht noch zusätzlich schwerwiegende Entscheidungen für andere treffen. Das gilt für akute wie chronische Erkrankungen genauso wie für eine Demenz. Im Unterschied zu anderen chronischen Erkrankungen führt eine Demenz zu einer zunehmenden Abnahme der Fähigkeit zur freien Willensbildung. Es fällt den Betroffenen im Verlauf der Krankheit immer schwerer, die Umstände richtig einzuordnen und sich eine eigene Meinung zu bilden. Bei fortgeschrittener Demenz sind sie nicht mehr in der Lage, sinnvolle Entscheidungen zu treffen. Dieser Umstand kann große Konsequenzen haben, vor allem wenn rechtsgültige Unterschriften geleistet werden müssen. Wer entscheidet in diesem Fall beispielsweise, ob ein medizinischer Eingriff oder der Umzug in ein Seniorenheim sinnvoll ist?

Es gibt mehrere Möglichkeiten, seine Vorstellungen für den Fall, dass man selbst keine Entscheidungen mehr treffen oder äußern kann, juristisch abgesichert zu dokumentieren. Sie als Angehöriger dürfen den Betroffenen zwar jederzeit beraten und unterstützen. Rechtlich bindende Entscheidungen dürfen Sie ohne entsprechende Legitimation allerdings nicht fällen. Es ist manchmal schwer zu verstehen, dass man als Ehepartner oder Kind nicht im Sinne des geliebten Angehörigen entscheiden darf. Aber denken Sie bitte daran, dass diese Regelungen dem Schutz von besonders verletzlichen und gefährdeten Menschen dienen. Damit Vollmachten rechtlich gültig sind, muss der Aussteller die Bedeutung verstehen. Er muss also in der Lage sein, seinen Willen klar zu formulieren. Wie bereits mehrfach erwähnt, muss bei einer Demenzerkrankung früh gehandelt werden, da Demenzen zu einer zunehmenden Einschränkung dieser Fähigkeiten führen. Denken Sie daran: Vollmachten werden als Absicherung für die Zukunft ausgestellt. Besprechen Sie die Notwenigkeit einer Vollmacht offen in der Familie. Entscheiden Sie zusammen mit dem Betroffenen, wer bevollmächtigt werden soll. Die naheliegendste Lösung ist nicht immer auch die beste. Kindern und Ehepartnern fällt es manchmal schwer, Entscheidungen für den erkrankten Angehörigen zu treffen. In solchen Fällen kann es sinnvoll sein, wenn Sie die Verantwortung auf mehrere Personen aufteilen. Und Achtung: Viele setzen das Ausstellen einer Vorsorgevollmacht (oder die Einrichtung einer gesetzlichen Betreuung) teilweise mit dem Verlust der Selbstbestimmung gleich. Aber genau das Gegenteil ist der Fall. Auch ein Mensch mit Demenz behält seine grundlegenden Rechte, trotz der geistigen Einschränkungen. Das Sozialgesetzbuch legt fest, dass der Staat jeden Bürger dabei unterstützt, seine Rechte trotz Behinderung (körperlich oder geistig) auszuüben. Menschen mit Demenz sind aber bei fortgeschrittener Erkrankung irgendwann nicht mehr haftbar zu machen, wenn sie Schäden verursachen. Man spricht dann davon, dass die **Deliktfähigkeit** eingeschränkt ist. Wenn ein Mensch mit Demenz beispielsweise Postpakete von anderen „stiehlt“ in der Meinung, es seien die eigenen, dann kann die Person nicht dafür belangt werden. Wenn Sie als betreuender Angehöriger jedoch Ihre Aufsichtspflicht verletzt haben, könnten Sie unter Umständen anstelle des Betroffenen haftbar gemacht werden. Das ist allerdings nur dann der Fall, wenn Sie Bevollmächtigter oder gesetzlicher Betreuer mit dem Aufgabenbereich „Beaufsichtigung“ sind (was normalerweise nicht der Fall sein sollte).



Von der Deliktfähigkeit muss die **Geschäftsfähigkeit** unterschieden werden, also die Fähigkeit zum Abschluss von rechtsgültigen Geschäften. Bei Menschen mit Demenz kann diese Fähigkeit eingeschränkt sein und Geschäfte sind dann unter Umständen ungültig. Es kann im Einzelfall allerdings schwierig sein, die eingeschränkte Geschäftsfähigkeit nachzuweisen und Geld zurückzuverlangen – etwa wenn der Demenzkranke zehn Lesebrillen gekauft hat und Sie als Angehöriger diese wieder zurückgeben möchten. Wir empfehlen daher, dass Sie derartige Einschränkungen beispielsweise durch einen Besuch bei einem Psychiater oder Nervenarzt im Rahmen der Diagnosestellung dokumentieren lassen. Falls eine gesetzliche Betreuung gerichtlich verfügt wird, kann ein sogenannter Eigentumsvorbehalt bestimmt werden. Getätigte Geschäfte können dann rückwirkend ungültig gemacht werden. Die zehn Lesebrillen aus unserem Beispiel könnten Sie dann einfach wieder zurückgeben.

Ein weiterer wichtiger Bereich ist die **Testierfähigkeit:** Damit ist die Fähigkeit gemeint, ein Testament rechtsgültig zu unterschreiben. Um auf der sicheren Seite zu sein, sollte ein Testament bei Menschen mit Demenz mit Unterstützung eines Notars aufgesetzt werden. Dieser ist verpflichtet, die Testierfähigkeit vor Ort zu testen. Erst dann kommt es zur Unterschrift. Eine Testierfähigkeit rückwirkend zu beurteilen, ist häufig sehr schwierig. Das führt oft zu unnötigen Streitigkeiten und Prozessen, die sich durch eine vorausschauende Planung verhindern lassen.

## 8.2 Vorsorgevollmacht



Mit einer **Vorsorgevollmacht** kann grundsätzlich jeder von uns eine andere Person bevollmächtigen, in einer Notsituation bestimmte oder alle Aufgaben für den Vollmachtgeber zu erledigen. Die Vorsorgevollmacht bezieht sich auf Entscheidungen in der Zukunft und setzt daher unbedingt persönliches Vertrauen zum bevollmächtigten Angehörigen voraus. Eine Mutter kann beispielsweise ihren erwachsenen Sohn bevollmächtigen, ihre Bankgeschäfte zu übernehmen, ihre Post zu öffnen, über nicht lebensrettende medizinische Eingriffe zu entscheiden und ihren Aufenthaltsort zu bestimmen. Der Sohn darf diese Entscheidungen aber erst dann treffen, wenn die Mutter selbst nicht mehr in der Lage dazu ist. Die Mutter könnte die Vollmacht zum Beispiel ausstellen, weil sie Angst vor einer Demenz hat. Dieser Grund wird allerdings in der Vollmacht nicht ausdrücklich genannt, da sie ansonsten in anderen

Situationen nicht greifen würde. Eine notarielle Beglaubigung ist nicht erforderlich. Es reicht, wenn Sie das Formular an einem sicheren Ort aufbewahren und griffbereit haben, für den Fall der Fälle.

Eine Vorsorgevollmacht regelt umfassend alle rechtlichen Angelegenheiten und ist unterteilt in verschiedene Bereiche. Diese sind unter anderem:

- Gesundheitsvorsorge/Pflegebedürftigkeit
- Aufenthalt und Wohnungsangelegenheiten
- Vertretung gegenüber Behörden
- Vermögenssorge

In diesem Rahmen kann der Bevollmächtigte auch berechtigt werden, Untervollmachten zu vergeben, um eventuell die Verantwortung auf mehrere vertrauensvolle Schultern zu verteilen. Wichtig: Der Vollmachtgeber kann für jeden Unterpunkt getrennt entscheiden, ob eine Aufteilung auf mehrere Bevollmächtigte gewünscht ist. So könnten beispielsweise beide Söhne der Mutter aus unserem Beispiel für die Vermögensvorsorge bevollmächtigt sein, aber nur einer der Söhne wäre für die übrigen Aufgabenbereiche zuständig.

Vorsorgevollmachten können ganz individuell gestaltet werden. Es gibt kein festes Muster, Sie können auch weitere Regelungen festlegen. Ein juristisch sicheres Formular für Ihre Vorsorgevollmacht finden Sie vom Bundesministerium der Justiz und für Verbraucherschutz im Internet, bereitgestellt unter www.bmjv.de und dann unter „Service" und hier unter dem Stichwort „Formulare" (www.bmjv.de/SharedDocs/Downloads/DE/Service/Formulare/Vorsorgevollmacht.html).

Ein weiterer entscheidender Punkt ist, dass Vollmachten jederzeit widerrufen werden können. Das heißt, die Entscheidung ist nicht für die Ewigkeit, sondern sie kann später geändert werden. Dies wird bei einem Menschen mit Demenz aber wegen der fortschreitenden Erkrankung oft nicht mehr möglich sein. Überlegen Sie sich als Angehöriger also zusammen mit dem Betroffenen gut, was die beste Lösung wäre. Lassen Sie sich aber nicht zu viel Zeit. Durch die Demenz könnte es bald schon zu spät dafür sein.

## 8.3 Patientenverfügung

Ärzte sind grundsätzlich dazu verpflichtet, alles zu unternehmen, um Leben zu verlängern und Krankheiten zu heilen. Dies beinhaltet zum Beispiel auch lebensrettende Maßnahmen wie eine Wiederbelebung. Aber diese sind nicht immer im Sinne des Betroffenen, auch wenn sie medizinisch grundsätzlich vertretbar wären, also aus Sicht der Ärzte. Im Gegensatz zur Vorsorgevollmacht ist die Patientenverfügung eine schriftlich formulierte Festlegung, in der jemand darlegt, wie er in bestimmten Situationen medizinisch versorgt werden möchte. Sie legt im Voraus fest, wie und ob man behandelt werden möchte, wenn man nicht in der Lage ist, seine Vorstellung mitzuteilen. Etwa ob man künstlich ernährt oder beatmet werden will. Dadurch wird dann beispielsweise verhindert, dass ein Mensch mit Demenz im Endstadium künstlich am Leben gehalten wird, obwohl dies seinem Wunsch widerspricht, als er diesen noch äußern konnte. Technisch ist heute in der Medizin vieles machbar. Ob es auch sinnvoll ist, steht dabei auf einem ganz anderen Blatt. Entscheidungen über die eigene Gesundheit sollte man am besten selbst treffen, solange man kann.

Eine Patientenverfügung ist für Menschen jeden Alters sinnvoll. Mit ihr wahrt man sein Selbstbestimmungsrecht, auch wenn man zum Zeitpunkt der Behandlung nicht ansprechbar oder nicht einwilligungsfähig ist. Die Patientenverfügung richtet sich an Ärztinnen und Ärzte und das Pflegepersonal und ihr Inhalt ist rechtlich bindend. Sie ist also ein Kommunikationsmittel zwischen Patient und Arzt und sollte möglichst konkret aufzeigen, in welchen Fällen wie verfahren werden soll. Sie beinhaltet exemplarische Situationen, für die die Verfügung gelten soll. Diese sind zum Beispiel das Endstadium einer unheilbaren, tödlich verlaufenden Erkrankung (wie einer Demenz), der unmittelbare Sterbeprozess oder eine fortgeschrittene Gehirnschädigung. Für diese Fälle wird festgelegt, welche ärztlichen Maßnahmen eingeleitet, fortgesetzt oder beendet werden sollen. Dies betrifft unter anderem:

- Lebenserhaltende Maßnahmen
- Schmerz- und Symptombehandlung

- Künstliche Ernährung
- Künstliche Beatmung
- Wiederbelebung
- Behandlung mit Antibiotika

Die Patientenverfügung sollte schriftlich verfasst und bei einer im Notfall erreichbaren Vertrauensperson hinterlegt sein. Empfehlenswert ist es auch, wenn Sie diese Patientenverfügung an Ihren Hausarzt weitergeben. Damit sie gültig ist, bedarf es nicht zwingend einer notariellen Bestätigung oder einer Aufbewahrung bei einem Notar. Die Patientenverfügung kann standardisiert oder mit freiem Text formuliert sein; Hinweise mit Textbausteinen, sowie ein rechtssicheres Formular finden Sie beispielsweise auf der Internetseite des Bundesministeriums für der Justiz und für Verbraucherschutz unter www.bmjv.de ebenfalls unter dem Stichwort „Service" und dann „Formulare, Muster und Vordrucke" (www.bmjv.de/SharedDocs/Publikationen/DE/Patientenverfuegung.html). Vorsorgevollmachten können im Vorsorgeregister der Notarkammer erfasst werden, damit sie schnell auffindbar sind (www.vorsorgeregister.de).



## 8.4 Gesetzliche Betreuung

Die gesetzliche Betreuung ist ein Rechtsinstrument, durch das Unterstützung, Hilfe und Schutz gewährleistet wird. Der Begriff „Betreuung" wird oft im Sinne einer sozialen Betreuung missverstanden. Tatsächlich handelt es sich dabei aber nicht um praktische Hilfen im Alltag (auch wenn manch ein Betreuer auch mit anpackt und praktisch hilft). Vielmehr hat ein Betreuer die Aufgabe, den von ihm betreuten Menschen in gerichtlich festgelegten Bereichen zu vertreten – zum Beispiel bei der Verwaltung von Geld oder der Bestimmung des Wohnortes oder der Gesundheitsfürsorge. Ein bestellter Betreuer unter gerichtlicher Aufsicht hat die Vertretungsmacht gegenüber Dritten und er ist dabei zur Beachtung des Willens des Betreuten verpflichtet.

Eine Betreuung kann man jederzeit für sich selbst oder eine andere Person bei Gericht beantragen. Das heißt, ein Angehöriger kann für seinen demenzkranken Vater eine gesetzliche Betreuung beantragen, auch ohne dessen Einwilligung. Die Betreuung muss nicht durch einen Arzt oder eine ähnliche offizielle Person beantragt werden. Zuständig dafür ist die Betreuungsabteilung des Amtsgerichts im Wohnbezirk des Betroffenen. Der Antrag kann formlos schriftlich oder mündlich eingereicht werden; einen hilfreichen Vordruck für den Betreuerantrag finden Sie ebenfalls auf der schon mehrfach erwähnten Webseite des Bundesjustizministeriums (www.bmjv.de/SharedDocs/Publikationen/DE/Betreuungsrecht.pdf?__blob=publicationFile&v=33).

Wenn eine Betreuung eingerichtet werden soll, kann der zu Betreuende Personen seines Vertrauens dafür vorschlagen. Das Gericht muss prüfen, ob die Vorgeschlagenen für eine Betreuung geeignet sind. Gerichtlich festgelegt wird die Betreuung zunächst für ein halbes Jahr, dann wird die weitere Notwendigkeit erneut überprüft. Grundsätzlich kann das Gericht jederzeit die Betreuung aufheben; dies geschieht auf Antrag des Betreuten oder des Betreuers. Bei Menschen mit Demenz ist das allerdings eher selten der Fall.

Entgegen einer weitverbreiteten Annahme bedeutet eine gesetzliche Betreuung nicht, dass der betreuten Person die Geschäftsfähigkeit automatisch entzogen wird; wer einen Betreuer hat, kann voll geschäftsfähig sein und bleiben. Ebenso wenig werden bei einer gesetzlichen Betreuung Bürgerrechte wie etwa aktives oder passives Wahlrecht eingeschränkt. Auch eine Heirat ist grundsätzlich rechtskräftig möglich. Einmal im Jahr muss der Betreuer dem Betreuungsgericht einen Bericht über seine Tätigkeit übersenden (also beispielsweise darüber, welche Entscheidungen er für den Betreuten getroffen hat). Das Gericht muss prüfen, ob der Betreuer richtig und gut für den Betreuten gehandelt hat. Verwandte, Familienangehörige oder auch Freunde können jederzeit Beschwerden oder Anmerkungen beim Gericht einreichen, wenn sie mit dem Handeln des gesetzlichen Betreuers nicht einverstanden sind. Das Gericht prüft diese Hinweise und bestellt, falls erforderlich, einen anderen Betreuer.

Eine gesetzliche Betreuung kann man vermeiden, indem man eine Vorsorgevollmacht erstellt. Durch die Vorsorgevollmacht wird bestimmt, wer entscheiden soll, wenn man selber nicht (mehr) dazu fähig ist (➤ Kap. 8.1 Vorsorgevollmacht). Außerdem kann man durch eine Betreuungsverfügung bestimmen, wer als Betreuer eingesetzt werden soll, falls dies irgendwann in der Zukunft erforderlich wäre. Das sollte jemand sein, zu dem man ein gutes Verhältnis hat und dem man vertraut, also etwa die Kinder, der Ehepartner oder ein guter Bekannter. In diesem Formular kann man eine oder zwei Personen benennen, die man sich als Betreuer wünscht. Ebenso besteht darin die Möglichkeit, eine bestimmte Person als Betreuer namentlich abzulehnen, beides ohne Angabe von Gründen. Die Betreuungsverfügung ist ein gesondertes Formular, das Sie ebenfalls auf der Webseite des Bundesjustizministeriums finden (www.bmjv.de/SharedDocs/Downloads/DE/Service/Formulare/Betreuungsverfuegung.html).

Die Kosten für den ehrenamtlichen Betreuer (etwa einen Angehörigen) oder Berufsbetreuer muss der Betreute ab einem Vermögen von mehr als 5.000 Euro selbst tragen. Dies ist eine Aufwandspauschale von jährlich 399 Euro oder bei höherem Aufwand eine Entschädigung in Höhe der nachgewiesenen entstandenen Kosten (Stand 02/2021). Bei einem Berufsbetreuer muss man beispielsweise auch dessen Zeitaufwand bezahlen, bei einem Angehörigen entfallen diese Kosten.



## 8.5 Testament

Das Verfassen eines Testaments ist immer sinnvoll. Besonders aber dann, wenn man sein Erbe anders aufteilen möchte, als es die gesetzliche Erbfolge vorsieht. Diese sieht vor, dass in erster Linie Kinder beziehungsweise Eltern und Ehepartner erben. Partner in eingetragenen Lebensgemeinschaften sind erbrechtlich Verheirateten gleichgestellt, für alle anderen Lebensformen ist gesetzlich kein Erbrecht vorhanden.

Damit ein Testament gültig ist, muss es unbedingt folgende Bedingungen erfüllen:

- Es muss handschriftlich verfasst sein, und zwar vom ersten bis zum letzten Buchstaben.
- Es muss mit vollem Namen unterschrieben sein.
- Datum und Ort sind nicht zwingend nötig, aber empfehlenswert: Denn so lassen sich eventuelle spätere Änderungen zeitlich zuordnen.
- Es kann zu jedem Zeitpunkt geändert oder ergänzt werden. Doch diese Änderungen müssen wieder handschriftlich erfolgt sein und unterzeichnet werden. Auch hier sind die Angaben von Ort und Datum sinnvoll.

Anwälte oder Notare können beim Verfassen eines Testaments behilflich sein, dies jedoch ist kostenpflichtig. Für Notare regelt eine gesetzliche Verordnung die Kosten, die sich nach dem Geschäftswert des Testamentes richten. Liegt dieser bei einem Einzeltestament beispielsweise bei 100.000 Euro, beträgt die Notargebühr 470 Euro (Stand 02/2021). Grundsätzlich kann man sein Testament an jedem beliebigen Ort aufbewahren, jedoch sollten Angehörige unbedingt wissen, wo es zu finden ist.

Gerade wenn man sein Erbe anders aufteilen möchte, als die gesetzliche Erbfolge es vorsieht, ist es wichtig, das Testament keinesfalls in einem Banksafe oder Bankschließfach zu verwahren. Im Erbfall erhalten nämlich Erben nur nach Vorlage eines Erbscheins Zugang dorthin. Mit einem Erbschein bestätigt das Nachlassgericht, dass die betreffende Person Erbe geworden ist. Dieser Erbschein kann nur für die gesetzlich geregelte Erbfolge ausgestellt werden oder eben durch Nachweis im Testament nach dessen Eröffnung. Wenn das Testament beispielsweise bei einer Bank aufbewahrt wird und keiner darüber Bescheid weiß, erfahren die Erben außerhalb der gesetzlichen Erfolge nicht unbedingt etwas davon.

Wer ganz sicher sein will, dass es im Erbfall nicht zu Verzögerungen kommt, der kann sein Testament bei der Hinterlegungsstelle des örtlichen Nachlassgerichts zur Verwahrung abgeben. So ist sichergestellt, dass das Testament nach dem Ableben von Amts wegen eröffnet wird. Die Kosten für die amtliche Verwahrung sind verhältnismäßig gering. Bei einem Nachlasswert von 100.000 Euro belaufen sich die Gebühren auf einmalig 75 Euro (Stand 02/2021).

## 8.6 Leistungen der Pflegeversicherung

Ob jung oder älter, jeder Mensch kann durch Krankheit, Unfall oder geistige Beeinträchtigung zum Pflegefall werden – plötzlich oder absehbar, vorübergehend oder auf Dauer. So sachlich das Wort „Pflegefall" klingt, so anstrengend ist die tatsächliche Situation, wenn jemand aus der Familie ein solcher wird.

Was und wann ist ein Angehöriger ein **Pflegefall** oder ein **Pflegebedürftiger**? Was sind **Pflegegrade**, was ist ein **Pflegebescheid**, was **Pflegegeld**, was eine **Pflegesachleistung**, ein **Entlastungsbetrag** oder eine **Verhinderungspflege**? Was sind **Kurzzeit**-, **Tages**- und **Nachtpflege** und was ist letztlich eine **vollstationäre Pflege**? Gerade wenn Sie sich von einem Tag auf den anderen mit dieser Thematik auseinandersetzen und viel organisieren müssen, sind Ihnen vermutlich viele der einzelnen Begriffe unbekannt und die Unterschiede verwirrend.



Deshalb der Reihe nach: Wer in Deutschland in einer Krankenkasse (privat oder gesetzlich) abgesichert ist, ist in den meisten Fällen auch bei dieser Kasse pflegeversichert. Die Unterstützung durch die Pflegeversicherung ist gesetzlich geregelt und muss beantragt werden, sobald sie benötigt wird. Für die **Pflegeversicherung** ist der Grund der Pflegebedürftigkeit nicht von entscheidender Bedeutung. Ausschlaggebend ist die eingeschränkte Alltagskompetenz beziehungsweise die noch vorhandene Selbstständigkeit des Betroffenen.

Wenn der Pflegebedürftige nicht mehr in der Lage ist, den Antrag selbst zu stellen, so können auch Sie als Angehöriger dies tun. Dafür aber müssen Angehörige eine Vertretungsbefugnis vorweisen, etwa als Bevollmächtigter oder gesetzlicher Betreuer. Spätestens in diesem Moment zahlt es sich aus, wenn Sie als Angehöriger frühzeitig diese Möglichkeiten der Vertretung mit Ihrem Betreuten besprochen und geregelt haben.

Dreh- und Angelpunkt der Unterstützung durch die Pflegeversicherung ist der Pflegegrad Ihres Angehörigen. Was ist das, und wie werden die Pflegegrade festgelegt? Seit Januar 2017 werden Pflegebedürftige und Menschen mit eingeschränkter Alltagskompetenz, also auch mit Demenz, je nach ihrer noch vorhandenen Selbstständigkeit in fünf Pflegegrade eingestuft.

Die **Pflegegrade** werden anhand eines Punktesystems von Gutachtern der Krankenkassen berechnet. Dabei werden die folgenden Bereiche geprüft:

- **Mobilität:** Hier wird die Fortbewegung im Wohnbereich geprüft. Zum Beispiel: Wie gut kann jemand gehen, Treppen steigen, sitzen (stabil oder mit Unterstützung), aus dem Sitzen wieder aufstehen, sich im Bett drehen und vom Bett aufstehen? Die Mobilität macht in der Gesamtbewertung einen Anteil von 10 Prozent aus.
- **Intellektuelle und seelische Befindlichkeiten sowie kommunikative Fähigkeiten:** Hier wird geprüft, ob der Betroffene Personen aus dem näheren Umfeld erkennt und ob er zeitlich und örtlich orientiert ist: also ob er weiß, wo er ist und welcher Tag gerade ist. Gelingt es ihm, den Haushalt zu führen, kann er Informationen und Vorgänge verstehen und in einen logischen Zusammenhang bringen? Reichen Gedächtnis und Verständnis aus, um Aufforderungen nachzugehen und einem Gespräch zu folgen? Neben diesen Kriterien werden auch krankhafte seelische Zustände abgefragt und untersucht. Benimmt sich der Betroffene auffällig, ist er aggressiv, gefährdet er sich und andere durch sein inadäquates Verhalten, leidet er an Wahnvorstellungen, Angststörungen und Depressionen? Die Prüfung dieser intellektuellen Fähigkeiten und psychischen Verhaltensweisen geht mit 15 Prozent in die Gesamtbeurteilung ein.
- **Selbstversorgung:** Den größten und damit wichtigsten Teil der Beurteilung (nämlich 40 Prozent) umfasst die Selbstversorgung. Denn sollten sich in diesem Bereich Defizite zeigen, steigt der Pflegebedarf schnell und ist erheblich. Es geht nicht nur um Körper- und Zahnpflege sowie Ernährung (➤ Kap. 6 Selbstbestimmt trotz Demenz – Wie Pflegende die Wünsche von Menschen mit Demenz respektieren und wo die Grenzen sind), sondern auch um wichtige Vorgänge wie

8

Toilettengang und An- und Auskleiden. Zudem wird berücksichtigt, ob ein Problem der Kontinenz vorliegt und die pflegebedürftige Person einen Urinkatheter oder künstliche Darmausgänge hat. Für die Beurteilung der Gesamtsituation ist es wichtig, inwieweit der Betroffene damit zurechtkommt. Selbstverständlich benötigen Pflegebedürftige Hilfe beim Katheterwechseln und beim Wechseln des Stomabeutels (das ist ein Plastikbeutel über einem künstlichen Darmausgang) zusammen mit den abdichtenden Platten (Karera-Platten). Die sachgerechte und hygienische Handhabung ist sehr wichtig und vermeidet Komplikationen wie Infektionen und Hautprobleme, was wiederum einen erhöhten Pflegebedarf zur Folge hätte.

- **Bewältigung von krankheits- oder therapiebedingten Anforderungen** (20 Prozent der Gesamtbeurteilung): Damit ist gemeint, inwiefern ein (chronisch) Kranker in der Lage ist, seine Situation zumindest ansatzweise zu verstehen. Kann er auf sich achten, nimmt er regelmäßig seine Medikamente ein? Dessen ungeachtet beschreibt dieser Beurteilungspunkt nicht so sehr, was der Betroffene für seine Gesundheit zu leisten vermag, sondern vielmehr, welche spezifischen Anforderung auf die Pflegenden zukommen. Injektionen, Versorgung intravenöser Zugänge, Absaugen oder Sauerstoffgabe, Einreibungen, Kälte- und Wärmeanwendungen, Messung und Deutung von Körperzuständen, Verbandswechsel und Wundversorgung, Einmal-Katheterisierung und ähnliches müssen in aller Regel und je nach Schwierigkeitsgrad entweder von professionellen Pflegekräften oder angelernten Angehörigen geleistet werden. Neben diesen pflegerischen Dienstleistungen müssen natürlich auch Arztbesuche sowie die Besuche anderer medizinischer oder therapeutischer Einrichtungen organisiert werden.
- **Alltagsleben und soziale Kontakte:** Wie strukturiert ist der Tagesablauf, wie sind soziale Kontakte organisiert? Gibt es feste Zeiten der Aktivität und der Ruhe? Gibt es soziale Kontakte zur Familie, zu Freunden und Nachbarn und wie werden diese gestaltet? Dieser Punkt geht zu 15 Prozent in die Gesamtbewertung mit ein. Geprüft dabei wird nur die *Fähigkeit des Betroffenen*, aktiv zu sein, nicht die tatsächliche häusliche und pflegerische Situation.

Selbst in der Frühphase der Demenz, aber ganz bestimmt im fortgeschrittenen Stadium werden alle fünf Themenbereiche betroffen sein. Es kommt aber nicht darauf an, warum jemand etwas nicht kann, sondern nur, inwieweit er sich zurechtfindet und selbstständig handeln kann oder ob er Unterstützung benötigt.

Um die Selbstständigkeit und damit den Pflegegrad zu bestimmen, vergeben die Gutachter zu den einzelnen Themenbereichen Punkte, gewichten die Anteile entsprechend (mit Prozentzahlen) und zählen sie dann zusammen. Mittlerweile sind im Internet sogenannte „Pflegegradrechner“ zu finden (beispielsweise auf den Seiten des Sozialverbandes VDK, www.vdk.de), mit denen Sie selbst testen können, wie viele Punkte und welcher Pflegegrad für Ihren betroffenen Angehörigen bei einer Begutachtung herauskommen könnten (➤ Tab. 8.1).

Die Leistungen der Krankenkassen richten sich nach dem Pflegegrad und können als Geldleistungen und als Sachleistungen in Anspruch genommen werden.

Pflegegeld ist für diejenigen gedacht, die einen Angehörigen zu Hause pflegen oder betreuen. Wer die Pflege zu Hause organisiert, hat grundsätzlich die Wahl, ob er selbst das Pflegegeld aufs eigene Konto bekommen möchte und den Angehörigen mit Demenz selbst betreut oder



**Tab. 8.1 Einteilung der Pflegegrade nach Punkten (die mindestens erreicht werden müssen)**

| Pflegegrad | Ausmaß der Pflegebedürftigkeit | Punktzahl |
|---|---|---|
| Pflegegrad 1 | geringe Beeinträchtigung der Selbstständigkeit | mindestens 12,5 Punkte |
| sPflegegrad 2 | erhebliche Beeinträchtigung der Selbstständigkeit | mindestens 27 Punkte |
| Pflegegrad 3 | schwere Beeinträchtigung der Selbstständigkeit | mindestens 47,5 Punkte |
| Pflegegrad 4 | schwerste Beeinträchtigung der Selbstständigkeit | mindestens 70 Punkte |
| Pflegegrad 5 | schwerste Beeinträchtigung der Selbstständigkeit und besondere Anforderungen an die pflegerische Versorgung | mindestens 90 Punkte |

ob er mit dem Pflegegeld privat organisierte Helfer finanziell unterstützt. Zusätzlich besuchen professionelle Pflegekräfte den Betroffenen und die Angehörigen.

Pflegesachleistungen hingegen finanzieren einen von der Pflegekasse zugelassenen Pflegedienst. Dieser Pflegedienst rechnet direkt mit der Pflegeversicherung ab. Die Leistungen und die Höhe der Summe hängen vom ermittelten Pflegegrad ab. Wenn Sie von dem Pflegedienst mehr Leistungen wünschen, müssen Sie diese privat beauftragen und bezahlen. Wer selber zusätzlich zum Pflegedienst aktiv werden will und weniger Hilfe vom Pflegedienst benötigt, kann sich den prozentualen Restbetrag anrechnen und diesen Teil als Pflegegeld auszahlen lassen. Im Folgenden beschreiben wir die Leistungen für die einzelnen Pflegegrade, mit dem Stand 02/2021. Die jeweils aktuellen Beträge entnehmen Sie beispielweise den Seiten des VDK Sozialverbandes (www.vdk.de).

Patienten mit **Pflegegrad 1** sind meist wenig pflegebedürftig und im Wesentlichen selbstständig. Ihnen stehen monatlich 125 Euro als Kostenerstattung für Betreuungs- und Entlastungsleistungen sowie monatlich 40 Euro für die Versorgung mit Pflegehilfsmitteln zum Verbrauch zu. Weiterhin erhalten diese Patienten Zuschüsse zur altersgerechten Wohnraumgestaltung (bis zu 4.000 Euro, ➤ Kap. 5.1.3 My Home is my Castle – sicher wohnen) sowie bei Bedarf zwei kostenlose Beratungsbesuche pro Jahr. Sollte trotzdem ein Pflegedienst eingeschaltet werden, müssen diese Leistungen selbst bezahlt werden.



Etwas mehr Geld und Zuwendungen gibt es ab **Pflegegrad 2.** Der Pflegegrad 2 ist sozusagen ein „vollwertiger" Pflegegrad. Das bedeutet, dass entsprechend dem Pflegegrad alle Leistungen der Pflegeversicherung beansprucht werden können. Diese sind **Pflegegeld** (316 Euro monatlich) oder **Pflegesachleistung** (698 Euro monatlich). Für die Verwendung gilt das gleiche wie bei Pflegegrad 1.

Zusätzlich können aber auch **Entlastungsbeträge, Tages- und Nachtpflege, Kurzzeitpflege** und **Verhinderungspflege** beantragt werden.

Bei **Entlastungsbeträgen** handelt es sich um Leistungen, die – wie der Name schon sagt – Pflegebedürftige und ihre pflegenden Angehörigen entlasten sollen. Betreuungskräfte (professionell oder ehrenamtlich) übernehmen für einige Stunden im Monat verschiedene Aufgaben, um die Pflegenden gut zu versorgen und die Angehörigen durchschnaufen zu lassen.

Diesen Entlastungsbetrag können Sie beispielsweise für folgende Dienstleistungen nutzen:

- Einmal pro Woche im Haushalt und beim Einkaufen helfen
- Einmal pro Woche beispielsweise den Besuch einer Sing- und Bastelgruppe organisieren
- Einmal pro Woche Spaziergang mit einem Ehrenamtlichen, der dafür eine Aufwandsentschädigung erhält
- Bei Bedarf Begleitung zum Arzt, zu Behörden und zu Konzerten durch Ehrenamtliche

Diese Angebote zur Unterstützung im Alltag werden häufig als „niedrigschwellige Betreuungsangebote" bezeichnet. Sie sind besonders für Demenzkranke interessant, da ihre Fähigkeiten durch kreative Tätigkeiten erhalten oder verbessert werden können.

Mit dem Entlastungsbetrag kann auch der Eigenanteil verschiedener Formen der Pflege bezahlt werden, beispielsweise Tagespflege, Nachtpflege oder Kurzzeitpflege in einer stationären Einrichtung. Normalerweise soll dieser Betrag ausdrücklich die Pflegesituation verbessern, die Pfleger entlasten und ihnen die Möglichkeit geben, beruflich oder anderweitig tätig zu sein.

Alle Pflegebedürftigen, die ambulante Leistungen von der Pflegeversicherung beziehen, haben einen Anspruch auf 125 Euro im Monat für **Entlastungsleistungen**. Für den Entlastungsbetrag muss **kein gesonderter** Antrag gestellt werden. Jeder hat einen Anspruch auf diese Entlastungsleistungen, sobald die Pflegebedürftigkeit festgestellt wurde und der Betroffene zu Hause gepflegt wird. Es gilt aber das sogenannte Kostenerstattungsprinzip. Das heißt, dass Sie als Angehöriger oder der Betroffene diese Leistung zunächst selbst zahlen müssen. Und dann reichen Sie die entsprechenden Rechnungen bei der Pflegekasse ein. Wenn die Rechnung in Ordnung und das Angebot entsprechend qualifiziert ist, sollte es mit der Erstattung keine Probleme geben.

Wird der Entlastungsbetrag von 125 Euro im Monat nicht ausgeschöpft, kann der Restbetrag auf den Folgemonaten übertragen werde. Hier ein Beispiel:

**Beispiel**

*Der Betroffene war im April im Krankenhaus und hat nur 25 Euro vom Entlastungsbetrag benötigt, so stehen ihm im nächsten Monat (in diesem Fall im Mai) die restlichen 100 Euro vom April sowie die 125 Euro vom Mai zur Verfügung. Werden diese 225 Euro im Mai nicht aufgebraucht, so können Sie die Restsumme in den Juni übertragen. Bleibt am Ende des Jahres noch Geld übrig, können Sie dieses noch ins neue Kalenderhalbjahr übertragen. Am 30. Juni verfällt der Restbetrag des Vorjahres allerdings.*

**Tages- und Nachtpflege:** Sie müssen Ihren Beruf oder Ihre bisherige Tätigkeit nicht aufgeben, wenn ein erkrankter Angehöriger 24 Stunden durchgehend zu Hause beaufsichtigt und gepflegt werden muss. Dafür gibt es die sogenannte Tages- und Nachtpflege. Sie ergänzt und verbessert die häusliche Pflege. Der Sinn dieser Unterstützung ist zweifellos auch, den Einzug in ein Heim zu verhindern oder zumindest zu verzögern. Die Leistungen kommen den Pflegebedürftigen zugute, die zwar zu Hause versorgt werden, aber aufgrund ihrer Demenz nicht allein in ihrer Wohnung bleiben können. Wenn Sie als pflegendes Familienmitglied also berufstätig sind, können Sie so eine Tagespflege in Anspruch nehmen.

Der Betroffene wird dann in der Regel abgeholt und in einer stationären Einrichtung betreut. Nach der Betreuung wird er wieder nach Hause gebracht. Wirklich eine sehr sinnvolle Maßnahme, um für die Angehörigen die Vereinbarkeit von Pflege und Beruf zu gewährleisten. Auch für Menschen mit Demenz sind solche Tagespflegeeinrichtungen sicherlich positiv, denn die Betroffenen sind in Gesellschaft, vereinsamen nicht, erleben soziale Kontakte und werden entsprechend ihren vorhandenen Fähigkeiten gefördert.

Wenn die Betroffenen in der Nacht beaufsichtigt werden müssen, kann man eine Nachtpflege in Anspruch nehmen und erhält die entsprechende Unterstützung. Auch hier wird der Betroffene in der Regel abgeholt und nach der Betreuung zurück nach Hause gebracht.

Die Pflegekasse übernimmt dafür die Pflegekosten. Hierfür stehen dem Pflegebedürftigen zurzeit monatlich je nach Pflegegrad 689 Euro (bei Pflegegrad 2), 1.298 Euro (Pflegegrad 3), 1.612 Euro (Pflegegrad 4) und 1.995 Euro (Pflegegrad 5) zu. Die gute Nachricht ist, dass die Leistungen der Tages- und Nachtpflege nicht auf die Pflegesachleistung oder das Pflegegeld angerechnet werden. Die Leistungen der Tages-/Nachtpflege kann man also **zusätzlich** in Anspruch nehmen.

**Kurzzeitpflege:** Es gibt aber auch Situationen, in denen eine Tages- oder Nachtpflege nicht ausreicht und der Betroffenen nicht zu Hause betreut werden kann. Beispielsweise wenn der Betreuer/Angehörige in den Urlaub fährt, selbst erkrankt ist, möglicherweise sogar im Krankenhaus liegt oder aber wenn der zu Pflegende nach einem Krankenhausaufenthalt weiter gepflegt werden muss und die Angehörigen etwas Zeit brauchen, um die häusliche Pflegesituation zu organisieren. Für diese Fälle gibt es die Kurzzeitpflege.

Bevor Sie diese in Anspruch nehmen dürfen, bedarf es aber zunächst eines Antrags bei der Pflegeversicherung. Zudem muss die Einrichtung, die eine Kurzzeitpflege übernimmt, von der Pflegekasse zugelassen sein. Die Kassen müssen Ihnen auch Auskunft geben über die Kosten, die entstehen. Sie übernehmen die Kosten für sechs Wochen einmal im Jahr und bis zu 1.612 Euro; die erstatteten Kosten richten sich nach den Pflegegraden.

**Verhinderungspflege:** Die Verhinderungspflege soll die pflegende Angehörige **punktuell entlasten**. Was heißt das? Ein Beispiel: Muss der Pflegende zu einem Lehrgang oder auf Dienstreise oder braucht er Erholung oder Urlaub, kann man die Verhinderungspflege beantragen. Die Voraussetzung dafür ist, dass jemand bereits sechs Monate zu Hause gepflegt wurde und der Pflegebedürftige mindestens den Pflegegrad 2 erreicht hat. Die Pflegekasse übernimmt Kosten bis zu 1.612 Euro **je Kalenderjahr**, falls die Verhinderungspflege von einem Pflegedienst und nicht von anderen Angehörigen übernommen wird.

Wenn die Ersatzpflege von Personen übernommen wird, die mit dem Pflegebedürftigen in häuslicher Gemeinschaft wohnen oder nur bis zum 2. Grad mit ihm verwandt oder verschwägert sind, gibt es statt des vollen Betrags der Verhinderungspflege jedoch nur maximal das 1,5-Fache des Pflegegelds, welches wiederum vom Pflegegrad abhängig ist. Wer mehr Geld braucht, kann zusätzlich auch bis zu 806 Euro Kurzzeitpflegebudget verwenden

## Welche Förderungen und Unterstützungen gibt es noch?

Wer in einer ambulant organisierten Wohngemeinschaft, etwa einer Demenz-WG, lebt und wenn die Mitglieder der WG eine Pflegekraft benötigen (im Fachjargon „Präsenzkraft" genannt), kann unter bestimmten Voraussetzungen einen monatlichen **WG-Zuschlag** von 214 Euro je WG-Bewohner beantragen. Erkundigen Sie sich aber vorher, inwieweit die Pflegekasse Ihres Angehörigen tatsächlich diesen Zuschlag übernimmt, und versuchen Sie, Ihre Ansprüche bei Ihrer zuständigen Pflegekasse geltend zu machen.

Die Pflegeversicherung unterstützt mit weiteren Leistungen die Sicherheit der Betroffenen zu Hause:

**Hausnotruf:** Soll die häusliche Versorgung sicherer gestaltet werden, ist ein sogenannter Hausnotruf sinnvoll. Die Pflegekasse übernimmt den Grundbetrag sowohl für die Anschaffungskosten für das Gerät als auch für die monatlichen Kosten (derzeit 23 Euro), die durch die angeschlossene Rufbereitschaft anfallen. Wer mehr als den einfachen Rufservice will, muss aus eigener Tasche draufzahlen.

**Pflegehilfsmittel:** Für eine Reihe von Pflegehilfsmitteln gewährt die Pflegekasse bis zu 40 Euro in Monat. Dazu zählen Hygieneartikel, Einmalhandschuhe und Desinfektionsmittel. Auch sogenannte technische Hilfsmittel wie Toilettensitzerhöhung und Pflegebetten werden leihweise zur Verfügung gestellt. Eine Leihgebühr fällt nicht an, für ein Pflegebett lediglich eine einmalige Zuzahlung von maximal 25 Euro. Auch Umbaumaßnahmen in der Wohnung (siehe oben) bis zu 4.000 Euro, besonders die Umgestaltung des Badezimmers, übernimmt die Pflegekasse. Wenn sich die Pflege im Laufe der fortschreitenden Demenz schwieriger gestaltet, können diese Mittel noch einmal beantragt werden.

Zudem gewährt die Pflegeversicherung auch **Leistungen für die Pflegeperson**, wenn sie mit ihrem Beruf aussetzen und sich durch Pflegekurse professionalisieren will.

**Fazit** Sie sehen, das System der Unterstützung von Pflegepersonen ist sehr komplex und äußerst verwirrend. Wenn Sie sich jedoch beraten lassen und Ihre Ansprüche geschickt beantragen, ist die Unterstützung durch die Pflegeversicherung ganz erheblich. Der Dreh- und Angelpunkt ist aber die Einteilung des Betroffenen nach **Pflegegrad.** Deshalb sollten Sie die Begutachtung gut und gezielt vorbereiten. Sorgen Sie auf jeden Fall dafür, dass Ihr Angehöriger nicht mit dem Gutachter alleine ist, sondern am besten Sie oder eine andere kompetente Vertrauensperson an seiner Seite hat. Viele Betroffene haben die Tendenz, ihre Situation rosiger zu schildern, als sie in Wirklichkeit ist. Sie dissimulieren, also beschönigen, zu ihrem eigenen Schaden.
**Tipp:** Wenn Sie ein Thema nicht vor dem Demenzkranken ansprechen wollen, bitten Sie den Gutachter beispielsweise auf dem Weg zur Wohnungstür noch um ein paar Minuten Zeit, um die Gesamtsituation zu schildern und zu erklären. Die Gutachter sind in aller Regel so erfahren, dass sie schnell hinter die Kulissen blicken.
Es geht bei der Einstufung in Pflegegrade, wie bereits geschildert, um Fähigkeiten, den Tag zu gestalten, aber auch um Verhaltensauffälligkeiten oder Ängste. Die Deutsche Alzheimer Gesellschaft hat einen Selbsteinschätzungsbogen zur Vorbereitung auf die Begutachtung zum Pflegegrad entwickelt, der auf diese Themen besonders eingeht (www.deutsche-alzheimer.de).

## 8.7 Leistungen der (gesetzlichen) Krankenversicherung

Es gibt auf dem Gebiet der Versorgung von Menschen mit Demenz auch noch einen zweiten Player: die **Krankenversicherungen**.

Generell hat jeder Mensch, der in einer gesetzlichen Krankenkasse beziehungsweise einer Ersatzkrankenkasse versichert ist, Anspruch auf eine, wie es heißt, „ausreichende, bedarfsgerechte, dem allgemein anerkannten Stand der medizinischen Wissenschaft entsprechende medizinische Krankenbehandlung". Deshalb übernehmen die gesetzlichen Krankenkassen die Kosten für die **Behandlung von Krankheiten**, für viele Vor- und Nachsorgeuntersuchungen, Hilfs- und Heilmittel sowie temporäre Pflegeleistungen. Das bedeutet, der Fokus von Krankenversicherungsleistungen liegt in der Behandlung der Erkrankung und nicht, wie bei den Pflegeversicherungen, bei der Pflege und Betreuung der Menschen mit Demenz.

Kurz gesagt: Für die Krankenkassen ist Demenz eine Krankheit und für die Pflegekassen eine pflegerische Herausforderung.

Wenn man sich das vergegenwärtigt, versteht man besser, wer welche Leistungen und warum gewährt.

Was bedeutet das? Die **gesetzlichen Krankenkassen** sichern den Erkrankten ab, indem sie sogenannte Sachleistungen bezahlen. Das heißt, alle notwendigen medizinischen Maßnahmen rechnet die Kasse mit dem Arzt, dem Krankenhaus, den Therapeuten, dem Sanitätshaus und/oder der Apotheke direkt ab. Allerdings übernimmt die Kasse nicht immer zu 100 Prozent alle Kosten: Bei vielen Heil- und Hilfsmitteln beträgt die Zuzahlung nur zehn Prozent der entstandenen Kosten. Zudem muss der Versicherte beispielsweise 10 Euro für ein Rezept für häusliche Krankenpflege oder 10 Euro je Tag im Krankenhaus bezahlen. Doch bei Geringverdienern, Arbeitslosen und Empfängern von Leistungen der Sozialhilfe ist eine Befreiung von Zuzahlungen möglich.

Dass manche Leistungen der Krankenkasse genehmigt werden müssen und dass diese Genehmigungsverfahren manchmal langwierig sind, kennen Sie als Angehöriger wahrscheinlich schon. Bitte haben Sie etwas Geduld. Seien Sie sicher, im Vergleich zu anderen Ländern ist unser Krankenkassensystem samt seinen Leistungen nachgerade luxuriös und viel besser als in vielen ebenfalls reichen Ländern.

Die gesetzlichen Krankenkassen finanzieren auch die sogenannte häusliche Krankenpflege, wenn sich dadurch ein Aufenthalt in einem

Krankenhaus vermeiden oder verkürzen lässt. Mit häuslicher Krankenpflege ist also eine krankheitsbezogene Pflegeleistung gemeint, die zunächst vom Arzt als Behandlungspflege verordnet und vorab von der Krankenkasse genehmigt werden muss. Im Regelfall wird die Pflegeleistung 28 Tage gewährt, kann aber auch verlängert werden, wenn die Pflege im Rahmen einer medizinischen Behandlung notwendig wird. Bei Menschen mit Demenz handelt es sich um eine sogenannte psychiatrische Behandlungspflege, die ausdrücklich nur von einem Facharzt für Psychiatrie oder Neurologie angeordnet werden kann. Diese Leistungen können nur Pflegedienste durchführen, die von den Krankenkassen zugelassen sind.

Die Krankenkassen finanzieren aber auch **Heil- und Hilfsmittel**, um den Heilungsverlauf der Erkrankung beziehungsweise den Erfolg der Krankenbehandlung zu unterstützen.

Es gibt drei Gruppen von sogenannten Heilmitteln:

1. **Physikalische Therapien**
   Dazu gehören beispielsweise Massage- und Bewegungstherapie (Krankengymnastik). Diese Maßnahmen sollen die Bewegungsfähigkeit von Demenzkranken verbessern, den Abbau und das Schrumpfen von Muskeln (Atrophie) und das Versteifen von Gelenken verhindern. Diese Leistungen werden von Physiotherapeuten oder Masseuren angeboten.
2. **Logopädie**
   Diese Leistungen sind besonders wertvoll im fortgeschrittenen Stadium der Demenz, wenn etwa Schluckstörungen das Essen zur Qual werden lassen und den Betroffenen gefährden (Kap. 6.3.3 Ernährung im fortgeschrittenen Stadium).
3. **Ergotherapie**
   Ergotherapeuten helfen dem Betroffenen, mit seinem Alltag besser zurechtzukommen. Durch spezielle Übungen werden Koordination und Balance geübt und verbessert.

Manchmal kann der Aufenthalt in einer **Rehabilitationsklinik** nötig sein. Diese sollte aber die besonderen Bedürfnisse von Menschen mit Demenz berücksichtigen.

Generell haben, neben den Betroffenen selbst, auch Angehörige einen **Anspruch auf spezielle Schulungen** mit dem Ziel, die Betreuung zu verbessern.

**Hilfsmittel:** Wie oben beschrieben, sollen Hilfsmittel den Erfolg der Krankenbehandlung gewährleisten. Es existiert ein Hilfsmittelverzeichnis der Krankenkassen und der Arzt sollte in seiner Verordnung das benötigte Hilfsmittel so genau wie möglich beschreiben.

Was sind typische Hilfsmittel?

- Inkontinenzhilfen (Windeln)
- Toilettenhilfen (beispielsweise Toilettenstühle und Sitzerhöhungen)
- Mobilitätshilfen (Rollator, Rollstühle, Gehstöcke etc.)
- Hilfsmittel bei Dekubitus (Wundliegen). Wundliegen ist häufig Folge von Bettlägerigkeit im späten Stadium der Demenz. Zur Behandlung bedarf es neben der Krankenpflege entsprechender Matratzen und Polster.

**Info** Teure Hilfsmittel werden von den Kassen in der Regel nur geliehen. Fragen Sie daher immer zuerst bei der Kasse Ihres Angehörigen nach, wie die Kostenübernahme geregelt ist und mit welchen Lieferanten Verträge bestehen. Doch Achtung: Die oben beschriebenen Leistungen gelten nur für eine **gesetzliche Krankenversicherung.** Wenn Ihr Angehöriger **privatversichert** ist, müssen Sie zuerst seine Police genau prüfen.



## 8.8 Staatliche Hilfen – Sozialhilfe

Der dritte Player in diesem sehr komplexen System der Hilfen und Unterstützungen ist der **Staat**. Ziel des Staates ist eine adäquate **Daseinsvorsorge**, das heißt, eine Unterstützung, die eine grundlegende Versorgung der Menschen mit wesentlichen Gütern und Dienstleistungen zum Ziel hat. In diesem Zusammenhang wird auch von Leistungen zur „Existenzsicherung" oder zur „zivilisatorischen Grundversorgung" gesprochen. Was bedeutet das für pflegebedürftige Menschen mit Demenz?

Bei Menschen, die aufgrund einer Krankheit oder ihres hohen Alters auf fremde Unterstützung angewiesen sind, bei denen die Leistungen der Pflegeversicherung und die eigenen finanziellen Mittel eine adäquate

Pflege und damit ein menschenwürdiges Leben nicht ermöglichen, muss der Staat hilfreich einspringen. Deshalb sollten sich Angehörige von Betroffenen nicht scheuen, ergänzend Sozialhilfe zu beantragen.

Bei bedürftigen Menschen mit Demenz (ab Pflegegrad 2) übernimmt das Sozialamt beispielsweise Kosten für Unterkunft und Verpflegung in einem Pflegeheim, aber auch weitergehende Betreuungskosten. Wie hoch die Unterstützung ausfällt, ist von der jeweiligen Situation des Bedürftigen abhängig und richtet sich nach „der Art des Bedarfs, den örtlichen Verhältnissen, den eigenen finanziellen Mitteln und denen der anderen Haushaltsmitglieder", wie es im SGB XII (Sozialgesetzbuch XII §§ 27–40) heißt. Das bedeutet, das Sozialamt prüft zunächst, ob häusliche Pflege von Angehörigen oder einem Netzwerk (etwa von Nachbarn) übernommen werden kann. Ist das möglich, so zahlt das Sozialamt das Pflegegeld in gleicher Höhe wie sonst die Pflegekasse. Auch Kosten zur Unterstützung der häuslichen Pflege wie Wohnungsanpassung, Hilfsmittel, Verhinderungspflege oder Tagespflege und Ähnliches werden vom Sozialamt übernommen, sofern diese notwendig sind.

Ist die häusliche Pflege allein durch die Angehörigen nicht leistbar, so muss zunächst ein Hilfeplan erstellt werden, und zwar am besten bei einem gemeinsamen Termin von Sozialamt und Pflegedienst beim Pflegebedürftigen zu Hause. Es werden dann nur die Leistungen, die im Hilfeplan mit dem Sozialamt vereinbart sind, vom Pflegedienst erbracht und abgerechnet.



Ist eine häusliche Pflege zu Hause nicht mehr möglich und wurde die unhaltbare Situation vom Sozialamt hinreichend geprüft, so übernimmt das Sozialamt die Heimkosten und gibt dem neuen Heimbewohner sogar ein kleines monatliches Taschengeld für persönliche Bedürfnisse. Auch Wohngemeinschaften können unterstützt werden, sofern sich die Betreiber solcher Demenz-WGs an die vorher vereinbarten Leistungs- und Qualitätsvorgaben halten. Diese Unterstützung wird aber von verschiedenen Sozialämtern zuweilen unterschiedlich gehandhabt. Sie als Angehöriger sollten sich beim zuständigen Sozialamt vorab erkundigen, bevor der Umzug des Betroffenen in eine Demenz-WG vonstatten geht.

Das Sozialamt geht zunächst in Vorleistung. Es wendet sich aber auch an die Kinder und prüft, inwieweit diese in der Lage sind, aufgrund ihres Einkommens und Vermögens die Kosten für ihre Eltern zu tragen. Die Sozialgesetzgebung geht davon aus, dass Kinder mit all ihren „verfügbaren Mitteln" die notwendige Versorgung ihrer Eltern finanzieren und den Sozialstaat damit entlasten.

Dennoch müssen Eltern nicht mehr befürchten, dass das Sozialamt ihre Kinder zu Unterhaltszahlungen verpflichtet, wenn sie selbst auf Sozialhilfe angewiesen sind. Seit Januar 2020 müssen sich Kinder erst ab einem Bruttojahreseinkommen von 100.000 Euro an den Pflegekosten der Eltern beteiligen (§ 94 Abs. 1a SGB XII). Die 100.000-Euro-Grenze umfasst das gesamte Jahresbruttoeinkommen. Das bedeutet, dass neben dem Gewinn aus selbstständiger Arbeit auch Einkünfte aus Kapitalvermögen oder Vermietung und Verpachtung dazu zählen. Entscheidend ist das jährliche Gesamteinkommen im Sinne des Einkommensteuerrechts (§ 16 SGB IV). Arbeitnehmer können ihre Werbungskosten vom Jahresbruttolohn abziehen.

Wer weniger Einkommen, aber viel Vermögen besitzt (zum Beispiel Immobilien), ist auch durch das neue Gesetz geschützt. Denn vorhandenes Vermögen wird bei der 100.000-Euro-Grenze nicht berücksichtigt.

Das Sozialamt geht immer davon aus, dass das Einkommen des Kindes unter dieser Grenze liegt. Es prüft erst die Einkommensverhältnisse, wenn es Anhaltspunkte für ein höheres Einkommen gibt.



**Info** Lassen Sie sich beraten, denn die Berechnung von Unterhaltsleistungen ist kompliziert. Die Sozialverbände und Fachanwälte für Sozialrecht helfen, die Grenzwerte zu berechnen, und überprüfen die Bescheide der Sozialämter auf ihre Rechtmäßigkeit.

## 8.9 Rente bei Demenz

Es gibt ganze Bibliotheken, die sich mit der Rente in Deutschland beschäftigen – wir beschränken uns nur auf einen kleinen Ausschnitt des Themas, und zwar auf jene Rentenformen, die für Angehörige mit Demenz relevant sind. Hier erfahren Sie auch, welche Unterstützung Sie als pflegende Angehörige erwarten können.

Es ist wichtig, sich klar zu machen, dass es bei der Rente für Menschen mit Demenz nicht um die Pflegebedürftigkeit oder Krankheit geht. Die Rente ist primär eine Alterssicherung, bei der die Jahre der (sozialabgabepflichtigen) Berufstätigkeit zählen sowie der Grad der Behinderung, durch irgendwelche Einschränkungen und Erkrankungen, im Vordergrund steht. Sie ist nicht spezifisch für Menschen mit Demenz konzipiert. Wichtige und relevante Rentenarten sind hauptsächlich diese drei Renten:

- Altersrente
- Altersrente für schwerbehinderte Menschen
- Erwerbsminderungsrente

Die **Altersrente** bekommt jeder, der mindestens fünf Jahre in die Rentenversicherung einbezahlt und ein bestimmtes Alter erreicht hat. Die Höhe hängt von den Ansprüchen ab, die man in der sogenannten Wartezeit erworben hat. Diese Altersrente wird lebenslang gezahlt. Hat der Angehörige das Rentenalter erreicht, hat er Anspruch auf eine entsprechende Rente, denn „die Rente ist sicher" (so der damalige Arbeits-und Sozialminister Norbert Blüm in den 1980er-Jahren).

8

Für den Bezug der **Altersrente für schwerbehinderte Menschen** muss eine Wartezeit von mindestens 35 Jahren und ein Grad der Behinderung von mindestens 50 Prozent vorliegen. Wer an einer Demenz leidet, gilt in der Regel auch als schwerbehindert. Die Schwerbehinderung muss zum Zeitpunkt des Rentenbeginns jedoch bereits vorhanden sein. **Das heißt, die Demenz muss schon vor Beginn des Renteneintritts diagnostiziert worden sein**. Sollte die Behinderung (was bei einer beginnenden Demenz eher unwahrscheinlich ist) später wegfallen, hat dies keinen Einfluss auf die Rentenzahlungen. Für Schwerbehinderte sieht das Sozialgesetz besondere Ausgleichsleistungen vor. Um vorzeitig die Altersrente für Schwerbehinderte beziehen zu können, brauchen Betroffene einen Schwerbehindertenausweis.

Wer beurteilt die Behinderung und legt den Grad an Schwerbehinderung fest?

Menschen mit Demenz sind bereits im frühen Stadium häufig erheblich „behindert“, im Sinne von „eingeschränkt“. Besonders dann, wenn zu der Demenz noch andere, alters- oder krankheitsbedingte Beeinträchtigungen dazukommen. Um den Grad der Behinderung festzulegen, werden sowohl die kognitive Leistung, Störungen des Tag-Nacht-Rhythmus und der Verständigung sowie andere Schäden und Erkrankungen evaluiert und berücksichtigt. Die Bewertung der Behinderung erfolgt durch das zuständige Amt: Je nach Bundesland ist dies das Sozialamt oder das Versorgungsamt. Eine Untersuchung des Betroffenen ist meist nicht nötig, die Beurteilung stützt sich auf vorgelegte ärztliche Gutachten und Berichte. Diese Beurteilung ist nicht vergleichbar mit jener Begutachtung, welche die Pflegekassen durchführen lassen, um den Pflegegrad zu bestimmen. Um den Grad einer Schwerbehinderung festzustellen, werden zwar die Pflegegrade mitberücksichtigt, sie gehen aber in die Bewertung nur indirekt ein. Umgekehrt wird die Anerkennung der Schwerbehinderung bei der Begutachtung des Pflegebedarfs nur mittelbar berücksichtigt. Pflegegutachten und andere ärztliche Unterlagen sind bei der Beurteilung der Behinderung wichtig, aber nicht alles entscheidend. Sie vervollständigen nur den medizinischen Gesamteindruck.



Entsprechend der Gesamtbewertung aller Einschränkungen (inklusive Schweregrad der Demenz) entscheidet das Amt dann über einen Grad der Behinderung (GdB). Wer einen GdB von mindestens 50 Prozent hat, hat Anspruch auf einen Schwerbehindertenausweis. In diesem Ausweis wird der GdB eingetragen und die möglichen Einschränkungen mit Buchstaben bezeichnet. Diese Buchstaben heißen **Merkzeichen.** Am häufigsten kommen die folgenden Merkzeichen vor:

- Merkzeichen **G:** *gehbehindert oder erheblich in der Bewegungsfreiheit im Straßenverkehr eingeschränkt.* Betroffene können ortsübliche Strecken nicht mehr zurücklegen (zum Beispiel zwei Kilometer in einer halben Stunde). Das Merkzeichen berechtigt zu Freifahrten im

Nahverkehr. Menschen mit einem **G** und einem GdB von mindestens 70 Prozent können zusätzlich Parkerleichterungen beantragen – sie dürfen dann auch im Parkverbot parken.

- Merkzeichen **aG:** *außerordentlich gehbehindert.* Betroffene können sich nur noch mit fremder Hilfe oder großer Anstrengung fortbewegen, sie sind auf einen Rollstuhl angewiesen. Sie können einen besonderen blauen Parkausweis beantragen, mit dem sie in Fußgängerzonen, im Halteverbot und auf Anwohnerparkplätzen parken dürfen.
- Merkzeichen **H:** *hilflos.* Betroffene benötigen sehr viel Hilfe und Betreuung in ihrem täglichen Leben. Wer länger als sechs Monate Hilfe beim Anziehen oder Essen benötigt, erhält das Merkzeichen **H.**
- Merkzeichen **B** ist ein Zusatz-Merkzeichen, das zu den Merkzeichen G oder H ergänzt wird: Es bedeutet, dass Begleitpersonen mitgenommen werden dürfen. In diesem Fall fällt es den Betroffenen schwer, sich zu orientieren. Sie können allein keine Besorgungen mehr machen und brauchen eine *Begleitperson.*
- Merkzeichen **RF** ist ebenfalls ein Zusatz-Merkzeichen und steht für *Ermäßigung von Rundfunk- und Fernsehgebühren.* Betroffene können nicht mehr an öffentlichen Veranstaltungen teilnehmen, auch nicht mit Begleitperson oder im Rollstuhl. Sie haben aber trotzdem ein Recht darauf, informiert und unterhalten zu werden.



Je mehr Einschränkungen Menschen mit Demenz haben, desto höher ist der Grad der Behinderung. Ab einem Grad der Behinderung von 50 Prozent gilt ein Mensch als schwerbehindert. Aber auch ein Grad der Behinderung von 30 oder 40 Prozent kann Erleichterungen nach sich ziehen, zum Beispiel bei der Steuer, bei der Mobilität und bei der gesellschaftlichen Teilhabe.

Sollten Sie mit dem Feststellungsbescheid des Versorgungsamtes nicht einverstanden sein, ist es innerhalb der im Bescheid vorgegebenen Frist möglich, Widerspruch einzulegen. Es ist ebenfalls jederzeit möglich, einen „Verschlimmerungsantrag" zu stellen, wenn sich die Behinderung, also auch die Demenz, verschlimmert hat.

Welche Vorteile bringt der Schwerbehindertenausweis? Beispielsweise diese: Mit den Merkzeichen **G** und **aG** können Betroffene für 80 Euro im Jahr mit öffentlichen Verkehrsmitteln fahren. Mit dem Merkzeichen **H** fahren sie sogar kostenfrei. Wenn sie zusätzlich das Merkzeichen **B** in ihrem Schwerbehindertenausweis haben, dürfen ihre Begleitpersonen kostenlos mitfahren. Mit den Merkzeichen **H** und **aG** können Schwerbehinderte eine Befreiung von der Kraftfahrzeugsteuer bekommen. Mit dem Merkzeichen **RF** müssen sie weniger Rundfunk- und Fernsehgebühren bezahlen. Zusätzlich erhalten sie bei vielen Veranstaltungen verbilligte Eintritte und auch günstigere Tarife bei Telefon- und Handyanbietern.

### 8.9.1 Vergünstigungen bei der Einkommenssteuer

Schwerbehinderte können bei der Einkommensteuererklärung einen Pauschbetrag aufgrund der außergewöhnlichen Belastung anrechnen lassen. Ein Pauschbetrag ist ein pauschaler Steuerabzug, der ohne Kostennachweis anerkannt wird. Wie hoch dieser Pauschbetrag ist, kann der Betroffene bei seinem Finanzamt in Erfahrung bringen. Wenn der Schwerbehinderte beispielsweise eine Haushaltshilfe benötigt, kann er bis zu 924 Euro pro Jahr als außergewöhnliche Belastung steuerlich absetzen. Darüber hinaus können in der Steuererklärung unter bestimmten Voraussetzungen zusätzliche Pauschalbeträge für außergewöhnliche Belastungen wie etwa die Unterbringung in einem Pflegeheim oder andere außerordentliche Krankheitskosten angerechnet werden. Auskünfte erhält man beim Finanzamt. Auch wenn der Aufwand mühsam erscheinen mag: Es kann sich lohnen.

### 8.9.2 Erwerbsminderungsrente

In Rente zu gehen sollte grundsätzlich so lange wie möglich hinausgezögert werden. Dabei sollte man allerdings beachten, dass Stress am Arbeitsplatz die gesundheitliche Situation, und damit auch die Demenz, verschlechtern kann. Es sollte daher immer eine individuelle Nutzen-Risiko-Abwägung erfolgen. Lassen Sie sich beraten, wenn Sie unsicher sind. Die Rentenanstalt bezahlt eine medizinische Rehabilitation: bei Demenz zum Beispiel ein neurokognitives Training. Solche Rehabilitationen sollen die Betroffenen etwas länger im Beruf halten. Muss dennoch vor dem festgesetzten Renteneintrittsalter die Erwerbstätigkeit beendet werden, wird eine **Erwerbsminderungsrente** gezahlt. Diese reicht aber meist kaum zum Leben. Wie hoch die Erwerbsminderungsrente ausfällt, hängt von den individuellen Versicherungsjahren in der Rentenversicherung und den gesammelten Entgeltpunkten ab. Sie liegt aber oft deutlich unter einem Drittel des letzten Bruttogehalts. Zudem erhalten viele Betroffene lediglich die halbe Rente, da erwartet wird, dass sie sich einen Teilzeitarbeitsplatz suchen. Nur wer aufgrund der „allgemeinen Arbeitsmarktlage" keine Teilzeitstelle findet, kann dennoch die volle Erwerbsminderungsrente beantragen (www.deutsche-alzheimer.de/unser-service/archiv-alzheimer-info/demenz-unter-65-was-ist-zu-beachten.html).

Rund zwei Prozent der Demenzkranken sind jünger als 65 Jahre. Waren sie bis dahin Hauptverdiener oder Familienernährer, kann die Diagnose zu großen finanziellen Problemen führen. Wer also eine Demenzdiagnose erhält und noch berufstätig ist, sollte mit dieser Information zunächst vorsichtig umgehen. Arbeitgeber versuchen häufig, erkrankte Mitarbeitende in die Rente zu drängen, selbst wenn die Symptome den Arbeitsalltag noch nicht übermäßig belasten. Menschen mit Demenz sind **nicht** verpflichtet, ihren Arbeitgeber von sich aus über die Diagnose zu informieren.

Wenn Arbeitnehmer ihre Diagnose jedoch bekanntgeben und als schwerbehindert eingestuft sind, haben sie, wie Schwerbehinderte generell, Ansprüche auf besondere Leistungen am Arbeitsplatz: etwa auf eine den Bedürfnissen des Betroffenen angepasste Arbeitsumgebung. Für Arbeitgeber gibt es Nachteilsausgleiche bei eingeschränkter Leistungsfähigkeit der Schwerbehinderten. Zudem haben schwerbehinderte Arbeitnehmer Anspruch auf zusätzliche Urlaubstage und einen umfassenden Kündigungsschutz.

### 8.9.3 Hinzuverdienst zur Rente

Grundsätzlich wirkt sich ein Hinzuverdienst zur Rente nur bei vorgezogenen Altersrenten oder bei voller Erwerbsminderungsrente auf die

Rentenhöhe aus. Bei diesen Rentenarten können pro Jahr 6.300 Euro anrechnungsfrei dazuverdient werden (Stand 02/2021). Ein höherer Verdienst wird zu 40 Prozent auf die Rente angerechnet. Wer dagegen bereits Altersrente bezieht, kann unbegrenzt hinzuverdienen, ohne dass Kürzungen stattfinden.

### 8.9.4 Private Berufsunfähigkeitsversicherung

Führt die Demenzerkrankung zur Berufsunfähigkeit, so existiert in der Krankenversicherung zunächst ein Anspruch auf Krankengeld. Dieses wird jedoch nur maximal 78 Wochen lang gezahlt und beträgt 70 Prozent des Bruttoeinkommens. Nach einer Reha kann die Krankenkasse zudem verlangen, dass der Erkrankte in Rente geht, also auf dem allgemeinen Arbeitsmarkt nicht arbeiten kann. Eine private Berufsunfähigkeitsversicherung dagegen zahlt in der Regel eine vertraglich festgelegte Rente, wenn die bisherige spezifische Tätigkeit nicht mehr ausgeübt werden kann. Das bedeutet, dass der Bezug von Leistungen aus der privaten Berufsunfähigkeitsversicherung auch dann möglich ist, wenn Betroffene noch einen anderen Beruf ausüben könnten. Ein wichtiger Unterschied!

Die Ursache für die Berufsunfähigkeit spielt bei der privaten Berufsunfähigkeitsversicherung keine Rolle. Bei den meisten Policen tritt der Versicherungsfall ein, wenn der Betroffene zu mindestens 50 Prozent berufsunfähig ist. Dies muss durch zahlreiche Unterlagen, wie Arztberichte und Tätigkeitsbeschreibungen, nachgewiesen werden.



## 8.10 Unterstützung fürs Wohnen

Da für Betroffene und Betreuer das Thema Wohnen, besonders bei fortgeschrittener Demenz, so wichtig ist, geben wir Ihnen hier einen Überblick über die (finanziellen) Unterstützungsmöglichkeiten beim Wohnen und die Unterbringung von Betroffenen. Im Alter stellt sich oft die Frage, ob die bestehende Wohnform weiter beibehalten oder verändert werden soll. Gerade beim Auftreten einer (Demenz-)Erkrankung ist es sinnvoll, frühzeitig aus den zahlreichen bestehenden Alternativen die richtige zu finden. Hierbei ist wichtig, die Balance zwischen Selbstbestimmung und Selbstständigkeit sowie notwendiger Unterstützung zu finden. Ein Überblick über die unterschiedlichen Möglichkeiten soll helfen, die individuell richtige Lösung zu finden:

- Leben zu Hause
- Leben zu Hause mit Pflegedienst
- Leben zu Hause mit Pflege durch Angehörige
- Leben zu Hause mit ambulanter Betreuung
- Leben zu Hause mit Tagespflege
- Stationäre Wohnformen
- Betreutes Wohnen
- Seniorenheim
- Pflegeheim

Grundsätzlich muss geklärt werden, ob der ältere Mensch zu Hause wohnen bleibt und mit welchen Hilfen das möglich ist. Auch die Entscheidung für eine stationäre Wohnform bietet mehrere verschiedene Optionen. Ein selbstbestimmtes Leben zu Hause wird oft als wünschenswerteste Option angesehen (➤ Kap. 6.4 Allein leben). Um dies möglichst lange erhalten zu können, gibt es unterschiedliche Varianten. Es ist jederzeit möglich, einen Pflegedienst zu engagieren, der die häusliche Krankenpflege durchführt. Versicherte haben nach § 37 Sozialgesetzbuch V Anspruch auf häusliche Krankenpflege,

- wenn eine Krankenhausbehandlung notwendig, aber nicht ausführbar ist (Krankenhausvermeidungspflege),
- wenn sich durch die häusliche Krankenpflege eine stationäre Behandlung vermeiden oder verkürzen lässt (Krankenhausvermeidungspflege),
- wenn durch die Krankenpflege das Ziel der ärztlichen Behandlung gesichert wird (Sicherungspflege)
- und wegen der Schwere oder akuter Verschlimmerung einer Krankheit (Unterstützungspflege).

Die häusliche Krankenpflege beinhaltet Grundpflege, Behandlungspflege und die hauswirtschaftliche Versorgung. Den Schwerpunkt sollen

8

dabei die behandlungspflegerischen Leistungen darstellen. Dies sind Pflegemaßnahmen, die durch bestimmte Erkrankungen erforderlich werden. Sie sollen dazu beitragen, die Krankheit zu heilen beziehungsweise nicht zu verschlimmern. Krankheitsbeschwerden sollen verhindert oder gelindert werden (etwa durch Hilfe beim Anziehen von Thrombosestrümpfen). Im Rahmen der Unterstützungspflege erhalten Versicherte die erforderliche Grundpflege und hauswirtschaftliche Versorgung.

Voraussetzung für alle Leistungen der häuslichen Krankenpflege ist, dass die Maßnahmen nicht selbst geleistet werden können und auch keine andere im Haushalt lebende Person dies übernehmen kann (§ 37 Abs. 3 SGB V). Eine (haus-)ärztliche Verordnung muss vorliegen.

Auf das Leben zu Hause mit pflegenden Angehörigen wurde im ➢ Kap. 6 genau eingegangen. Unterstützend gibt es in vielen Städten Vereine, die ein betreutes Einzelwohnen anbieten. Der Gedanke dahinter ist, dass der betreute Mensch in seiner häuslichen Umgebung bleibt und von Fachkräften im täglichen Leben unterstützt wird. Dies findet beispielsweise durch regelmäßige Einzelgespräche, Gruppenangebote, Hilfe bei (eintretender) Pflegebedürftigkeit oder beim Umgang mit Ämtern und Behörden statt. Ziel ist es, ein möglichst selbstbestimmtes Leben in der vertrauten Umgebung zu ermöglichen. Das betreute Einzelwohnen wird von den zuständigen Bezirken nach § 57 SGB XII auf Antrag finanziert.

Wenn eine andere Lebensform gefunden werden muss, in der zum Beispiel mehr Betreuung und Pflege stattfindet, kommen Alten-/Seniorenheime als stationäres Setting ins Spiel. Die Kosten für ein Pflegeheim setzen sich aus verschiedenen Komponenten zusammen und sind von unterschiedlichen Faktoren abhängig:

- Pflegekosten: Diese übernimmt die Pflegekasse. Aber nur zum Teil, denn es gelten gesetzlich vorgesehene Höchstgrenzen für die einzelnen Pflegegrade (siehe oben).
- Unterkunfts- und Verpflegungskosten, die der Bewohner selbst zahlt – denn diese würden ja auch anfallen, wenn er noch zu Hause wohnen würde.

Entscheidend für die Höhe der Kosten sind in der Regel die Pflegekosten. Seit der Pflegereform 2017 müssen Bewohner mit den Pflegegraden

2 bis 5 bei den Pflegekosten jeweils den sogenannten einrichtungseinheitlichen Eigenanteil (EEE) zahlen, da die Pflegekasse die Kosten in der Regel nicht in voller Höhe übernimmt. Dies wurde mit dem Pflegestärkungsgesetz II eingeführt und bedeutet: Jedes Pflegeheim legt die Höhe des Eigenanteils selbst fest; dieser gilt dann für alle zahlungspflichtigen Bewohner und ist nicht mehr vom Grad der individuellen Pflegebedürftigkeit abhängig.

Wenn der Betroffene über kein Vermögen verfügt, mit dem er sein Leben im Heim bezahlen kann, springt das Sozialamt über die Hilfe zur Pflege ein und fordert dann die Kosten von den Angehörigen zurück. Seit Januar 2020 gilt allerdings das Angehörigen-Entlastungsgesetz: Danach sind nur noch Kinder, die pro Jahr mehr als 100.000 Euro brutto verdienen, verpflichtet, sich an den Pflegekosten beteiligen (siehe oben). Grundsätzlich gilt: Die Rente des Pflegebedürftigen muss für die Finanzierung der Pflegeheimkosten verwendet werden. Lediglich ein Taschengeld von monatlich 109,08 Euro darf zurückbehalten werden. Neben der zur Verfügung stehenden Rente muss zudem das private Vermögen zur Deckung des Eigenanteils verwendet werden. Sofern keine finanziellen Rücklagen bestehen, muss auf ein eventuell vorhandenes Eigenheim, Aktien oder sonstiges Eigentum zurückgegriffen werden.

Reichen die finanziellen Mittel trotz der Unterstützung durch die Kasse nicht aus, kann ein Antrag auf Hilfe zur Pflege bei dem zuständigen Sozialamt gestellt und somit Sozialhilfe beantragt werden. Dafür müssen folgende Voraussetzungen erfüllt sein:

- Die ausgezahlten Pflegeleistungen reichen nicht zur Finanzierung des Pflegeheims aus.
- Die eigenen finanziellen Mittel sind erschöpft.
- Es sind keine leistungsfähigen Angehörigen vorhanden.

Nur dann hat der Pflegebedürftige nach § 61 des Sozialgesetzbuchs XII Anspruch auf die Hilfe zur Pflege durch das Sozialamt. Ein formloser Antrag in der zuständigen Behörde ist ausreichend. Grundsätzlich sind die Kosten für Altenheime sehr unterschiedlich, abhängig von Lage und Ausstattung. Vergleichen Sie ruhig mehrere Einrichtungen miteinander. Es lohnt sich!

# Ein Wort zum Schluss

Wege aus dem Demenz-Dilemma finden – dabei wollen wir Sie unterstützen. Unser Hauptanliegen ist, Ihnen Mut zu machen und Sie durch wissenschaftliche Informationen und praktische Tipps in die Lage zu versetzen, trotz der Belastungen, welche die Pflege eines an Demenz erkrankten Angehörigen mit sich bringt, für sich selbst und den Betroffenen eine gute Lebensqualität zu erreichen und zu bewahren.

Uns allen ist klar, dass es beim Zusammenleben oder bei der intensiven Unterstützung eines Menschen mit Demenz regelmäßig zu Problemen und Konflikten kommt. Probleme kann man lösen, Konflikte entschärfen und Situationen, die unlösbar erscheinen, mit Gelassenheit begegnen. Dies ist nicht leicht daher gesagt, denn dieses Buch basiert auf den wissenschaftlichen wie persönlichen Erfahrungen der Autoren.

Was aber ist, unserer Meinung nach, der Dreh- und Angelpunkt einer guten Lebensqualität für den Betroffenen? Es sind im Wesentlichen die „sozialen Kontakte“: Die Lebensqualität der Betroffenen ist deutlich besser, wenn sie von einem Netzwerk aus Freunden, Angehörigen und ihrem Partner umgeben sind. Gerade Freundschaften sind in dieser Lebensphase von großer Bedeutung und werden als sehr wertvoll empfunden. Auch wenn der Betroffene im fortgeschrittenen Stadium nicht immer orientiert ist und beispielsweise vergessen hat, wann Sie ihn zuletzt besucht haben, oder nicht mehr weiß, wie Sie heißen oder Ähnliches, so spürt er dennoch Ihre Zuneigung und persönliche Wärme.

Sie erinnern sich an die 5 Ls für eine gute Lebensqualität: laufen, lachen, lernen, laben und lieben. Diese gelten auch für Menschen mit Demenz. Achten Sie darauf, dass Ihr Angehöriger im Rahmen seiner Möglichkeiten sich regelmäßig körperlich wie auch geistig bewegt, denn durch Langeweile und Stillstand wird die Entwicklung der Demenz gefördert.

Im vorliegenden Buch ging es aber auch um Ihre eigene Lebensqualität. Nahezu alle, die Menschen mit Demenz selbst im Frühstadium betreut haben, kennen Gefühle der Erschöpfung, Frustration und Überforderung. Viele leiden auch an Schuldgefühlen, weil sie sich ihrer

Meinung nach nicht ausreichend um den Angehörigen mit Demenz kümmern oder gekümmert haben.

Aber auch Sie sollten auf Ihr gutes Leben achten und, wenn möglich, die 5 Ls beherzigen. Nicht nur um Ihrer selbst willen, sondern um der guten Lebensqualität Ihres Angehörigen willen. Wir wissen nämlich aus soliden Untersuchungen, dass sich Zufriedenheit der Pflegenden in der guten Lebensqualität der Betroffenen widerspiegelt. Auf eine kurze Formel gebracht: Ihre gute Stimmung überträgt sich auch auf den Angehörigen.

Wir wissen um die Herausforderungen bei der Pflege von Menschen mit Demenz, aber wir hoffen sehr, dass Sie nach der Lektüre unseres Buches nicht alles Grau in Grau sehen, sondern, dass wir Ihnen auch Mut machen konnten. Es gibt bei der Betreuung von Angehörigen mit Demenz auch gute, ja sogar glückliche Momente der menschlichen Nähe, einer neuen Vertrautheit zwischen Partnern sowie zwischen Eltern und Kindern.

Ihnen eine „rosa Brille" aufzusetzen ist nicht angebracht oder sinnvoll. Wir sind davon überzeugt, dass ein realistischer Optimismus viel hilfreicher ist, besonders dann, wenn Sie all die Fragen, die eine Demenz mit sich bringt, frühzeitig angehen und sich rechtzeitig um Vorsorge kümmern können. So können Sie spätere Probleme im Vorfeld vermeiden.

Zweifelsohne sind Pflege und Betreuung von dementen Angehörigen belastend, können aber auch eine Bereicherung für alle sein. Wenn dieses Buch dazu beigeträgt, Ihnen Mut zu machen, sich dieser Aufgabe anzunehmen, so freuen wir uns, denn das war unser Ziel.

*Die Autoren*

# Literatur

## Kapitel 1


1. Joyce CR, Hickey A, McGee HM, O'Boyle CA. A theory-based method for the evaluation of individual quality of life: the SEIQoL. Qual Life Res 2003; 12(3): 275–280.
2. Ran J, Wang J, Bi N et al. Health-related quality of life in long-term survivors of unresectable locally advanced non-small cell lung cancer. Radiat Oncol 2017; 12(1): 195.
3. Ben-Arye E, Dahan O, Shalom-Sharabi I, Samuels N. Inverse relationship between reduced fatigue and severity of anemia in oncology patients treated with integrative medicine: understanding the paradox. Support Care Cancer 2018; 26(12): 4039–4048.
4. Bowling A, Seetai S, Morris R, Ebrahim S. Quality of life among older people with poor functioning. The influence of perceived control over life. Age Ageing 2007; 36(3): 310–315.
5. Christensen K, Doblhammer G, Rau R, Vaupel JW. Ageing populations: the challenges ahead. Lancet 2009; 374(9696): 1196–1208.
6. Henchoz Y, Meylan L, Goy R et al. Domains of importance to the quality of life of older people from two Swiss regions. Age Ageing 2015; 44(6): 979–985.
7. Baltes MM, Lang FR. Everyday functioning and successful aging: the impact of resources. Psychol Aging 1997; 12(3): 433–443.
8. Baltes P, Baltes MM. Psychological perspectives on successful aging: The model of selective optimization with compensation. In: Baltes P, Baltes MM (eds.). Successful aging: Perspectives from the behavioral sciences. Cambridge: Cambridge University Press; 1990. p. 1–34.
9. Lehr U, Thomae H. Formen seelischen Alterns. Stuttgart: Thieme; 1987.
10. Bowling A, Gabriel Z, Dykes J et al. Let's ask them: a national survey of definitions of quality of life and its enhancement among people aged 65 and over. Int J Aging Hum Dev 2003; 56(4): 269–306.
11. Teti A, Grittner U, Kuhlmey A, Bluher S. [Residential mobility in old age. Age-appropriate housing as a primary preventive strategy]. Z Gerontol Geriatr 2014; 47(4): 320–328.
12. Fegg MJ, Kramer M, Bausewein C, Borasio GD. Meaning in life in the Federal Republic of Germany: results of a representative survey with the Schedule for Meaning in Life Evaluation (SMiLE). Health Qual Life Outcomes 2007; 5: 59.
13. Bowling A, Iliffe S. Psychological approach to successful ageing predicts future quality of life in older adults. Health Qual Life Outcomes 2011; 9: 13.
14. Engels GI, Duijsens IJ, Haringsma R, van Putten CM. Personality disorders in the elderly compared to four younger age groups: a cross-sectional study of community residents and mental health patients. J Pers Disord 2003; 17(5): 447–459.

15. Volkow ND, Gur RC, Wang GJ et al. Association between decline in brain dopamine activity with age and cognitive and motor impairment in healthy individuals. Am J Psychiatry 1998; 155(3): 344–349.
16. Stone MH. Long-term outcome in personality disorders. Br J Psychiatry 1993; 162: 299–313.
17. Wilson RS, Krueger KR, Arnold SE et al. Loneliness and risk of Alzheimer disease. Arch Gen Psychiatry 2007; 64(2): 234–240.
18. Scarmeas N, Levy G, Tang MX, Manly J, Stern Y. Influence of leisure activity on the incidence of Alzheimer's disease. Neurology 2001; 57(12): 2236–2242.
19. Saczynski JS, Pfeifer LA, Masaki K et al. The effect of social engagement on incident dementia: the Honolulu-Asia Aging Study. Am J Epidemiol 2006; 163(5): 433–440.
20. Hakansson K, Rovio S, Helkala EL et al. Association between mid-life marital status and cognitive function in later life: population based cohort study. BMJ 2009; 339: b2462.
21. Wilson RS, Schneider JA, Arnold SE, Bienias JL, Bennett DA. Conscientiousness and the incidence of Alzheimer disease and mild cognitive impairment. Arch Gen Psychiatry 2007; 64(10): 1204–1212.

## Kapitel 2

1. Scheltens P, Blennow K, Breteler MM et al. Alzheimer's disease. Lancet 2016; 388(10043): 505–517.
2. Folstein MF, Folstein SE, McHugh PR. „Mini-mental state". A practical method for grading the cognitive state of patients for the clinician. J Psychiatr Res 1975; 12(3): 189–198.
3. Brookmeyer R, Corrada MM, Curriero FC, Kawas C. Survival following a diagnosis of Alzheimer disease. Arch Neurol 2002; 59(11): 1764–1767.
4. Walker LC. Prion-like mechanisms in Alzheimer disease. Handb Clin Neurol 2018; 153: 303–319.
5. Norton MC, Smith KR, Ostbye T et al. Greater risk of dementia when spouse has dementia? The Cache County study. J Am Geriatr Soc 2010; 58(5): 895–900.
6. St George-Hyslop PH, Tanzi RE, Polinsky RJ et al. The genetic defect causing familial Alzheimer's disease maps on chromosome 21. Science 1987; 235(4791): 885–890.
7. Kunkle BW, Grenier-Boley B, Sims R et al. Genetic meta-analysis of diagnosed Alzheimer's disease identifies new risk loci and implicates Abeta, tau, immunity and lipid processing. Nat Genet 2019; 51(3): 414–430.
8. Jansen IE, Savage JE, Watanabe K et al. Genome-wide meta-analysis identifies new loci and functional pathways influencing Alzheimer's disease risk. Nat Genet 2019; 51(3): 404–413.
9. Pollack A. Dawn of low-price mapping could broaden DNA uses. New York Times 2008.

10. Bundesärztekammer. Beschluss der Bundesärztekammer über die „Stellungnahme zum Umgang mit prädiktiven Tests auf das Risiko für die Alzheimer Krankheit". Dtsch Arztebl 2018; 115(10): A-455 / B-397 / C-397.
11. Tuszynski MH, Thal L, Pay M et al. A phase 1 clinical trial of nerve growth factor gene therapy for Alzheimer disease. Nat Med 2005; 11(5): 551–555.
12. Hefti F, Will B. Nerve growth factor is a neurotrophic factor for forebrain cholinergic neurons; implications for Alzheimer's disease. J Neural Transm Suppl 1987; 24: 309–315.
13. Tuszynski MH, Yang JH, Barba D et al. Nerve growth factor gene therapy: activation of neuronal responses in Alzheimer disease. JAMA Neurol 2015; 72(10): 1139–1147.
14. Mao L, Jin H, Wang M et al. Neurologic manifestations of hospitalized patients with coronavirus disease 2019 in Wuhan, China. JAMA Neurol 2020; 77(6): 683–690.
15. Rogers JP, Chesney E, Oliver D et al. Psychiatric and neuropsychiatric presentations associated with severe coronavirus infections: a systematic review and meta-analysis with comparison to the COVID-19 pandemic. Lancet Psychiatry 2020; 7(7): 611–627.
16. Tinsley B. Impact of coronavirus in care homes in England: 26 May to 19 June 2020. 2020. Aus: https://www.ons.gov.uk/peoplepopulationandcommunity/healthandsocialcare/conditionsanddiseases/articles/impactofcoronavirusincarehomesinenglandvivaldi/26mayto19june2020.

## Kapitel 3

1. Livingston G, Huntley J, Sommerlad A et al. Dementia prevention, intervention, and care: 2020 report of the Lancet Commission. Lancet 2020; 396(10248): 413–446.
2. Gellerstedt N. Zur Kenntniss der Hirnveränderungen bei der normalen Altersinvolution. Upsala Läkareffören Förhandl 1933; 38: 193–409.
3. Blennow K, de Leon MJ, Zetterberg H. Alzheimer's disease. Lancet 2006; 368(9533): 387–403.
4. Katzman R, Terry R, DeTeresa R et al. Clinical, pathological, and neurochemical changes in dementia: a subgroup with preserved mental status and numerous neocortical plaques. Ann Neurol 1988; 23(2): 138–144.
5. Snowdon DA. Healthy aging and dementia: findings from the Nun Study. Ann Intern Med 2003; 139(5 Pt 2): 450–454.
6. Xuereb JH, Brayne C, Dufouil C et al. Neuropathological findings in the very old. Results from the first 101 brains of a population-based longitudinal study of dementing disorders. Ann N Y Acad Sci 2000; 903: 490–496.
7. Riley KP, Snowdon DA, Markesbery WR. Alzheimer's neurofibrillary pathology and the spectrum of cognitive function: findings from the Nun Study. Ann Neurol 2002; 51(5): 567–577.

8. Jellinger KA. Clinicopathological analysis of dementia disorders in the elderly – an update. J Alzheimers Dis 2006; 9(3 Suppl): 61–70.
9. Katzman R. Education and the prevalence of dementia and Alzheimer's disease. Neurology 1993; 43(1): 13–20.
10. Satz P. Brain reserve capacity on symptom onset after brain injury: A formulation and review of evidence for threshold theory. Neuropsychology 1993; 7: 273–295.
11. Stern Y, Habeck C, Moeller J et al. Brain networks associated with cognitive reserve in healthy young and old adults. Cereb Cortex 2005; 15(4): 394–402.
12. Maguire EA, Gadian DG, Johnsrude IS et al. Navigation-related structural change in the hippocampi of taxi drivers. Proc Natl Acad Sci U S A 2000; 97(8): 4398–4403.
13. Maguire EA, Woollett K, Spiers HJ. London taxi drivers and bus drivers: a structural MRI and neuropsychological analysis. Hippocampus 2006; 16(12): 1091–1101.
14. Maguire EA, Spiers HJ, Good CD, Hartley T, Frackowiak RS, Burgess N. Navigation expertise and the human hippocampus: a structural brain imaging analysis. Hippocampus 2003; 13(2): 250–259.
15. Sluming V, Barrick T, Howard M, Cezayirli E, Mayes A, Roberts N. Voxel-based morphometry reveals increased gray matter density in Broca's area in male symphony orchestra musicians. Neuroimage 2002; 17(3): 1613–1622.
16. Glatt SL, Hubble JP, Lyons K et al. Risk factors for dementia in Parkinson's disease: effect of education. Neuroepidemiology 1996; 15(1): 20–25.
17. McGurn B, Deary IJ, Starr JM. Childhood cognitive ability and risk of late-onset Alzheimer and vascular dementia. Neurology 2008; 71(14): 1051–1056.
18. Whalley LJ, Starr JM, Athawes R, Hunter D, Pattie A, Deary IJ. Childhood mental ability and dementia. Neurology 2000; 55(10): 1455–1459.
19. Spreng RN, Drzezga A, Diehl-Schmid J, Kurz A, Levine B, Perneczky R. Relationship between occupation attributes and brain metabolism in frontotemporal dementia. Neuropsychologia 2011; 49(13): 3699–3703.
20. Potter GG, Helms MJ, Plassman BL. Associations of job demands and intelligence with cognitive performance among men in late life. Neurology 2008; 70(19 Pt 2): 1803–1808.
21. Scheltens P, Blennow K, Breteler MM et al. Alzheimer's disease. Lancet 2016; 388(10043): 505–517.
22. Bowling A, Seetai S, Morris R, Ebrahim S. Quality of life among older people with poor functioning. The influence of perceived control over life. Age Ageing 2007; 36(3): 310–315.
23. Wimo A, Guerchet M, Ali GC et al. The worldwide costs of dementia 2015 and comparisons with 2010. Alzheimers Dement 2017; 13(1): 1–7.
24. Satizabal CL, Beiser AS, Chouraki V, Chene G, Dufouil C, Seshadri S. Incidence of dementia over three decades in the Framingham Heart Study. N Engl J Med 2016; 374(6): 523–532.

25. Langa KM, Larson EB, Crimmins EM et al. A Comparison of the prevalence of dementia in the United States in 2000 and 2012. JAMA Intern Med 2017; 177(1): 51–58.
26. Perneczky R, Wagenpfeil S, Lunetta KL et al. Education attenuates the effect of medial temporal lobe atrophy on cognitive function in Alzheimer's disease: the MIRAGE study. J Alzheimers Dis 2009; 17(4): 855–862.
27. Deal JA, Goman AM, Albert MS et al. Hearing treatment for reducing cognitive decline: Design and methods of the Aging and Cognitive Health Evaluation in Elders randomized controlled trial. Alzheimers Dement (N Y) 2018; 4: 499–507.
28. Gallacher J, Ilubaera V, Ben-Shlomo Y et al. Auditory threshold, phonologic demand, and incident dementia. Neurology 2012; 79(15): 1583–1590.
29. Scholes S, Biddulph J, Davis A, Mindell JS. Socioeconomic differences in hearing among middle-aged and older adults: cross-sectional analyses using the Health Survey for England. BMJ Open 2018; 8(2): e019615.
30. Liu CM, Lee CT. Association of hearing loss with dementia. JAMA Netw Open 2019; 2(7): e198112.
31. Mahmoudi E, Basu T, Langa K et al. Can hearing aids delay time to diagnosis of dementia, depression, or falls in older adults? J Am Geriatr Soc 2019; 67(11): 2362–2369.
32. Marioni RE, Proust-Lima C, Amieva H et al. Social activity, cognitive decline and dementia risk: a 20-year prospective cohort study. BMC Public Health 2015; 15: 1089.
33. Livingston G, Sommerlad A, Orgeta V et al. Dementia prevention, intervention, and care. Lancet 2017; 390(10113): 2673–2734.
34. Wang HX, MacDonald SW, Dekhtyar S, Fratiglioni L. Association of lifelong exposure to cognitive reserve-enhancing factors with dementia risk: A community-based cohort study. PLoS Med 2017; 14(3): e1002251.
35. Swan GE, Lessov-Schlaggar CN. The effects of tobacco smoke and nicotine on cognition and the brain. Neuropsychol Rev 2007; 17(3): 259–273.
36. Kuiper JS, Zuidersma M, Oude Voshaar RC et al. Social relationships and risk of dementia: A systematic review and meta-analysis of longitudinal cohort studies. Ageing Res Rev 2015; 22: 39–57.
37. Jorm AF, Korten AE, Henderson AS. The prevalence of dementia: a quantitative integration of the literature. Acta Psychiatr Scand 1987; 76(5): 465–479.
38. Moll van Charante EP, Richard E, Eurelings LS et al. Effectiveness of a 6-year multidomain vascular care intervention to prevent dementia (preDIVA): a cluster-randomised controlled trial. Lancet 2016; 388(10046): 797–805.
39. Forette F, Seux ML, Staessen JA et al. Prevention of dementia in randomised double-blind placebo-controlled Systolic Hypertension in Europe (Syst-Eur) trial. Lancet 1998; 352(9137): 1347–1351.
40. McGuinness B, Todd S, Passmore P, Bullock R. Blood pressure lowering in patients without prior cerebrovascular disease for prevention of cognitive impairment and dementia. Cochrane Database Syst Rev 2009; (4): CD004034.

41. Smith PJ, Blumenthal JA, Hoffman BM et al. Aerobic exercise and neurocognitive performance: a meta-analytic review of randomized controlled trials. Psychosom Med 2010; 72(3): 239–252.
42. Jensen CS, Hasselbalch SG, Waldemar G, Simonsen AH. Biochemical markers of physical exercise on mild cognitive impairment and dementia: systematic review and perspectives. Front Neurol 2015; 6: 187.
43. Bundeszentrale für gesundheitliche Aufklärung. Nationale Empfehlungen für Bewegung und Bewegungsförderung. Forschung und Praxis der Gesundheitsförderung 2018; Sonderheft 03.
44. Hamer M, Chida Y. Physical activity and risk of neurodegenerative disease: a systematic review of prospective evidence. Psychol Med 2009; 39(1): 3–11.
45. Blake H, Mo P, Malik S, Thomas S. How effective are physical activity interventions for alleviating depressive symptoms in older people? A systematic review. Clin Rehabil 2009; 23(10): 873–887.
46. Valls-Pedret C, Sala-Vila A, Serra-Mir M et al. Mediterranean diet and age-related cognitive decline: a randomized clinical trial. JAMA Intern Med 2015; 175(7): 1094–1103.
47. Scarmeas N, Stern Y, Mayeux R, Manly JJ, Schupf N, Luchsinger JA. Mediterranean diet and mild cognitive impairment. Arch Neurol 2009; 66(2): 216–225.
48. Qin B, Plassman BL, Edwards LJ, Popkin BM, Adair LS, Mendez MA. Fish intake is associated with slower cognitive decline in Chinese older adults. J Nutr 2014; 144(10): 1579–1585.
49. Thomas J, Thomas CJ, Radcliffe J, Itsiopoulos C. Omega-3 fatty acids in early prevention of inflammatory neurodegenerative disease: a focus on Alzheimer's disease. Biomed Res Int 2015; 2015: 172801.
50. Moreira A, Diogenes MJ, de Mendonca A, Lunet N, Barros H. Chocolate consumption is associated with a lower risk of cognitive decline. J Alzheimers Dis 2016; 53(1): 85–93.
51. Witte AV, Kerti L, Margulies DS, Floel A. Effects of resveratrol on memory performance, hippocampal functional connectivity, and glucose metabolism in healthy older adults. J Neurosci 2014; 34(23): 7862–7870.
52. Gardener H, Caunca MR. Mediterranean diet in preventing neurodegenerative diseases. Curr Nutr Rep 2018; 7(1): 10–20.
53. Morris MC, Tangney CC, Wang Y, Sacks FM, Bennett DA, Aggarwal NT. MIND diet associated with reduced incidence of Alzheimer's disease. Alzheimers Dement 2015; 11(9): 1007–1014.
54. Sundstrom A, Westerlund O, Kotyrlo E. Marital status and risk of dementia: a nationwide population-based prospective study from Sweden. BMJ Open 2016; 6(1): e008565.
55. Balouch S, Rifaat E, Chen HL, Tabet N. Social networks and loneliness in people with Alzheimer's dementia. Int J Geriatr Psychiatry 2019; 34(5): 666–673.
56. Amieva H, Stoykova R, Matharan F, Helmer C, Antonucci TC, Dartigues JF. What aspects of social network are protective for dementia? Not the quantity

but the quality of social interactions is protective up to 15 years later. Psychosom Med 2010; 72(9): 905–911.
57. Holmen K, Ericsson K, Winblad B. Social and emotional loneliness among non-demented and demented elderly people. Arch Gerontol Geriatr 2000; 31(3): 177–192.
58. Holwerda TJ, Deeg DJ, Beekman AT et al. Feelings of loneliness, but not social isolation, predict dementia onset: results from the Amsterdam Study of the Elderly (AMSTEL). J Neurol Neurosurg Psychiatry 2014; 85(2): 135–142.
59. Martyr A, Nelis SM, Quinn C et al. Living well with dementia: a systematic review and correlational meta-analysis of factors associated with quality of life, well-being and life satisfaction in people with dementia. Psychol Med 2018; 48(13): 2130–2139.
60. Carlson MC, Saczynski JS, Rebok GW et al. Exploring the effects of an „everyday“ activity program on executive function and memory in older adults: Experience Corps. Gerontologist 2008; 48(6): 793–801.
61. Carlson MC, Helms MJ, Steffens DC, Burke JR, Potter GG, Plassman BL. Midlife activity predicts risk of dementia in older male twin pairs. Alzheimers Dement 2008; 4(5): 324–331.
62. Boyle PA, Buchman AS, Barnes LL, Bennett DA. Effect of a purpose in life on risk of incident Alzheimer disease and mild cognitive impairment in community-dwelling older persons. Arch Gen Psychiatry 2010; 67(3): 304–310.
63. Sutin AR, Stephan Y, Luchetti M, Terracciano A. Loneliness and risk of dementia. J Gerontol B Psychol Sci Soc Sci 2020; 75(7): 1414–1422.
64. Fegg MJ, Kramer M, Bausewein C, Borasio GD. Meaning in life in the Federal Republic of Germany: results of a representative survey with the Schedule for Meaning in Life Evaluation (SMiLE). Health Qual Life Outcomes 2007; 5: 59.
65. George DR, Singer ME. Intergenerational volunteering and quality of life for persons with mild to moderate dementia: results from a 5-month intervention study in the United States. Am J Geriatr Psychiatry 2011; 19(4): 392–396.
66. Valenzuela MJ, Sachdev P. Brain reserve and dementia: a systematic review. Psychol Med 2006; 36(4): 441–454.
67. Rebok GW, Ball K, Guey LT et al. Ten-year effects of the advanced cognitive training for independent and vital elderly cognitive training trial on cognition and everyday functioning in older adults. J Am Geriatr Soc 2014; 62(1): 16–24.

## Kapitel 4

1. Kilian R, Lindenbach I, Lobig U, Uhle M, Petscheleit A, Angermeyer MC. Indicators of empowerment and disempowerment in the subjective evaluation of the psychiatric treatment process by persons with severe and persistent mental illness: a qualitative and quantitative analysis. Soc Sci Med 2003; 57(6): 1127–1142.
2. Reichhart T, Kissling W, Scheuring E, Hamann J. [Patient participation in german psychiatry – a critical review.]. Psychiatr Prax 2008; 35(3): 111–121.

3. Hamann J, Loh A, Kasper J et al. Partizipative Entscheidungsfindung. Implikationen des Modells des „Shared Decision Making" für Psychiatrie und Neurologie. Nervenarzt 2006; 77(9): 1071–1076, 1078.
4. O'Connor AM, Stacey D, Entwistle V et al. Decision aids for people facing health treatment or screening decisions. Cochrane Database Syst Rev 2003; (2): CD001431.
5. Karlawish JH, Casarett D, Propert KJ, James BD, Clark CM. Relationship between Alzheimer's disease severity and patient participation in decisions about their medical care. JGeriatrPsychiatry Neurol 2002; 15(2): 68–72.
6. Bruera E, Sweeney C, Calder K, Palmer L, Benisch-Tolley S. Patient preferences versus physician perceptions of treatment decisions in cancer care. J Clin Oncol 2001; 19(11): 2883–2885.
7. Kiesler DJ, Auerbach SM. Optimal matches of patient preferences for information, decision-making and interpersonal behavior: evidence, models and interventions. Patient Educ Couns 2006; 61(3): 319–341.
8. Carpenter B, Dave J. Disclosing a dementia diagnosis: a review of opinion and practice, and a proposed research agenda. Gerontologist 2004; 44(2): 149–158.
9. Adelman RD, Greene MG, Friedmann E. Discussions about cognitive impairment in first medical visits: older patients' perceptions and preferences. Am J Alzheimers Dis Other Demen 2004; 19(4): 233–238.
10. Moye J, Karel MJ, Gurrera RJ, Azar AR. Neuropsychological predictors of decision-making capacity over 9 months in mild-to-moderate dementia. J Gen Intern Med 2006; 21(1): 78–83.
11. Vollmann J, Kuhl KP, Tilmann A, Hartung HD, Helmchen H. [Mental competence and neuropsychologic impairments in demented patients]. Nervenarzt 2004; 75(1): 29–35.
12. Bossen AL, Specht JK, McKenzie SE. Needs of people with early-stage Alzheimer's disease: reviewing the evidence. J Gerontol Nurs 2009; 35(3): 8–15.
13. Bohlken J, Kostev K. [Diagnostic and prescription behavior of general practitioners and specialist physicians in patients with dementia in 2005 and 2015 in Germany]. Psychiatr Prax 2018; 45(3): 154–159.
14. Strohmaier U, Keller F, Kilimann I et al. Patients with dementia in primary care: Who is referred to a neurologist/psychiatrist and what patient-oriented factors are associated with the visit? J Alzheimers Dis 2018; 64(3): 925–932.
15. Segal-Gidan F, Cherry D, Jones R et al. Alzheimer's disease management guideline: update 2008. Alzheimers Dement 2011; 7(3): e51–59.
16. Hirschman KB, Kapo JM, Karlawish JH. Identifying the factors that facilitate or hinder advance planning by persons with dementia. Alzheimer Dis Assoc Disord 2008; 22(3): 293–298.
17. Hirschman KB, Xie SX, Feudtner C, Karlawish JH. How does an Alzheimer's disease patient's role in medical decision making change over time? J Geriatr Psychiatry Neurol 2004; 17(2): 55–60.

18. Banerjee S, Smith SC, Lamping DL et al. Quality of life in dementia: more than just cognition. An analysis of associations with quality of life in dementia. J Neurol Neurosurg Psychiatry 2006; 77(2): 146–148.
19. Vogel A, Stokholm J, Gade A, Andersen BB, Hejl AM, Waldemar G. Awareness of deficits in mild cognitive impairment and Alzheimer's disease: do MCI patients have impaired insight? Dement Geriatr Cogn Disord 2004; 17(3): 181–187.
20. Hoe J, Katona C, Orrell M, Livingston G. Quality of life in dementia: care recipient and caregiver perceptions of quality of life in dementia: the LASER-AD study. Int J Geriatr Psychiatry 2007; 22(10): 1031–1036.
21. Farina N, Page TE, Daley S et al. Factors associated with the quality of life of family carers of people with dementia: A systematic review. Alzheimers Dement 2017; 13(5): 572–581.
22. Schiffczyk C, Romero B, Jonas C, Lahmeyer C, Muller F, Riepe MW. Generic quality of life assessment in dementia patients: a prospective cohort study. BMC Neurol 2010; 10: 48.
23. Webster L, Groskreutz D, Grinbergs-Saull A et al. Core outcome measures for interventions to prevent or slow the progress of dementia for people living with mild to moderate dementia: Systematic review and consensus recommendations. PLoS One 2017; 12(6): e0179521.
24. Webster L, Groskreutz D, Grinbergs-Saull A et al. Development of a core outcome set for disease modification trials in mild to moderate dementia: a systematic review, patient and public consultation and consensus recommendations. Health Technol Assess 2017; 21(26): 1–192.
25. Jack CR, Jr., Bennett DA, Blennow K et al. NIA-AA Research Framework: Toward a biological definition of Alzheimer's disease. Alzheimers Dement 2018; 14(4): 535–562.
26. Weber K, Canuto A, Giannakopoulos P et al. Personality, psychosocial and health-related predictors of quality of life in old age. Aging Ment Health 2015; 19(2): 151–158.
27. Lorem GF, Schirmer H, Wang CE, Emaus N. Ageing and mental health: changes in self-reported health due to physical illness and mental health status with consecutive cross-sectional analyses. BMJ Open 2017; 7(1): e013629.
28. Abdollahpour I, Nedjat S, Salimi Y. Positive aspects of caregiving and caregiver burden: a study of caregivers of patients with dementia. J Geriatr Psychiatry Neurol 2018; 31(1): 34–38.
29. Miller B, Kaufman JE. Beyond gender stereotypes: spouse caregivers of persons with dementia. J Aging Stud 1996; 10(3): 189–204.
30. Hooker K, Monahan D, Shifren K, Hutchinson C. Mental and physical health of spouse caregivers: the role of personality. Psychol Aging 1992; 7(3): 367–375.
31. Montgomery RJ, Kosloski K. A longitudinal analysis of nursing home placement for dependent elders cared for by spouses vs adult children. J Gerontol 1994; 49(2): S62–74.

32. Beeson R, Horton-Deutsch S, Farran C, Neundorfer M. Loneliness and depression in caregivers of persons with Alzheimer's disease or related disorders. Issues Ment Health Nurs 2000; 21(8): 779–806.
33. Miller B. Gender and control among spouses of the cognitively impaired: a research note. Gerontologist 1987; 27(4): 447–453.
34. Hooker K, Manoogian-O'Dell M, Monahan DJ, Frazier LD, Shifren K. Does type of disease matter? Gender differences among Alzheimer's and Parkinson's disease spouse caregivers. Gerontologist 2000; 40(5): 568–573.

## Kapitel 5

1. McMichael TM, Currie DW, Clark S, et al. Epidemiology of Covid-19 in a Long-Term Care Facility in King County, Washington. N Engl J Med 2020; 382(21): 2005–2011.
2. D'Adamo H, Yoshikawa T, Ouslander JG. Coronavirus Disease 2019 in Geriatrics and Long-Term Care: The ABCDs of COVID-19. J Am Geriatr Soc 2020; 68(5): 912–917.
3. Azarpazhooh MR, Amiri A, Morovatdar N et al. Correlations between COVID-19 and burden of dementia: An ecological study and review of literature. J Neurol Sci 2020; 416: 117013.
4. Goodman-Casanova JM, Dura-Perez E, Guzman-Parra J, Cuesta-Vargas A, Mayoral-Cleries F. Telehealth home support during COVID-19 confinement for community-dwelling older adults with mild cognitive impairment or mild dementia: survey study. J Med Internet Res 2020; 22(5): e19434.
5. Sebo P, Haller DM, Favrat B, Huber P, Mueller Y, Vaucher P. Adherence to guidelines when evaluating fitness-to-drive in the elderly: a practice review of Swiss physicians. Swiss Med Wkly 2018; 148: w14632.
6. Adler G, Bauer MJ, Rottunda S, Kuskowski M. Driving habits and patterns in older men with glaucoma. Soc Work Health Care 2005; 40(3): 75–87.
7. Marottoli RA, de Leon CFM, Glass TA, Williams CS, Cooney LM, Jr., Berkman LF. Consequences of driving cessation: decreased out-of-home activity levels. J Gerontol B Psychol Sci Soc Sci 2000; 55(6): S334–340.
8. Baltes MM, Lang FR. Everyday functioning and successful aging: the impact of resources. Psychol Aging 1997; 12(3): 433–443.
9. Ragland DR, Satariano WA, MacLeod KE. Driving cessation and increased depressive symptoms. J Gerontol A Biol Sci Med Sci 2005; 60(3): 399–403.
10. Chihuri S, Mielenz TJ, DiMaggio CJ et al. Driving cessation and health outcomes in older adults. J Am Geriatr Soc 2016; 64(2): 332–341.
11. Schmidtke K. [Driving ability in mild cognitive impairment and dementia]. Fortschr Neurol Psychiatr 2018; 86(1): 37–42.
12. Ott BR, Heindel WC, Papandonatos GD et al. A longitudinal study of drivers with Alzheimer disease. Neurology 2008; 70(14): 1171–1178.

13. Fragkiadaki S, Beratis IN, Kontaxopoulou D et al. Self-awareness of driving ability in the healthy elderly and patients with mild cognitive impairment (MCI). Alzheimer Dis Assoc Disord 2018; 32(2): 107–113.
14. Ernst J, Krapp S, Schuster T, Forstl H, Kurz A, Diehl-Schmid J. [Car driving ability of patients with frontotemporal lobar degeneration and Alzheimer's disease]. Nervenarzt 2010; 81(1): 79–85.
15. Haussmann R, Wagner T, Muller D, Bauer M, Laux G, Donix M. [Assessment of ability to drive in patients with MCI and dementia]. Nervenarzt 2017; 88(3): 247–253.
16. Bennett JM, Chekaluk E, Batchelor J. Cognitive tests and determining fitness to drive in dementia: a systematic review. J Am Geriatr Soc 2016; 64(9): 1904–1917.

## Kapitel 6

1. Volkert D, Chourdakis M, Faxen-Irving G et al. ESPEN guidelines on nutrition in dementia. Clin Nutr 2015; 34(6): 1052–1073.
2. Henchoz Y, Meylan L, Goy R et al. Domains of importance to the quality of life of older people from two Swiss regions. Age Ageing 2015; 44(6): 979–985.
3. Bowling A. Aspirations for older age in the 21st century: what is successful aging? Int J Aging Hum Dev 2007; 64(3): 263–297.
4. Teti A, Grittner U, Kuhlmey A, Bluher S. [Residential mobility in old age. Age-appropriate housing as a primary preventive strategy]. Z Gerontol Geriatr 2014; 47(4): 320–328.

## Kapitel 7

1. Bickel H. Die Häufigkeit von Demenzerkrankungen. 2020.
2. Rothgang H, Müller R. Pflegereport. Schriftenreihe zur Gesundheitsanalyse 2018; 12.
3. Farina N, Page TE, Daley S et al. Factors associated with the quality of life of family carers of people with dementia: a systematic review. Alzheimers Dement 2017; 13(5): 572–581.
4. Kiecolt-Glaser JK, Dura JR, Speicher CE, Trask OJ, Glaser R. Spousal caregivers of dementia victims: longitudinal changes in immunity and health. Psychosom Med 1991; 53(4): 345–362.
5. Mausbach BT, Patterson TL, Rabinowitz YG, Grant I, Schulz R. Depression and distress predict time to cardiovascular disease in dementia caregivers. Health Psychol 2007; 26(5): 539–544.
6. Ory MG, Hoffman RR, 3rd, Yee JL, Tennstedt S, Schulz R. Prevalence and impact of caregiving: a detailed comparison between dementia and nondementia caregivers. Gerontologist 1999; 39(2): 177–185.
7. Norton MC, Smith KR, Ostbye T et al. Greater risk of dementia when spouse has dementia? The Cache County study. J Am Geriatr Soc 2010; 58(5): 895–900.

8. Cooper C, Balamurali TB, Livingston G. A systematic review of the prevalence and covariates of anxiety in caregivers of people with dementia. Int Psychogeriatr 2007; 19(2): 175–195.
9. Cooper C, Selwood A, Blanchard M, Walker Z, Blizard R, Livingston G. The determinants of family carers' abusive behaviour to people with dementia: results of the CARD study. J Affect Disord 2010; 121(1–2): 136–142.
10. Oliveira D, Vass C, Aubeeluck A. Quality of life on the views of older family carers of people with dementia. Dementia (London) 2019; 18(3): 990–1009.
11. Ashworth PD, Longmate MA, Morrison P. Patient participation: its meaning and significance in the context of caring. J Adv Nurs 1992; 17(12): 1430–1439.
12. Allan CL, Behrman S, Ebmeier KP, Valkanova V. Diagnosing early cognitive decline-When, how and for whom? Maturitas 2017; 96: 103–108.
13. Stuck A, Amstad H, Baumann-Holzle R et al. Treatment and care of elderly persons who are in need of care: medical-ethical guidelines and recommendations. J Nutr Health Aging 2005; 9(4): 288–295.
14. Lopez J, Lopez-Arrieta J, Crespo M. Factors associated with the positive impact of caring for elderly and dependent relatives. Arch Gerontol Geriatr 2005; 41(1): 81–94.
15. Soler J, Cebolla A, Feliu-Soler A et al. Relationship between meditative practice and self-reported mindfulness: the MINDSENS composite index. PLoS One 2014; 9(1): e86622.
16. Hofling V, Strohle G, Michalak J, Heidenreich T. A short version of the Kentucky Inventory of Mindfulness Skills. J Clin Psychol 2011; 67(6): 639–645.
17. Robert-McComb JJ, Cisneros A, Tacon A et al. The effects of mindfulness-based movement on parameters of stress. Int J Yoga Therap 2015; 25(1): 79–88.
18. Bergomi C, Strohle G, Michalak J, Funke F, Berking M. Facing the dreaded: does mindfulness facilitate coping with distressing experiences? A moderator analysis. Cogn Behav Ther 2013; 42(1): 21–30.
19. Crawford C, Wallerstedt DB, Khorsan R, Clausen SS, Jonas WB, Walter JA. A systematic review of biopsychosocial training programs for the self-management of emotional stress: potential applications for the military. Evid Based Complement Alternat Med 2013; 2013: 747694.
20. Cahn BR, Polich J. Meditation states and traits: EEG, ERP, and neuroimaging studies. Psychol Bull 2006; 132(2): 180–211.
21. Chiesa A, Serretti A. A systematic review of neurobiological and clinical features of mindfulness meditations. Psychol Med 2010; 40(8): 1239–1252.
22. Khoury B, Sharma M, Rush SE, Fournier C. Mindfulness-based stress reduction for healthy individuals: A meta-analysis. J Psychosom Res 2015; 78(6): 519–528.
23. Liu Z, Sun YY, Zhong BL. Mindfulness-based stress reduction for family carers of people with dementia. Cochrane Database Syst Rev 2018; 8: CD012791.

## Kapitel 8

Keine Literaturangaben

# Register

## E



## F



## G



## H



## I

## J



## K



## L



## M



## N



## O



## P

## R



## S



## T

## U



## V



## W



## Z